국민건강보험실무

Practice of National Health Insurance

황성완 · 김선희 · 김희경 · 백종환 · 이수진 · 이여울 · 현숙정 공저

계축문화사

머 리 말

2024년 새해가 밝았습니다. 새해 벽두부터 의대 증원이라는 핫이슈로 의료계는 폭풍우에 휘말려 있습니다. 의대 증원이 가져올 후폭풍은 다음 세대에 더 많은 어려움을 줄 수 있을 것입니다. 과연 우리의 현실 속에서 의사가 부족한 것일까? OECD 평균만 따지면 분명 의사수가 부족하다고 할 것이다. 그러나 단순한 숫자 놀음으로 이 문제를 푸는 것은 오히려 더 큰 문제점임을 우리는 알고 있다.

지금 배우는 국민건강보험실무는 의료기관에서 심평원으로 청구하기 위한 기본적인 내용을 배우는 과정이지만 이것을 통해서 이뤄지는 국민건강보험의 재정적인 문제 등을 생각한다면 의사 증원은 간단한 문제라고 할 수 없을 것이다.

이 책은 크게 2편으로 나눠져 있다. 제1편은 국민건강보험 요양급여 기준에 대한 것으로 제1장에서는 국민건강보험 요양급여 관련 근거에 대해서, 제2장은 요양급여 기준, 제3장은 요양급여비용의 산정지침에 대해서 설명하였다. 제4장은 질병군별 지불제도와 신포괄수가제도에 대해서 설명하였고, 제5장은 자동차보험제도에 대해서, 제6장은 의료급여제도의 요양급여 산정기준을 기술함으로써 이 책을 통해서 산재보험을 제외한 모든 보험청구에 기본 능력을 배양할 수 있도록 기술하였다. 제2편에서는 국민건강보험청구방법 및 명세서 작성에 대해 설명함으로써 실제 사례를 중심으로 명세서를 작성할 수 있는 능력을 배양할 수 있도록 하였다.

이 책의 제1장과 제8장에 QR코드를 넣음으로써 법의 변경을 신속하게 알 수 있도록 그리고 교재의 변경없이도 변경된 내용을 알 수 있도록 하였다. 특히, 매년 수가가 변경됨으로써 제8장의 명세서 작성시 수가의 차이를 바로 반영하여 명세서의 답안도 변경된 수가를 반영할 수 있도록 만들었기 때문에 훨씬 수월하게 현재 수가로 작업할 수 있다.

그 동안의 강의를 통해서 아쉬웠던 부분들을 이 책에 담으려고 노력은 하였지만 아직도 남아있는 미련은 개정판에서 새롭게 할 것을 약속드린다. 이 책을 보시는 독자들에게 감사드리며, 이 책을 출간하기까지 도와주신 계축문화사 사장님을 비롯한 임직원분들께 감사의 인사를 드린다.

2024년 2월

방배동에서 저자일동

차 례

제1편 국민건강보험 요양급여 기준

제1장 국민건강보험 요양급여 관련 근거

제2장 건강보험 요양급여 기준

제3장 국민건강보험 요양급여비용의 산정지침

제4장 질병군별(DRG) 지불제도와 신포괄수가제도

제5장 자동차보험제도 진료수가에 관한 기준

제2편
요양급여비용 청구방법 및 청구서·명세서 작성

제7장 요양급여비용 청구방법 및 명세서 작성요령

제8장 요양급여비용 청구방법 및 청구서·명세서 작성 실제

제 1 편

국민건강보험 요양급여 기준

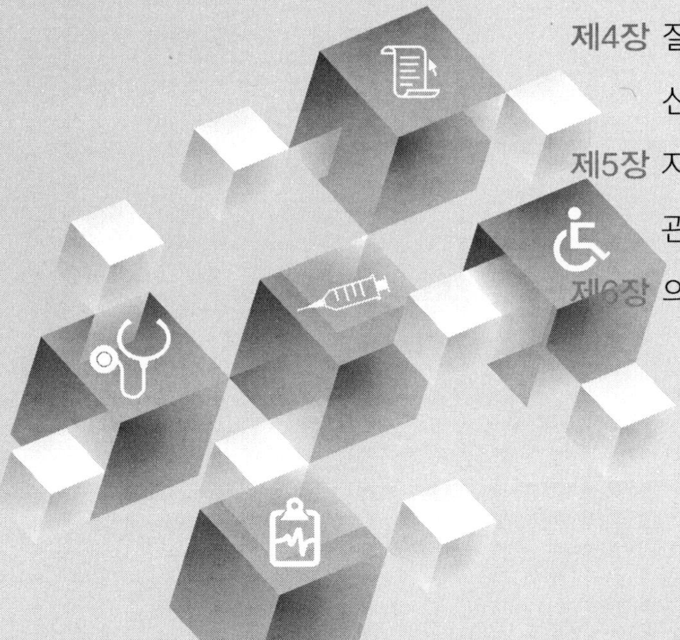

HEALTH INSURANCE

제1장 국민건강보험 요양급여 관련 근거

학습목표

1. 국민건강보험제도에 대해서 이해한다.
2. 국민건강보험공단과 건강보험심사평가원의 업무를 이해한다.
3. 보험료에 대해서 이해한다.
4. 국민건강보험법의 요양급여 관련 근거에 대해서 이해한다.
5. 건강보험요양급여 규칙에 대해서 이해한다.

제1절 국민건강보험제도

1. 국민건강보험법의 개요

1.1 국민건강보험의 목적(법 제1조)

국민의 질병 · 부상에 대한 예방 · 진단 · 치료 · 재활과 출산 · 사망 및 건강증진에 대하여 보험급여를 실시함으로써 국민보건 향상과 사회보장 증진에 이바지함을 목적으로 한다.

1.2 국민건강보험종합계획의 수립(법 제3조의2)

보건복지부장관은 건강보험의 건전한 운영을 위하여 건강보험정책심의위원회의 심의를 거쳐 5년마다 국민건강보험종합계획을 수립하여야 한다.

국민건강보험종합계획에는 다음의 사항이 포함되어야 한다.

1. 건강보험정책의 기본목표 및 추진방향
2. 건강보험 보장성 강화의 추진계획 및 추진방법
3. 건강보험의 중장기 재정 전망 및 운영
4. 보험료 부과체계에 관한 사항
5. 요양급여비용에 관한 사항
6. 건강증진 사업에 관한 사항
7. 취약계층 지원에 관한 사항
8. 건강보험에 관한 통계 및 정보의 관리에 관한 사항
9. 그 밖에 건강보험의 개선을 위하여 필요한 사항으로 **대통령령**[QR 1]으로 정하는 사항

[QR 1]

보건복지부장관은 종합계획에 따라 매년 연도별 시행계획을 건강보험정책심의위원회의 심의를 거쳐 수립 · 시행하여야 한다. 보건복지부장관은 매년 시행계획에 따른 추진실적을 평가하여야 한다.

보건복지부장관은 다음의 사유가 발생한 경우 관련 사항에 대한 보고서를 작성하여 지체 없이 국회 소관 상임위원회에 보고하여야 한다.

1. 종합계획의 수립 및 변경
2. 시행계획의 수립
3. 시행계획에 따른 추진실적의 평가

보건복지부장관은 종합계획의 수립, 시행계획의 수립 · 시행 및 시행계획에 따른 추진실적의 평가를 위하여 필요하다고 인정하는 경우 관계 기관의 장에게 자료의 제출을 요구할 수 있다. 이 경우 자료의 제출을 요구받은 자는 특별한 사유가 없으면 이에 따라야 한다. 그 밖에 종합계획의 수립 및 변경, 시행계획의 수립 · 시행 및 시행계획에 따른 추진실적의 평가 등에 필요한 사항은 **대통령령**[QR 2]으로 정한다.

[QR 2]

2. 가입자

2.1 적용 대상(법 제5조)

국내에 거주하는 국민은 건강보험의 가입자 또는 피부양자가 된다. 다만, 다음에 해당하는 사람은 제외한다.

1. 「의료급여법」에 따라 의료급여를 받는 사람(이하 "수급권자")
2. 「독립유공자예우에 관한 법률」 및 「국가유공자 등 예우 및 지원에 관한 법률」에 따라 의료보호를 받는 사람(이하 "유공자등 의료보호대상자"). 다만, 다음에 해당하는 사람은 가입자 또는 피부양자가 된다.
   가. 유공자등 의료보호대상자 중 건강보험의 적용을 보험자에게 신청한 사람
   나. 건강보험을 적용받고 있던 사람이 유공자등 의료보호대상자로 되었으나 건강보험의 적용배제신청을 보험자에게 하지 아니한 사람

피부양자는 다음에 해당하는 사람 중 직장가입자에게 주로 생계를 의존하는 사람으로서 소득 및 재산이 보건복지부령으로 정하는 기준 이하에 해당하는 사람을 말한다.

1. 직장가입자의 배우자
2. 직장가입자의 직계존속(배우자의 직계존속을 포함)
3. 직장가입자의 직계비속(배우자의 직계비속을 포함)과 그 배우자
4. 직장가입자의 형제 · 자매

피부양자 자격의 인정 기준, 취득 · 상실시기 및 그 밖에 필요한 사항은 **보건복지부령**[QR 3]으로 정한다.

[QR 3]

2.2 가입자의 종류(법 제6조)

가입자는 직장가입자와 지역가입자로 구분한다. 모든 사업장의 근로자 및 사용자와 공무원 및 교직원은 직장가입자가 된다. 다만, 다음에 해당하는 사람은 제외한다.

1. 고용 기간이 1개월 미만인 일용근로자
2. 「병역법」에 따른 현역병(지원에 의하지 아니하고 임용된 하사를 포함한다), 전환복무

된 사람 및 군간부후보생

3. 선거에 당선되어 취임하는 공무원으로서 매월 보수 또는 보수에 준하는 급료를 받지 아니하는 사람
4. 그 밖에 사업장의 특성, 고용 형태 및 사업의 종류 등을 고려하여 대통령령으로 정하는 사업장의 근로자 및 사용자와 공무원 및 교직원

지역가입자는 직장가입자와 그 피부양자를 제외한 가입자를 말한다.

2.3 자격관리

2.3.1 자격의 취득 시기(법 제8조)

가입자는 국내에 거주하게 된 날에 직장가입자 또는 지역가입자의 자격을 얻는다. 다만, 다음에 해당하는 사람은 그 해당되는 날에 각각 자격을 얻는다.

1. 수급권자이었던 사람은 그 대상자에서 제외된 날
2. 직장가입자의 피부양자이었던 사람은 그 자격을 잃은 날
3. 유공자등 의료보호대상자이었던 사람은 그 대상자에서 제외된 날
4. 제5조제1항제2호가목에 따라 보험자에게 건강보험의 적용을 신청한 유공자등 의료보호대상자는 그 신청한 날

자격을 얻은 경우 그 직장가입자의 사용자 및 지역가입자의 세대주는 그 명세를 **보건복지부령**[QR 4]으로 정하는 바에 따라 자격을 취득한 날부터 14일 이내에 보험자에게 신고하여야 한다.

[QR 4]

2.3.2 자격의 변동 시기(법 제9조)

가입자는 다음에 해당하게 된 날에 그 자격이 변동된다.

1. 지역가입자가 적용대상사업장의 사용자로 되거나, 근로자 · 공무원 또는 교직원으로 사용된 날
2. 직장가입자가 다른 적용대상사업장의 사용자로 되거나 근로자등으로 사용된 날

3. 직장가입자인 근로자등이 그 사용관계가 끝난 날의 다음 날
4. 적용대상사업장에 제7조제2호(휴업 · 폐업)에 따른 사유가 발생한 날의 다음 날
5. 지역가입자가 다른 세대로 전입한 날

자격이 변동된 경우 직장가입자의 사용자와 지역가입자의 세대주는 그 명세를 보건복지부령으로 정하는 바에 따라 자격이 변동된 날부터 14일 이내에 보험자에게 신고하여야 한다.

1. 직장가입자로 자격이 변동된 경우: 직장가입자의 사용자
2. 지역가입자로 자격이 변동된 경우: 지역가입자의 세대주

법무부장관 및 국방부장관은 직장가입자나 지역가입자가 제54조 제3호(현역병) 또는 제4호(교도소 등에 수용된 경우)에 해당하면 보건복지부령으로 정하는 바에 따라 그 사유에 해당된 날부터 1개월 이내에 보험자에게 알려야 한다.

국민건강보험공단은 법 제96조제1항에 따라 제공받은 자료를 통하여 가입자 자격의 취득 또는 변동 여부를 확인하는 경우에는 자격 취득 또는 변동 후 최초로 제79조(보험료등의 납입 고지)에 따른 납부의무자에게 보험료 납입 고지를 할 때 보건복지부령으로 정하는 바에 따라 자격 취득 또는 변동에 관한 사항을 알려야 한다.

2.3.3 자격의 상실 시기 등(법 제10조)

가입자는 다음에 해당하게 된 날에 그 자격을 잃는다.

1. 사망한 날의 다음 날
2. 국적을 잃은 날의 다음 날
3. 국내에 거주하지 아니하게 된 날의 다음 날
4. 직장가입자의 피부양자가 된 날
5. 수급권자가 된 날
6. 건강보험을 적용받고 있던 사람이 유공자등 의료보호대상자가 되어 건강보험의 적용배제신청을 한 날

자격을 잃은 경우 직장가입자의 사용자와 지역가입자의 세대주는 그 명세를 보건복지부

령으로 정하는 바에 따라 자격을 잃은 날부터 14일 이내에 보험자에게 신고하여야 한다.

3. 건강보험증(법 제12조)

국민건강보험공단은 가입자 또는 피부양자가 신청하는 경우 건강보험증을 발급하여야 한다. 가입자 또는 피부양자가 요양급여를 받을 때에는 건강보험증을 요양기관에 제출하여야 한다. 다만, 천재지변이나 그 밖의 부득이한 사유가 있으면 그러하지 아니하다.

가입자 또는 피부양자는 주민등록증, 운전면허증, 여권, 그 밖에 보건복지부령으로 정하는 본인 여부를 확인할 수 있는 신분증명서로 요양기관이 그 자격을 확인할 수 있으면 건강보험증을 제출하지 아니할 수 있다.

요양기관은 가입자 또는 피부양자에게 요양급여를 실시하는 경우 보건복지부령으로 정하는 바에 따라 건강보험증이나 신분증명서로 본인 여부 및 그 자격을 확인하여야 한다. 다만, 요양기관이 가입자 또는 피부양자의 본인 여부 및 그 자격을 확인하기 곤란한 경우로서 보건복지부령으로 정하는 정당한 사유가 있을 때에는 그러하지 아니하다.

가입자 · 피부양자는 법 제10조제1항에 따라 자격을 잃은 후 자격을 증명하던 서류를 사용하여 보험급여를 받아서는 아니 된다.

누구든지 건강보험증이나 신분증명서를 다른 사람에게 양도(讓渡)하거나 대여하여 보험급여를 받게 하여서는 아니 된다. 건강보험증이나 신분증명서를 양도 또는 대여를 받거나 그 밖에 이를 부정하게 사용하여 보험급여를 받아서는 아니 된다.

제2절 국민건강보험공단/건강보험심사평가원

1. 국민건강보험공단 업무(법 제14조)

건강보험의 보험자는 국민건강보험공단(이하, "공단"이라 함)으로 하며, 업무는 다음과 같다.

1. 가입자 및 피부양자의 자격 관리
2. 보험료와 그 밖에 이 법에 따른 징수금의 부과 · 징수

3. 보험급여의 관리
4. 가입자 및 피부양자의 질병의 조기발견 · 예방 및 건강관리를 위하여 요양급여 실시 현황과 건강검진 결과 등을 활용하여 실시하는 예방사업으로서 대통령령으로 정하는 사업
5. 보험급여 비용의 지급
6. 자산의 관리 · 운영 및 증식사업
7. 의료시설의 운영
8. 건강보험에 관한 교육훈련 및 홍보
9. 건강보험에 관한 조사연구 및 국제협력
10. 이 법에서 공단의 업무로 정하고 있는 사항
11. 「국민연금법」, 「고용보험 및 산업재해보상보험의 보험료징수 등에 관한 법률」, 「임금채권보장법」 및 「석면피해구제법」에 따라 위탁받은 업무
12. 그 밖에 이 법 또는 다른 법령에 따라 위탁받은 업무
13. 그 밖에 건강보험과 관련하여 보건복지부장관이 필요하다고 인정한 업무

자산의 관리 · 운영 및 증식사업은 안정성과 수익성을 고려하여 다음의 방법에 따라야 한다.

1. 체신관서 또는 「은행법」에 따른 은행에의 예입 또는 신탁
2. 국가 · 지방자치단체 또는 「은행법」에 따른 은행이 직접 발행하거나 채무이행을 보증하는 유가증권의 매입
3. 특별법에 따라 설립된 법인이 발행하는 유가증권의 매입
4. 「자본시장과 금융투자업에 관한 법률」에 따른 신탁업자가 발행하거나 같은 법에 따른 집합투자업자가 발행하는 수익증권의 매입
5. 공단의 업무에 사용되는 부동산의 취득 및 일부 임대
6. 그 밖에 공단 자산의 증식을 위하여 대통령령으로 정하는 사업

공단은 특정인을 위하여 업무를 제공하거나 공단 시설을 이용하게 할 경우 공단의 정관으로 정하는 바에 따라 그 업무의 제공 또는 시설의 이용에 대한 수수료와 사용료를 징수할 수 있다.

공단은 「공공기관의 정보공개에 관한 법률」에 따라 건강보험과 관련하여 보유 · 관리하고 있는 정보를 공개한다.

2. 건강보험심사평가원의 업무(법 제63조)

요양급여비용을 심사하고 요양급여의 적정성을 평가하기 위하여 건강보험심사평가원(이하 "심사평가원"이라 함)을 설립하였으며, 다음의 업무를 관장한다.

1. 요양급여비용의 심사
2. 요양급여의 적정성 평가
3. 심사기준 및 평가기준의 개발
4. 제1호부터 제3호까지의 규정에 따른 업무와 관련된 조사연구 및 국제협력
5. 다른 법률에 따라 지급되는 급여비용의 심사 또는 의료의 적정성 평가에 관하여 위탁받은 업무
6. 그 밖에 이 법 또는 다른 법령에 따라 위탁받은 업무
7. 건강보험과 관련하여 보건복지부장관이 필요하다고 인정한 업무
8. 그 밖에 보험급여 비용의 심사와 보험급여의 적정성 평가와 관련하여 **대통령령**[QR 5]으로 정하는 업무

[QR 5]

보험급여의 적정성 평가의 기준 · 절차 · 방법 등에 필요한 사항은 보건복지부장관이 정하여 고시한다[1].

제3절 보험료

공단은 건강보험사업에 드는 비용에 충당하기 위하여 보험료의 납부의무자로부터 보험료를 징수한다. 보험료는 가입자의 자격을 취득한 날이 속하는 달의 다음 달부터 가입자의 자격을 잃은 날의 전날이 속하는 달까지 징수한다. 다만, 가입자의 자격을 매월 1일에 취득한 경우 또는 유공자등 의료보호대상자 중 건강보험 적용 신청으로 가입자의 자격을 취득하는 경우에는 그 달부터 징수한다.

보험료를 징수할 때 가입자의 자격이 변동된 경우에는 변동된 날이 속하는 달의 보험료는 변동되기 전의 자격을 기준으로 징수한다. 다만, 가입자의 자격이 매월 1일에 변동된 경우

1) 보건복지부장관이 고시하는 내용은 "요양급여의 적정성평가 및 요양급여비용의 가감지급 기준"을 참조

에는 변동된 자격을 기준으로 징수한다.

직장가입자의 월별 보험료액은 다음에 따라 산정한 금액으로 한다.

1. 보수월액보험료: 제70조에 따라 산정한 보수월액에 제73조제1항 또는 제2항에 따른 보험료율을 곱하여 얻은 금액
2. 소득월액보험료: 제71조에 따라 산정한 소득월액에 제73조제1항 또는 제2항에 따른 보험료율을 곱하여 얻은 금액

지역가입자의 월별 보험료액은 세대 단위로 산정하되, 지역가입자가 속한 세대의 월별 보험료액은 제72조에 따라 산정한 보험료부과점수에 제73조제3항에 따른 보험료부과점수당 금액을 곱한 금액으로 한다.

월별 보험료액은 가입자의 보험료 평균액의 일정비율에 해당하는 금액을 고려하여 **대통령령**[QR 6]으로 정하는 기준에 따라 상한 및 하한을 정한다.

[QR 6]

1. 직장가입자

1.1 보수월액(법 제70조)

직장가입자의 보수월액은 직장가입자가 지급받는 보수를 기준으로 하여 산정한다. 휴직이나 그 밖의 사유로 보수의 전부 또는 일부가 지급되지 아니하는 가입자(이하 "휴직자등")의 보수월액보험료는 해당 사유가 생기기 전 달의 보수월액을 기준으로 산정한다.

보수는 근로자등이 근로를 제공하고 사용자 · 국가 또는 지방자치단체로부터 지급받는 금품(실비변상적인 성격을 갖는 금품은 제외)으로서 **대통령령**[QR 7]으로 정하는 것을 말한다. 이 경우 보수 관련 자료가 없거나 불명확한 경우 등 대통령령으로 정하는 사유에 해당하면 보건복지부장관이 정하여 고시하는 금액을 보수로 본다.

[QR 7]

보수월액의 산정 및 보수가 지급되지 아니하는 사용자의 보수월액의 산정 등에 필요한 사항은 **대통령령**[QR 8]으로 정한다.

[QR 8]

1.2 소득월액(법 제71조)

소득월액은 제70조에 따른 보수월액의 산정에 포함된 보수를 제외한 직장가입자의 소득

(이하 "보수외소득")이 대통령령으로 정하는 금액을 초과하는 경우 다음의 계산식에 따라 산정한다.

(연간 보수외소득 − 대통령령으로 정하는 금액) × 1/12

[QR 9]

소득월액을 산정하는 기준, 방법 등 소득월액의 산정에 필요한 사항은 **대통령령[QR 9]**으로 정한다.

2. 지역가입자

2.1 보험료부과점수(법 제72조)

보험료부과점수는 지역가입자의 소득 및 재산을 기준으로 산정한다. 다만, 대통령령으로 정하는 지역가입자가 실제 거주를 목적으로 대통령령으로 정하는 기준 이하의 주택을 구입 또는 임차하기 위하여 「금융실명거래 및 비밀보장에 관한 법률」에 따른 금융회사등으로부터 대출을 받고 그 사실을 공단에 통보하는 경우에는 해당 대출금액을 대통령령으로 정하는 바에 따라 평가하여 보험료부과점수 산정 시 제외한다. 보험료부과점수의 산정방법과 산정기준을 정할 때 법령에 따라 재산권의 행사가 제한되는 재산에 대하여는 다른 재산과 달리 정할 수 있다.

지역가입자는 대출에 대해서 공단에 통보할 때 「신용정보의 이용 및 보호에 관한 법률」 제2조제1호에 따른 신용정보, 「금융실명거래 및 비밀보장에 관한 법률」 제2조제2호에 따른 금융자산, 같은 조 제3호에 따른 금융거래의 내용에 대한 자료 · 정보 중 대출금액 등 대통령령으로 정하는 자료 · 정보(이하 "금융정보등")를 공단에 제출하여야 하며, 보험료부과점수 산정을 위하여 필요한 금융정보등을 공단에 제공하는 것에 대하여 동의한다는 서면을 함께 제출하여야 한다. 보험료부과점수의 산정방법 · 산정기준 등에 필요한 사항은 **대통령령[QR 10]**으로 정한다.

[QR 10]

2.2 보험료 부과제도에 대한 적정성 평가(법 제72조의3)

보건복지부장관은 피부양자 인정기준과 보험료, 보수월액, 소득월액 및 보험료부과점수의 산정 기준 및 방법 등에 대하여 적정성을 평가하고, 이 법 시행일로부터 4년이 경과한 때 이를 조정하여야 한다.

보건복지부장관은 적정성 평가를 하는 경우에는 다음을 종합적으로 고려하여야 한다.

1. 심의위원회가 심의한 가입자의 소득 파악 현황 및 개선방안
2. 공단의 소득 관련 자료 보유 현황
3. 「소득세법」 제4조에 따른 종합소득(종합과세되는 종합소득과 분리과세되는 종합소득을 포함한다) 과세 현황
4. 직장가입자에게 부과되는 보험료와 지역가입자에게 부과되는 보험료 간 형평성
5. 인정기준 및 산정기준의 조정으로 인한 보험료 변동
6. 그 밖에 적정성 평가 대상이 될 수 있는 사항으로서 보건복지부장관이 정하는 사항

적정성 평가의 절차, 방법 및 그 밖에 적정성 평가를 위하여 필요한 사항은 대통령령으로 정한다.

3. 보험료 부담

3.1 보험료율 등(법 제73조)

직장가입자의 보험료율은 1천분의 80의 범위에서 심의위원회의 의결을 거쳐 1만분의 709로 한다. 국외에서 업무에 종사하고 있는 직장가입자에 대한 보험료율은 국내 직장가입자 보험료율의 100분의 50으로 한다(시행령 44조제1항).

지역가입자의 보험료부과점수당 금액은 심의위원회의 의결을 거쳐 208.4원으로 한다(시행령 44조제2항).

3.2 보험료의 부담(법 제76조)

직장가입자의 보수월액보험료는 직장가입자와 다음의 구분에 따른 자가 각각 보험료액의 100분의 50씩 부담한다. 다만, 직장가입자가 교직원으로서 사립학교에 근무하는 교원이면 보험료액은 그 직장가입자가 100분의 50을, 사립학교에 해당하는 사용자가 100분의 30을, 국가가 100분의 20을 각각 부담한다.

1. 직장가입자가 근로자인 경우에는 제3조제2호가목에 해당하는 사업주
2. 직장가입자가 공무원인 경우에는 그 공무원이 소속되어 있는 국가 또는 지방자치단체
3. 직장가입자가 교직원(사립학교에 근무하는 교원은 제외한다)인 경우에는 제3조제2호 다목에 해당하는 사용자

직장가입자의 소득월액보험료는 직장가입자가 부담한다. 지역가입자의 보험료는 그 가입자가 속한 세대의 지역가입자 전원이 연대하여 부담한다. 직장가입자가 교직원인 경우 제3조제2호다목에 해당하는 사용자가 부담액 전부를 부담할 수 없으면 그 부족액을 학교에 속하는 회계에서 부담하게 할 수 있다.

3.3 보험료 납부의무(법 제77조)

직장가입자의 보험료는 다음의 구분에 따라 그 각 호에서 정한 자가 납부한다.

1. 보수월액보험료: 사용자. 이 경우 사업장의 사용자가 2명 이상인 때에는 그 사업장의 사용자는 해당 직장가입자의 보험료를 연대하여 납부한다.
2. 소득월액보험료: 직장가입자

지역가입자의 보험료는 그 가입자가 속한 세대의 지역가입자 전원이 연대하여 납부한다. 다만, 소득 및 재산이 없는 미성년자와 소득 및 재산 등을 고려하여 대통령령으로 정하는 기준에 해당하는 미성년자는 납부의무를 부담하지 아니한다.

사용자는 보수월액보험료 중 직장가입자가 부담하여야 하는 그 달의 보험료액을 그 보수에서 공제하여 납부하여야 한다. 이 경우 직장가입자에게 공제액을 알려야 한다.

3.4 제2차 납부의무(법 제77조의2)

법인의 재산으로 그 법인이 납부하여야 하는 보험료, 연체금 및 체납처분비를 충당하여도 부족한 경우에는 해당 법인에게 보험료의 납부의무가 부과된 날 현재의 무한책임사원 또는 과점주주(「국세기본법」 제39조 각 호의 어느 하나에 해당하는 자를 말한다)가 그 부족한 금액에 대하여 제2차 납부의무를 진다. 다만, 과점주주의 경우에는 그 부족한 금액을 그 법인의 발행주식 총수(의결권이 없는 주식은 제외) 또는 출자총액으로 나눈 금액에 해당 과점주

주가 실질적으로 권리를 행사하는 주식 수(의결권이 없는 주식은 제외) 또는 출자액을 곱하여 산출한 금액을 한도로 한다.

사업이 양도 · 양수된 경우에 양도일 이전에 양도인에게 납부의무가 부과된 보험료, 연체금 및 체납처분비를 양도인의 재산으로 충당하여도 부족한 경우에는 사업의 양수인이 그 부족한 금액에 대하여 양수한 재산의 가액을 한도로 제2차 납부의무를 진다. 이 경우 양수인의 범위 및 양수한 재산의 가액은 대통령령으로 정한다.

3.5 보험료의 납부기한(법 제78조)

보험료 납부의무가 있는 자는 가입자에 대한 그 달의 보험료를 그 다음 달 10일까지 납부하여야 한다. 다만, 직장가입자의 소득월액보험료 및 지역가입자의 보험료는 보건복지부령으로 정하는 바에 따라 분기별로 납부할 수 있다.

공단은 납입 고지의 송달 지연 등 보건복지부령으로 정하는 사유가 있는 경우 납부의무자의 신청에 따라 납부기한부터 1개월의 범위에서 납부기한을 연장할 수 있다. 이 경우 납부기한 연장을 신청하는 방법, 절차 등에 필요한 사항은 보건복지부령으로 정한다.

3.6 보험료등의 징수 순위(법 제85조)

보험료등은 국세와 지방세를 제외한 다른 채권에 우선하여 징수한다. 다만, 보험료등의 납부기한 전에 전세권 · 질권 · 저당권 또는 「동산 · 채권 등의 담보에 관한 법률」에 따른 담보권의 설정을 등기 또는 등록한 사실이 증명되는 재산을 매각할 때에 그 매각대금 중에서 보험료등을 징수하는 경우 그 전세권 · 질권 · 저당권 또는 「동산 · 채권 등의 담보에 관한 법률」에 따른 담보권으로 담보된 채권에 대하여는 그러하지 아니하다.

4. 보험료의 면제(법 제74조)

공단은 직장가입자가 국외에 체류하는 경우, 현역병, 전환복무된 사람 및 군간부후보생, 교도소 그 밖에 이에 준하는 시설에 수용되어 있는 경우의 어느 하나에 해당하는 경우 그 가입자의 보험료를 면제한다. 다만, 국외에 체류하는 직장가입자의 경우에는 국내에 거주하는 피부양자가 없을 때에만 보험료를 면제한다.

지역가입자가 국외에 체류하는 경우, 현역병, 전환복무된 사람 및 군간부후보생, 교도소 그 밖에 이에 준하는 시설에 수용되어 있는 경우의 어느 하나에 해당하면 그 가입자가 속한 세대의 보험료를 산정할 때 그 가입자의 보험료부과점수를 제외한다.

보험료의 면제나 보험료의 산정에서 제외되는 보험료부과점수에 대하여는 급여정지 사유가 생긴 날이 속하는 달의 다음 달부터 사유가 없어진 날이 속하는 달까지 적용한다. 다만, 다음의 어느 하나에 해당하는 경우에는 그 달의 보험료를 면제하지 아니하거나 보험료의 산정에서 보험료부과점수를 제외하지 아니한다.

1. 급여정지 사유가 매월 1일에 없어진 경우
2. 제54조제2호에 해당하는 가입자 또는 그 피부양자가 국내에 입국하여 입국일이 속하는 달에 보험급여를 받고 그 달에 출국하는 경우

5. 보험료의 경감 등(법 제75조)

다음의 어느 하나에 해당하는 가입자 중 보건복지부령으로 정하는 가입자에 대하여는 그 가입자 또는 그 가입자가 속한 세대의 보험료의 일부를 경감할 수 있다.

1. 섬 · 벽지(僻地) · 농어촌 등 대통령령으로 정하는 지역에 거주하는 사람
2. 65세 이상인 사람
3. 「장애인복지법」에 따라 등록한 장애인
4. 「국가유공자 등 예우 및 지원에 관한 법률」 제4조제1항제4호, 제6호, 제12호, 제15호 및 제17호에 따른 국가유공자
5. 휴직자
6. 그 밖에 생활이 어렵거나 천재지변 등의 사유로 보험료를 경감할 필요가 있다고 보건복지부장관이 정하여 고시하는 사람

보험료 납부의무자가 다음의 어느 하나에 해당하는 경우에는 대통령령으로 정하는 바에 따라 보험료를 감액하는 등 재산상의 이익을 제공할 수 있다.

1. 보험료의 납입 고지 또는 독촉을 전자문서로 받는 경우
2. 보험료를 계좌 또는 신용카드 자동이체의 방법으로 내는 경우

보험료 경감의 방법 · 절차 등에 필요한 사항은 보건복지부장관이 정하여 고시한다[2].

6. 가산금(법 제78조의2)

사업장의 사용자가 대통령령으로 정하는 사유에 해당되어 직장가입자가 될 수 없는 자를 위반하여 거짓으로 보험자에게 직장가입자로 신고한 경우 공단은 제1호의 금액에서 제2호의 금액을 뺀 금액의 100분의 10에 상당하는 가산금을 그 사용자에게 부과하여 징수한다.

1. 사용자가 직장가입자로 신고한 사람이 직장가입자로 처리된 기간 동안 그 가입자가 부담하여야 하는 보험료의 총액
2. 제1호의 기간 동안 공단이 해당 가입자에 대하여 산정하여 부과한 보험료의 총액

공단은 가산금이 소액이거나 그 밖에 가산금을 징수하는 것이 적절하지 아니하다고 인정되는 등 대통령령으로 정하는 경우에는 징수하지 아니할 수 있다.

7. 보험료등의 납입

7.1 보험료등의 납입 고지(법 제79조)

공단은 보험료등을 징수하려면 그 금액을 결정하여 납부의무자에게 다음의 사항을 적은 문서로 납입 고지를 하여야 한다.

1. 징수하려는 보험료등의 종류
2. 납부해야 하는 금액
3. 납부기한 및 장소

직장가입자의 사용자가 2명 이상인 경우 또는 지역가입자의 세대가 2명 이상으로 구성된 경우 그 중 1명에게 한 고지는 해당 사업장의 다른 사용자 또는 세대 구성원인 다른 지역가입자 모두에게 효력이 있는 것으로 본다.

휴직자등의 보험료는 휴직 등의 사유가 끝날 때까지 보건복지부령으로 정하는 바에 따라 납입 고지를 유예할 수 있다.

---

2) "건강보험료 경감 대상자 고시" 참조

공단은 제2차 납부의무자에게 납입의 고지를 한 경우에는 해당 법인인 사용자 및 사업 양도인에게 그 사실을 통지하여야 한다.

7.2 연체금(법 제80조)

공단은 보험료등의 납부의무자가 납부기한까지 보험료등을 내지 아니하면 그 납부기한이 지난 날부터 매 1일이 경과할 때마다 다음에 해당하는 연체금을 징수한다.

1. 보험료 또는 보험급여 제한 기간 중 받은 보험급여에 대한 징수금을 체납한 경우: 해당 체납금액의 1천500분의 1에 해당하는 금액. 이 경우 연체금은 해당 체납금액의 1천분의 20을 넘지 못한다.
2. 제1호 외에 이 법에 따른 징수금을 체납한 경우: 해당 체납금액의 1천분의 1에 해당하는 금액. 이 경우 연체금은 해당 체납금액의 1천분의 30을 넘지 못한다.

공단은 보험료등의 납부의무자가 체납된 보험료등을 내지 아니하면 납부기한 후 30일이 지난 날부터 매 1일이 경과할 때마다 다음 각 호에 해당하는 연체금을 제1항에 따른 연체금에 더하여 징수한다.

1. 보험료 또는 보험급여 제한 기간 중 받은 보험급여에 대한 징수금을 체납한 경우: 해당 체납금액의 6천분의 1에 해당하는 금액. 이 경우 연체금은 해당 체납금액의 1천분의 50을 넘지 못한다.
2. 제1호 외에 이 법에 따른 징수금을 체납한 경우: 해당 체납금액의 3천분의 1에 해당하는 금액. 이 경우 연체금은 해당 체납금액의 1천분의 90을 넘지 못한다.

공단은 앞의 상황에도 불구하고 천재지변이나 그 밖에 보건복지부령으로 정하는 부득이한 사유가 있으면 연체금을 징수하지 아니할 수 있다.

8. 부당이득 징수금의 압류(법 제81조의2)

공단은 보험급여 비용을 받은 요양기관이 다음의 요건을 모두 갖춘 경우에는 제57조제1항에 따른 징수금의 한도에서 해당 요양기관 또는 그 요양기관을 개설한 자(같은 조 제2항에 따라 해당 요양기관과 연대하여 징수금을 납부하여야 하는 자)의 재산을 보건복지부장관의 승인을 받아 압류할 수 있다.

1. 「의료법」 제33조제2항 또는 「약사법」 제20조제1항을 위반하였다는 사실로 기소된 경우
2. 요양기관 또는 요양기관을 개설한 자에게 강제집행, 국세 강제징수 등 대통령령으로 정하는 사유가 있어 그 재산을 압류할 필요가 있는 경우

공단은 재산을 압류하였을 때에는 해당 요양기관 또는 그 요양기관을 개설한 자에게 문서로 그 압류 사실을 통지하여야 한다.

공단은 다음의 어느 하나에 해당할 때에는 압류를 즉시 해제하여야 한다.

1. 통지를 받은 자가 징수금에 상당하는 다른 재산을 담보로 제공하고 압류 해제를 요구하는 경우
2. 법원의 무죄 판결이 확정되는 등 대통령령으로 정하는 사유로 해당 요양기관이 「의료법」 제33조제2항 또는 「약사법」 제20조제1항을 위반한 혐의가 입증되지 아니한 경우

압류 및 압류 해제에 관하여 이 법에서 규정한 것 외에는 「국세징수법」을 준용한다.

제4절 보험급여

1. 보험급여

1.1 요양급여(법 제41조)

가입자와 피부양자의 질병, 부상, 출산 등에 대하여 요양급여를 실시하며, 요양급여의 내용은 다음과 같다.

1. 진찰 · 검사
2. 약제(藥劑) · 치료재료의 지급
3. 처치 · 수술 및 그 밖의 치료
4. 예방 · 재활
5. 입원

6. 간호
7. 이송(移送)

요양급여의 범위(요양급여대상)는 요양급여 중 약제를 제외하고 보건복지부장관이 비급여대상으로 정한 것을 제외한 일체의 것으로 하며, 약제는 국민건강보험법(제41조의3)에 따라 요양급여대상으로 보건복지부장관이 결정하여 고시한 것[3]으로 한다.

보건복지부장관은 요양급여의 기준을 정할 때 업무나 일상생활에 지장이 없는 질환에 대한 치료 등 보건복지부령으로 정하는 사항은 요양급여대상에서 제외되는 사항(이하 "비급여대상" 이라 한다)으로 정할 수 있다.

1.2 행위 · 치료재료 및 약제에 대한 요양급여대상 여부의 결정 및 조정(법 제41조의3)

요양기관, 치료재료의 제조업자 · 수입업자 등 보건복지부령으로 정하는 자는 요양급여대상 또는 비급여대상으로 결정되지 아니한 행위 · 치료재료[4]에 대하여 요양급여대상 여부의 결정을 보건복지부장관에게 신청하여야 한다.

약제의 제조업자등[5]은 요양급여대상에 포함되지 아니한 제41조제1항제2호의 약제에 대하여 보건복지부장관에게 요양급여대상 여부의 결정을 신청할 수 있다.

신청을 받은 보건복지부장관은 정당한 사유가 없으면 보건복지부령으로 정하는 기간 이내에 요양급여대상 또는 비급여대상의 여부를 결정하여 신청인에게 통보하여야 한다.

보건복지부장관은 환자의 진료상 반드시 필요하다고 보건복지부령으로 정하는 경우에는 직권으로 행위 · 치료재료 및 약제의 요양급여대상의 여부를 결정할 수 있다.

보건복지부장관은 요양급여대상으로 결정하여 고시한 약제에 대하여 보건복지부령으로 정하는 바에 따라 요양급여대상 여부, 범위, 요양급여비용 상한금액 등을 직권으로 조정할 수 있다.

요양급여대상 여부의 결정 신청의 시기, 절차, 방법 및 업무의 위탁 등에 필요한 사항, 요양급여대상 여부의 결정 절차 및 방법, 직권 조정 사유 · 절차 및 방법 등에 관한 사항은 보건복지부령으로 정한다.

---

3) 보건복지부장관이 결정하여 고시한 것 : 약제 급여 목록 및 급여 상한금액표

4) 법제41조제1항제1호 · 제3호 · 제4호의 요양급여에 관한 행위 및 제41조제1항제2호의 치료재료

5) 「약사법」에 따른 약제의 제조업자 · 수입업자 등 보건복지부령으로 정하는 자

1.3 약제에 대한 요양급여비용 상한금액의 감액 등(법 제41조의2)

보건복지부장관은 약사법(제47조제2항의 위반)과 관련된 국민건강보험법 제41조제1항제2호의 약제에 대하여는 요양급여비용 상한금액(제41조제3항에 따라 약제별 요양급여비용의 상한으로 정한 금액)의 100분의 20을 넘지 아니하는 범위에서 그 금액의 일부를 감액할 수 있다(1).

보건복지부장관은 요양급여비용의 상한금액이 감액된 약제가 감액된 날부터 5년의 범위에서 대통령령으로 정하는 기간 내에 (1)의 내용에 따른 감액의 대상이 된 경우에는 요양급여비용 상한금액의 100분의 40을 넘지 아니하는 범위에서 요양급여비용 상한금액의 일부를 감액할 수 있다.

보건복지부장관은 요양급여비용의 상한금액이 감액된 약제가 감액된 날부터 5년의 범위에서 대통령령으로 정하는 기간 내에 다시 「약사법」 제47조제2항의 위반과 관련된 경우에는 해당 약제에 대하여 1년의 범위에서 기간을 정하여 요양급여의 적용을 정지할 수 있다.

요양급여비용 상한금액의 감액 및 요양급여 적용 정지의 기준, 절차, 그 밖에 필요한 사항은 대통령령으로 정한다.

1.4 방문요양급여(법 제41조의5) [QR 11]

[QR 11]

가입자 또는 피부양자가 질병이나 부상으로 거동이 불편한 경우 등 보건복지부령으로 정하는 사유에 해당하는 경우에는 가입자 또는 피부양자를 직접 방문하여 요양급여를 실시할 수 있다.

2. 선별급여

2.1 선별급여(법 제41조의4)

요양급여를 결정함에 있어 경제성 또는 치료효과성 등이 불확실하여 그 검증을 위하여 추가적인 근거가 필요하거나, 경제성이 낮아도 가입자와 피부양자의 건강회복에 잠재적 이득이 있는 등 대통령령으로 정하는 경우에는 예비적인 요양급여인 선별급여로 지정하여 실시할 수 있다.

보건복지부장관은 대통령령으로 정하는 절차와 방법에 따라 선별급여에 대하여 주기적으로 요양급여의 적합성을 평가하여 요양급여 여부를 다시 결정하고, 법 제41조제3항에 따른 요양급여의 기준을 조정하여야 한다.

2.2 요양기관의 선별급여 실시에 대한 관리(법 제42조의2)

선별급여 중 자료의 축적 또는 의료 이용의 관리가 필요한 경우에는 보건복지부장관이 해당 선별급여의 실시 조건을 사전에 정하여 이를 충족하는 요양기관만이 해당 선별급여를 실시할 수 있다.

선별급여를 실시하는 요양기관은 해당 선별급여의 평가를 위하여 필요한 자료를 제출하여야 한다.

보건복지부장관은 요양기관이 선별급여의 실시 조건을 충족하지 못하거나 자료를 제출하지 아니할 경우에는 해당 선별급여의 실시를 제한할 수 있다.

선별급여의 실시 조건, 자료의 제출, 선별급여의 실시 제한 등에 필요한 사항은 보건복지부령으로 정한다.

2.3 본인일부부담금(법 제44조)

요양급여를 받는 자는 대통령령으로 정하는 바에 따라 비용의 일부를 본인이 부담한다. 이 경우 선별급여에 대해서는 다른 요양급여에 비하여 본인일부부담금을 상향 조정할 수 있다.

본인이 연간 부담하는 본인일부부담금의 총액이 대통령령으로 정하는 금액, 즉 본인부담상한액을 초과한 경우에는 공단이 그 초과 금액을 부담하여야 한다. 이 경우 공단은 당사자에게 그 초과 금액을 통보하고, 이를 지급하여야 한다. 본인부담상한액은 가입자의 소득수준 등에 따라 정한다.

본인일부부담금 총액 산정 방법, 본인부담상한액을 넘는 금액의 지급 방법 및 가입자의 소득수준 등에 따른 본인부담상한액 설정 등에 필요한 사항은 대통령령으로 정한다.

3. 요양급여비용

3.1 요양급여비용의 산정 등(법 제45조)

요양급여비용은 공단의 이사장과 대통령령으로 정하는 의약계를 대표하는 사람들의 계약으로 정하며 계약기간은 1년으로 한다. 계약이 체결되면 그 계약은 공단과 각 요양기관 사이에 체결된 것으로 본다.

계약은 그 직전 계약기간 만료일이 속하는 연도의 5월 31일까지 체결하여야 하며, 그 기한까지 계약이 체결되지 아니하는 경우 보건복지부장관이 그 직전 계약기간 만료일이 속하는 연도의 6월 30일까지 심의위원회의 의결을 거쳐 요양급여비용을 정한다. 이 경우 보건복지부장관이 정하는 요양급여비용은 계약으로 정한 요양급여비용으로 본다. 요양급여비용이 정해지면 보건복지부장관은 그 요양급여비용의 명세를 지체 없이 고시하여야 하며, 공단의 이사장은 재정운영위원회의 심의 · 의결을 거쳐 계약을 체결하여야 한다. 심사평가원은 공단의 이사장이 계약을 체결하기 위하여 필요한 자료를 요청하면 그 요청에 성실히 따라야 한다.

3.2 약제 · 치료재료에 대한 요양급여비용의 산정(법 제46조)

법 제41조제1항제2호의 약제 · 치료재료에 대한 요양급여비용은 제45조에도 불구하고 요양기관의 약제 · 치료재료 구입금액 등을 고려하여 **대통령령**[QR 12]으로 정하는 바에 따라 달리 산정할 수 있다.

[QR 12]

3.3 요양급여비용의 청구와 지급 등(법 제47조)

요양기관은 공단에 요양급여비용의 지급을 청구할 수 있다. 요양급여비용을 청구하려는 요양기관은 심사평가원에 요양급여비용의 심사청구를 하여야 하며, 요양급여비용에 대한 심사청구는 공단에 대한 요양급여비용의 청구로 본다. 심사청구를 받은 심사평가원은 이를 심사한 후 지체 없이 그 내용을 공단과 요양기관에 알려야 한다. 심사 내용을 통보받은 공단은 지체 없이 그 내용에 따라 요양급여비용을 요양기관에 지급하며 가입자가 낸 본인일부부담금이 통보된 금액보다 더 많으면 요양기관에 지급할 금액에서 더 많이 낸 금액을 공제하여 해당 가입자에게 지급하여야 한다.

공단은 요양급여비용을 요양기관에 지급하는 경우 해당 요양기관이 제77조제1항제1호에 따라 공단에 납부하여야 하는 보험료 또는 그 밖에 이 법에 따른 징수금을 체납한 때에는 요양급여비용에서 이를 공제하고 지급할 수 있다.

공단은 가입자에게 지급하여야 하는 금액을 그 가입자가 내야 하는 보험료와 그 밖에 이 법에 따른 보험료 등과 상계(相計)할 수 있다.

공단은 심사평가원이 요양급여의 적정성을 평가하여 공단에 통보하면 그 평가 결과에 따라 요양급여비용을 가산하거나 감액 조정하여 지급한다. 평가 결과에 따라 요양급여비용을 가산하거나 감액하여 지급하는 금액은 평가대상 요양기관의 평가대상기간에 대한 심사결정 공단부담액의 100분의 10 범위에서 보건복지부장관이 정하여 고시한 기준에 따라 산정한 금액으로 정한다[6].

요양기관은 심사청구를 다음 각 호의 단체가 대행하게 할 수 있다.

1. 「의료법」 제28조제1항에 따른 의사회 · 치과의사회 · 한의사회 · 조산사회 또는 같은 조 제6항에 따라 신고한 각각의 지부 및 분회
2. 「의료법」 제52조에 따른 의료기관 단체
3. 「약사법」 제11조에 따른 약사회 또는 같은 법 제14조에 따라 신고한 지부 및 분회

[QR 13]

요양급여비용의 청구 · 심사 · 지급 등의 방법과 절차에 필요한 사항은 **보건복지부령**[QR 13]으로 정한다.

3.4 요양급여비용의 지급 보류(법 제47조의2)

공단은 요양급여비용의 지급을 청구한 요양기관이 「의료법」 제4조제2항, 제33조제2항 · 제8항 또는 「약사법」 제20조제1항, 제21조제1항을 위반하였거나, 「의료법」 제33조제10항 또는 「약사법」 제6조제3항 · 제4항을 위반하여 개설 · 운영되었다는 사실을 수사기관의 수사 결과로 확인한 경우에는 해당 요양기관이 청구한 요양급여비용의 지급을 보류할 수 있다. 요양급여비용 지급 보류 처분의 효력은 해당 요양기관이 그 처분 이후 청구하는 요양급여비용에 대해서도 미친다. 공단은 요양급여비용의 지급을 보류하기 전에 해당 요양기관에 의견 제출의 기회를 주어야 한다.

---

6) 국민건강보험법 시행규칙 제18조(요양급여비용의 가감지급 기준)

법원의 무죄 판결이 확정되는 등 대통령령으로 정하는 사유로 제1항에 따른 요양기관이 「의료법」 제4조제2항, 제33조제2항 · 제8항 또는 「약사법」 제20조제1항, 제21조제1항을 위반한 혐의나 「의료법」 제33조제10항 또는 「약사법」 제6조제3항 · 제4항을 위반하여 개설 · 운영된 혐의가 입증되지 아니한 경우에는 공단은 지급 보류된 요양급여비용에 지급 보류된 기간 동안의 이자를 가산하여 해당 요양기관에 지급하여야 한다.

지급 보류 절차 및 의견 제출의 절차 등에 필요한 사항, 지급 보류된 요양급여비용 및 이자의 지급 절차와 이자의 산정 등에 필요한 사항은 대통령령으로 정한다.

3.5 요양급여비용의 차등 지급(법 제47조의3)

지역별 의료자원의 불균형 및 의료서비스 격차의 해소 등을 위하여 지역별로 요양급여비용을 달리 정하여 지급할 수 있다.

3.6 요양급여의 적정성 평가(법 제47조의4)

심사평가원은 요양급여에 대한 의료의 질을 향상시키기 위하여 요양급여의 적정성 평가를 실시할 수 있다. 심사평가원은 요양기관의 인력 · 시설 · 장비, 환자안전 등 요양급여와 관련된 사항을 포함하여 평가할 수 있다.

심사평가원은 평가 결과를 평가대상 요양기관에 통보하여야 하며, 평가 결과에 따라 요양급여비용을 가산 또는 감산할 경우에는 그 결정사항이 포함된 평가 결과를 가감대상 요양기관 및 공단에 통보하여야 한다. 평가의 기준 · 범위 · 절차 · 방법 등에 필요한 사항은 보건복지부령으로 정한다.

3.7 요양급여 대상 여부의 확인 등(법 제48조)

가입자나 피부양자는 본인일부부담금 외에 자신이 부담한 비용이 제41조제4항에 따라 요양급여 대상에서 제외되는 비용인지 여부에 대하여 심사평가원에 확인을 요청할 수 있다. 확인 요청을 받은 심사평가원은 그 결과를 요청한 사람에게 알려야 한다. 확인을 요청한 비용이 요양급여 대상에 해당되는 비용으로 확인되면 그 내용을 공단 및 관련 요양기관에 알려야 한다.

통보받은 요양기관은 받아야 할 금액보다 더 많이 징수한 금액, 과다본인부담금을 지체 없이 확인을 요청한 사람에게 지급하여야 한다. 다만, 공단은 해당 요양기관이 과다본인부담금을 지급하지 아니하면 해당 요양기관에 지급할 요양급여비용에서 과다본인부담금을 공제하여 확인을 요청한 사람에게 지급할 수 있다.

확인 요청의 범위, 방법, 절차, 처리기간 등 필요한 사항은 보건복지부령으로 정한다.

3.8 요양비 및 부가급여(법 제49조, 제50조)

공단은 가입자나 피부양자가 보건복지부령으로 정하는 긴급하거나 그 밖의 부득이한 사유로 요양기관과 비슷한 기능을 하는 기관으로서 보건복지부령으로 정하는 기관(제98조제1항에 따라 업무정지기간 중인 요양기관을 포함한다. 이하 "준요양기관")에서 질병 · 부상 · 출산 등에 대하여 요양을 받거나 요양기관이 아닌 장소에서 출산한 경우에는 그 요양급여에 상당하는 금액을 보건복지부령으로 정하는 바에 따라 가입자나 피부양자에게 요양비로 지급한다.

준요양기관은 보건복지부장관이 정하는 요양비 명세서나 요양 명세를 적은 영수증을 요양을 받은 사람에게 내주어야 하며, 요양을 받은 사람은 그 명세서나 영수증을 공단에 제출하여야 한다. 준요양기관은 요양을 받은 가입자나 피부양자의 위임이 있는 경우 공단에 요양비의 지급을 직접 청구할 수 있다. 이 경우 공단은 지급이 청구된 내용의 적정성을 심사하여 준요양기관에 요양비를 지급할 수 있다.

준요양기관의 요양비 지급 청구, 공단의 적정성 심사 등에 필요한 사항은 보건복지부령으로 정한다.

공단은 이 법에서 정한 요양급여 외에 대통령령으로 정하는 바에 따라 임신 · 출산 진료비, 장제비, 상병수당, 그 밖의 급여를 실시할 수 있다.

공단은 법에 따라 지급의무가 있는 요양비 또는 부가급여의 청구를 받으면 지체 없이 이를 지급하여야 한다.

3.9 급여의 제한(법 제53조)

공단은 보험급여를 받을 수 있는 사람이 다음 각 호의 어느 하나에 해당하면 보험급여를 하지 아니한다.

1. 고의 또는 중대한 과실로 인한 범죄행위에 그 원인이 있거나 고의로 사고를 일으킨 경우
2. 고의 또는 중대한 과실로 공단이나 요양기관의 요양에 관한 지시에 따르지 아니한 경우
3. 고의 또는 중대한 과실로 제55조에 따른 문서와 그 밖의 물건의 제출을 거부하거나 질문 또는 진단을 기피한 경우
4. 업무 또는 공무로 생긴 질병 · 부상 · 재해로 다른 법령에 따른 보험급여나 보상(報償) 또는 보상(補償)을 받게 되는 경우

공단은 보험급여를 받을 수 있는 사람이 다른 법령에 따라 국가나 지방자치단체로부터 보험급여에 상당하는 급여를 받거나 보험급여에 상당하는 비용을 지급받게 되는 경우에는 그 한도에서 보험급여를 하지 아니한다.

공단은 가입자가 대통령령으로 정하는 기간 이상 다음 각 호의 보험료를 체납한 경우 그 체납한 보험료를 완납할 때까지 그 가입자 및 피부양자에 대하여 보험급여를 실시하지 아니할 수 있다. 다만, 월별 보험료의 총체납횟수(이미 납부된 체납보험료는 총체납횟수에서 제외하며, 보험료의 체납기간은 고려하지 아니한다)가 대통령령으로 정하는 횟수 미만이거나 가입자 및 피부양자의 소득 · 재산 등이 대통령령으로 정하는 기준 미만인 경우에는 그러하지 아니하다.

1. 제69조제4항제2호에 따른 소득월액보험료
2. 제69조제5항에 따른 세대단위의 보험료

공단은 제77조제1항제1호에 따라 납부의무를 부담하는 사용자가 제69조제4항제1호에 따른 보수월액보험료를 체납한 경우에는 그 체납에 대하여 직장가입자 본인에게 귀책사유가 있는 경우에 한하여 해당 직장가입자와 피부양자에게도 보험급여를 실시하지 않을 수 있다.

그러나 제82조에 따라 공단으로부터 분할납부 승인을 받고 그 승인된 보험료를 1회 이상 낸 경우에는 보험급여를 할 수 있다. 다만, 제82조에 따른 분할납부 승인을 받은 사람이 정당한 사유 없이 5회(같은 조 제1항에 따라 승인받은 분할납부 횟수가 5회 미만인 경우에는 해당 분할납부 횟수를 말함) 이상 그 승인된 보험료를 내지 아니한 경우에는 그러하지 아니하다.

보험급여를 하지 아니하는 기간(급여제한기간)에 받은 보험급여는 다음 각 호의 어느 하나에 해당하는 경우에만 보험급여로 인정한다.

1. 공단이 급여제한기간에 보험급여를 받은 사실이 있음을 가입자에게 통지한 날부터 2개월이 지난 날이 속한 달의 납부기한 이내에 체납된 보험료를 완납한 경우
2. 공단이 급여제한기간에 보험급여를 받은 사실이 있음을 가입자에게 통지한 날부터 2개월이 지난 날이 속한 달의 납부기한 이내에 제82조에 따라 분할납부 승인을 받은 체납보험료를 1회 이상 낸 경우. 다만, 제82조에 따른 분할납부 승인을 받은 사람이 정당한 사유 없이 5회 이상 그 승인된 보험료를 내지 아니한 경우에는 그러하지 아니하다.

3.10 급여의 정지(법 제54조)

[QR 14]

보험급여를 받을 수 있는 사람이 국외에 체류하는 경우, 현역병, 전환복무된 사람 및 군간부 후보생에 해당하게 된 경우, 교도소, 그 밖에 이에 준하는 시설에 수용되어 있는 경우[QR 14]에 그 기간에는 보험급여를 하지 아니한다.

3.11 부당이득의 징수(법 제57조)

공단은 속임수나 그 밖의 부당한 방법으로 보험급여를 받은 사람 · 준요양기관 및 보조기기 판매업자나 보험급여 비용을 받은 요양기관에 대하여 그 보험급여나 보험급여 비용에 상당하는 금액을 징수한다.

공단은 속임수나 그 밖의 부당한 방법으로 보험급여 비용을 받은 요양기관이 다음의 어느 하나에 해당하는 경우에는 해당 요양기관을 개설한 자에게 그 요양기관과 연대하여 징수금을 납부하게 할 수 있다.

1. 「의료법」 제33조제2항을 위반하여 의료기관을 개설할 수 없는 자가 의료인의 면허나 의료법인 등의 명의를 대여받아 개설 · 운영하는 의료기관
2. 「약사법」 제20조제1항을 위반하여 약국을 개설할 수 없는 자가 약사 등의 면허를 대여받아 개설 · 운영하는 약국
3. 「의료법」 제4조제2항 또는 제33조제8항 · 제10항을 위반하여 개설 · 운영하는 의료기관
4. 「약사법」 제21조제1항을 위반하여 개설 · 운영하는 약국

5. 「약사법」 제6조제3항 · 제4항을 위반하여 면허를 대여받아 개설 · 운영하는 약국

사용자나 가입자의 거짓 보고나 거짓 증명(제12조제5항을 위반하여 건강보험증이나 신분증명서를 양도 · 대여하여 다른 사람이 보험급여를 받게 하는 것을 포함), 요양기관의 거짓 진단이나 거짓 확인(제12조제4항을 위반하여 건강보험증이나 신분증명서로 가입자 또는 피부양자의 본인 여부 및 그 자격을 확인하지 아니한 것을 포함) 또는 준요양기관이나 보조기기를 판매한 자의 속임수 및 그 밖의 부당한 방법으로 보험급여가 실시된 경우 공단은 이들에게 보험급여를 받은 사람과 연대하여 징수금을 내게 할 수 있다.

공단은 속임수나 그 밖의 부당한 방법으로 보험급여를 받은 사람과 같은 세대에 속한 가입자(속임수나 그 밖의 부당한 방법으로 보험급여를 받은 사람이 피부양자인 경우에는 그 직장가입자를 말한다)에게 속임수나 그 밖의 부당한 방법으로 보험급여를 받은 사람과 연대하여 징수금을 내게 할 수 있다.

요양기관이 가입자나 피부양자로부터 속임수나 그 밖의 부당한 방법으로 요양급여비용을 받은 경우 공단은 해당 요양기관으로부터 이를 징수하여 가입자나 피부양자에게 지체 없이 지급하여야 한다. 이 경우 공단은 가입자나 피부양자에게 지급하여야 하는 금액을 그 가입자 및 피부양자가 내야 하는 보험료등과 상계할 수 있다.

3.12 요양급여비용의 정산(법 제61조)

공단은 「산업재해보상보험법」 제10조에 따른 근로복지공단이 이 법에 따라 요양급여를 받을 수 있는 사람에게 「산업재해보상보험법」 제40조에 따른 요양급여를 지급한 후 그 지급결정이 취소되어 해당 요양급여의 비용을 청구하는 경우에는 그 요양급여가 이 법에 따라 실시할 수 있는 요양급여에 상당한 것으로 인정되면 그 요양급여에 해당하는 금액을 지급할 수 있다.

4. 구상권(법 제58조)

공단은 제3자의 행위로 보험급여사유가 생겨 가입자 또는 피부양자에게 보험급여를 한 경우에는 그 급여에 들어간 비용 한도에서 그 제3자에게 손해배상을 청구할 권리를 얻는다. 보험급여를 받은 사람이 제3자로부터 이미 손해배상을 받은 경우에는 공단은 그 배상액 한도에서 보험급여를 하지 아니한다.

제5절 이의신청 및 심판청구 등

1. 이의신청(법 제87조)

가입자 및 피부양자의 자격, 보험료등, 보험급여, 보험급여 비용에 관한 공단의 처분에 이의가 있는 자는 공단에 이의신청을 할 수 있다.

요양급여비용 및 요양급여의 적정성 평가 등에 관한 심사평가원의 처분에 이의가 있는 공단, 요양기관 또는 그 밖의 자는 심사평가원에 이의신청을 할 수 있다.

이의신청은 처분이 있음을 안 날부터 90일 이내에 문서(전자문서를 포함한다)로 하여야 하며 처분이 있은 날부터 180일을 지나면 제기하지 못한다. 다만, 정당한 사유로 그 기간에 이의신청을 할 수 없었음을 소명한 경우에는 그러하지 아니하다.

요양기관이 제48조에 따른 심사평가원의 확인에 대하여 이의신청을 하려면 같은 조 제2항에 따라 통보받은 날부터 30일 이내에 하여야 한다.

앞의 사항 외에 이의신청의 방법 · 결정 및 그 결정의 통지 등에 필요한 사항은 대통령령으로 정한다.

2. 심판청구(법 제88조)

이의신청에 대한 결정에 불복하는 자는 건강보험분쟁조정위원회에 심판청구를 할 수 있다. 이 경우 심판청구의 제기기간 및 제기방법에 관하여는 통보받은 날부터 30일 이내에 하여야 한다.

심판청구를 하려는 자는 대통령령으로 정하는 심판청구서를 처분을 한 공단 또는 심사평가원에 제출하거나 건강보험분쟁조정위원회에 제출하여야 한다.

앞에서 규정한 사항 외에 심판청구의 절차 · 방법 · 결정 및 그 결정의 통지 등에 필요한 사항은 대통령령으로 정한다.

3. 건강보험분쟁조정위원회(법 제89조)

심판청구를 심리 · 의결하기 위하여 보건복지부에 건강보험분쟁조정위원회(이하 "분쟁조정위원회"라 함)를 둔다. 분쟁조정위원회는 위원장을 포함하여 60명 이내의 위원으로 구성하고, 위원장을 제외한 위원 중 1명은 당연직위원으로 한다. 이 경우 공무원이 아닌 위원이 전체 위원의 과반수가 되도록 하여야 한다.

분쟁조정위원회의 회의는 위원장, 당연직위원 및 위원장이 매 회의마다 지정하는 7명의 위원을 포함하여 총 9명으로 구성하되, 공무원이 아닌 위원이 과반수가 되도록 하여야 한다. 분쟁조정위원회는 구성원 과반수의 출석과 출석위원 과반수의 찬성으로 의결한다. 분쟁조정위원회를 실무적으로 지원하기 위하여 분쟁조정위원회에 사무국을 둔다. 앞에서 규정한 사항 외에 분쟁조정위원회 및 사무국의 구성 및 운영 등에 필요한 사항은 대통령령으로 정한다. 분쟁조정위원회의 위원 중 공무원이 아닌 사람은「형법」제129조부터 제132조까지의 규정을 적용할 때 공무원으로 본다.

4. 이의신청위원회(영 제53조)

법 제87조제1항 및 제2항에 따른 이의신청을 효율적으로 처리하기 위하여 공단 및 심사평가원에 각각 이의신청위원회를 설치한다.

4.1 이의신청위원회의 구성 등(영 제54조)

이의신청위원회는 각각 위원장 1명을 포함한 25명의 위원으로 구성하며, 임기는 3년으로 한다. 공단에 설치하는 이의신청위원회의 위원장은 공단의 이사장이 지명하는 공단의 상임이사가 되고, 위원은 공단의 이사장이 임명하거나 위촉하는 다음의 사람으로 한다.

1. 공단의 임직원 1명
2. 사용자단체 및 근로자단체가 각각 4명씩 추천하는 8명
3. 시민단체, 소비자단체, 농어업인단체 및 자영업자단체가 각각 2명씩 추천하는 8명
4. 변호사, 사회보험 및 의료에 관한 학식과 경험이 풍부한 사람 7명

심사평가원에 설치하는 이의신청위원회의 위원장은 심사평가원의 원장이 지명하는 심사평가원의 상임이사가 되고, 위원은 심사평가원의 원장이 임명하거나 위촉하는 다음의 사람으로 한다.

1. 심사평가원의 임직원 1명

2. 가입자를 대표하는 단체(시민단체를 포함한다)가 추천하는 사람 5명
3. 변호사, 사회보험에 관한 학식과 경험이 풍부한 사람 4명
4. 의약 관련 단체가 추천하는 사람 14명

4.2 이의신청위원회의 운영(영 제55조)

이의신청위원회의 위원장은 이의신청위원회 회의를 소집하고, 그 의장이 된다. 이 경우 위원장이 부득이한 사유로 직무를 수행할 수 없을 때에는 위원장이 지명하는 위원이 그 직무를 대행한다. 이의신청위원회의 회의는 위원장과 위원장이 회의마다 지명하는 6명의 위원으로 구성한다. 이의신청위원회의 회의는 구성원 과반수의 출석으로 개의하고, 출석위원 과반수의 찬성으로 의결한다.

이의신청위원회의 회의에 출석한 위원장 및 소속 임직원을 제외한 나머지 위원에게는 예산의 범위에서 수당과 여비, 그 밖에 필요한 경비를 지급할 수 있다.

이의신청위원회의 회의에 부치는 안건의 범위, 그 밖에 이의신청위원회의 운영에 필요한 사항은 이의신청위원회의 의결을 거쳐 위원장이 정한다.

4.3 이의신청 등의 방식(영 제56조)

법 제87조제1항 및 제2항에 따른 이의신청 및 그에 대한 결정은 보건복지부령으로 정하는 서식에 따른다.

4.4 이의신청 결정의 통지(영 제57조)

공단과 심사평가원은 이의신청에 대한 결정을 하였을 때에는 지체 없이 신청인에게 결정서의 정본(正本)을 보내고, 이해관계인에게는 그 사본을 보내야 한다.

4.5 이의신청 결정기간(영 제58조)

공단과 심사평가원은 이의신청을 받은 날부터 60일 이내에 결정을 하여야 한다. 다만, 부득이한 사정이 있는 경우에는 30일의 범위에서 그 기간을 연장할 수 있다.

공단과 심사평가원은 결정기간을 연장하려면 결정기간이 끝나기 7일 전까지 이의신청을 한 자에게 그 사실을 알려야 한다.

제6절 건강보험요양급여규칙[7]

1. 목적

「국민건강보험법」 제41조제3항 및 제4항에 따라 요양급여의 방법 · 절차 · 범위 · 상한 및 제외대상 등 요양급여기준에 관하여 필요한 사항을 규정함을 목적으로 한다.

1.1 요양급여 대상의 여부 결정에 관한 원칙(제1조의2)

보건복지부장관은 의학적 타당성, 의료적 중대성, 치료효과성 등 임상적 유용성, 비용효과성, 환자의 비용부담 정도, 사회적 편익 및 건강보험 재정상황 등을 고려하여 요양급여대상의 여부를 결정해야 한다.

1.2 요양급여의 절차(제2조)

요양급여는 1단계 요양급여와 2단계 요양급여로 구분하며, 가입자등은 1단계 요양급여를 받은 후 2단계 요양급여를 받아야 한다.

1단계 요양급여는 「의료법」 제3조의4에 따른 상급종합병원을 제외한 요양기관에서 받는 요양급여(건강진단 또는 건강검진을 포함한다)를 말하며, 2단계 요양급여는 상급종합병원에서 받는 요양급여를 말한다. 다만, 가입자등이 다음의 어느 하나에 해당하는 경우에는 상급종합병원에서 1단계 요양급여를 받을 수 있다.

1. 「응급의료에 관한 법률」 제2조제1호에 해당하는 응급환자인 경우
2. 분만의 경우
3. 치과에서 요양급여를 받는 경우

---

7) 정식 규칙 명칭 : 국민건강보험 요양급여의 기준에 관한 규칙

4. 「장애인복지법」 제32조에 따른 등록 장애인 또는 단순 물리치료가 아닌 작업치료 · 운동치료 등의 재활치료가 필요하다고 인정되는 자가 재활의학과에서 요양급여를 받는 경우
5. 가정의학과에서 요양급여를 받는 경우
6. 당해 요양기관에서 근무하는 가입자가 요양급여를 받는 경우
7. 혈우병환자가 요양급여를 받는 경우

가입자등이 상급종합병원에서 2단계 요양급여를 받고자 하는 때에는 상급종합병원에서의 요양급여가 필요하다는 의사소견이 기재된 건강진단 · 건강검진결과서 또는 별지 제4호서식의 요양급여의뢰서를 건강보험증 또는 신분증명서(주민등록증, 운전면허증 및 여권을 말함)와 함께 제출하여야 한다.

2. 요양급여의 신청

2.1 요양급여의 신청(제3조)

가입자등이 요양기관에 요양급여를 신청하는 때에는 건강보험증 또는 신분증명서를 제출하여야 한다. 이 경우 가입자등이 요양급여를 신청한 날(가입자등이 의식불명 등 자신의 귀책사유 없이 건강보험증 또는 신분증명서를 제시하지 못한 경우에는 가입자등임이 확인된 날)부터 14일 이내에 건강보험증 또는 신분증명서를 제출하는 경우에는 요양급여를 신청한 때에 건강보험증 또는 신분증명서를 제출한 것으로 본다.

가입자등이 건강보험증 또는 신분증명서를 제출하지 못하는 경우에는 가입자등 또는 요양기관은 「국민건강보험법」 제13조에 따른 공단에 자격확인을 요청할 수 있으며, 요청을 받은 공단은 자격이 있는지의 여부를 확인하여 이를 건강보험자격확인통보서에 의하거나 전화, 팩스 또는 정보통신망을 이용하여 지체없이 해당 가입자등 또는 요양기관에 통보하여야 한다. 자격확인을 통보받은 경우에는 자격확인을 요청한 때에 건강보험증 또는 신분증명서를 제출한 것으로 본다.

요양기관은 건강보험증 또는 신분증명서를 제출하지 못하는 가입자등이 손쉽게 공단에 자격확인을 요청할 수 있도록 공단의 전화번호 등을 안내하거나 요양기관의 진료접수창구에 이를 게시하여야 한다.

2.2 급여의 제한여부의 조회 등(제4조)

요양기관은 가입자등이 법 제53조제1항 · 제2항 또는 법 제58조제2항에 해당되는 것으로 판단되는 경우에도 요양급여를 실시하되, 지체없이 급여제한여부조회서에 의하여 공단에 급여제한 여부를 조회하여야 한다.

조회 요청을 받은 공단은 7일(공휴일을 제외) 이내에 급여제한 여부를 결정한 후 요양기관에 급여제한 여부 결정통보서로 회신하여야 하며, 회신을 받은 요양기관은 공단의 결정내용을 요양급여를 개시한 날부터 소급하여 적용하여야 한다.

회신이 있기 전에 요양급여가 종료되거나 회신 없이 7일이 경과된 때에는 공단이 당해 요양기관에 대하여 요양급여를 인정한 것으로 본다. 다만, 공단이 7일이 경과된 후에 급여제한을 결정하여 회신한 때에는 요양기관은 회신을 받은 날부터 공단의 결정에 따라야 한다.

공단은 법 제53조제1항 · 제2항 또는 법 제58조제2항에 따라 요양급여를 제한하여야 함에도 불구하고 앞의 내용에 의하여 요양급여를 받은 가입자등에 대하여는 법 제57조에 따라 부당이득에 해당되는 금액을 징수한다.

요양기관은 법 제53조제2항의 한도를 초과하여 요양급여를 행한 경우에는 그날부터 7일 이내에 요양급여적용통보서에 의하여 그 사실을 공단에 알려야 한다.

2.3 요양급여일수의 확인(제4조의2)

가입자등은 요양급여일수에 대한 확인을 공단에 요청할 수 있으며, 요청을 받은 공단은 요양급여비용이 청구되어 지급된 요양급여내역별 요양급여일수를 문서, 팩스 또는 정보통신망 등을 이용하여 지체 없이 해당가입자등에게 통보하여야 한다.

3. 요양급여의 적용기준 및 방법

3.1 적용기준 및 방법(제5조)

요양기관은 가입자등에 대한 요양급여를 요양급여의 **적용기준 및 방법**[QR 15]에 의하여 실시하여야 한다. 요양급여의 적용기준 및 방법에 관한 세부사항은 의약계 · 공단 및 건강보

[QR 15]

험심사평가원의 의견을 들어 보건복지부장관이 정하여 고시한다.

조혈모세포이식 및 심실 보조장치 치료술의 요양급여의 적용기준 및 방법에 관한 세부사항은 의약계 · 공단 및 건강보험심사평가원의 의견을 들어 보건복지부장관이 따로 정하여 각각 고시한다.

「국민건강보험법 시행령」 별표 2 제3호마목에 따른 중증환자에게 처방 · 투여하는 약제중 보건복지부장관이 정하여 고시하는 약제에 대한 요양급여의 적용기준 및 방법에 관한 세부사항은 제5조의2에 따른 중증질환심의위원회의 심의를 거쳐 건강보험심사평가원장이 정하여 공고한다. 이 경우 건강보험심사평가원장은 요양기관 및 가입자등이 해당 공고의 내용을 언제든지 열람할 수 있도록 관리하여야 한다.

3.2 동일성분 의약품의 중복 처방 · 조제 제한(제5조의3)

가입자등이 3개 이상의 요양기관을 방문하여 동일한 상병(傷病)으로 동일성분 의약품을 처방 · 조제 받을 수 있는 일수는 6개월 동안 215일 미만으로 한다. 이 경우 구체적인 인정기준과 관리 등 필요한 사항은 보건복지부장관이 정하여 고시한다.

[QR 16]

3.3 요양급여의 의뢰 및 가입자등의 회송 등(제16조) [QR 16]

요양기관은 가입자등에게 적절한 요양급여를 행하기 위하여 필요한 경우에는 다른 요양기관에게 요양급여를 의뢰할 수 있다. 요양급여를 의뢰받은 요양기관은 가입자 등의 상태가 호전되었을 때에는 요양급여를 의뢰한 요양기관이나 1단계 요양급여를 담당하는 요양기관으로 가입자등을 회송할 수 있다.

요양기관이 요양급여를 의뢰하는 경우에는 요양급여의뢰서를, 가입자등을 회송하는 경우에는 요양급여회송서를 가입자등에게 발급해야 한다. 이 경우 요양급여를 의뢰하거나 가입자등을 회송하는 요양기관은 가입자등의 동의를 받아 진료기록의 사본 등 요양급여에 관한 자료를 요양급여를 의뢰받거나 가입자등을 회송 받는 요양기관에 제공해야 한다.

건강보험심사평가원은 요양급여의 의뢰 및 가입자등의 회송이 효율적으로 이루어질 수 있도록 진료 의뢰 · 회송 중계시스템을 설치하여 운영할 수 있다.

앞에 규정한 사항 외에 요양급여의 의뢰, 가입자등의 회송, 진료 의뢰 · 회송 중계시스템의 운영 방법 등에 필요한 사항은 보건복지부장관이 정하여 고시한다.

4. 요양급여비용 계산서 · 영수증의 발급 및 보존(제7조)

요양기관이 요양급여를 실시한 때에는 가입자등에게 계산서 · 영수증을 발급하여야 한다. 다만, 요양기관중 종합병원 · 병원 · 치과병원 · 한방병원 및 요양병원을 제외한 요양기관이 외래진료를 한 경우에는 간이 외래 진료비계산서 · 영수증을 발급할 수 있다.

1. 입원 및 외래진료의 경우(한방의 경우를 제외한다) : 진료비 계산서 · 영수증
2. 한방입원 및 한방외래진료의 경우 : 한방진료비 계산서 · 영수증
3. 약국 및 한국희귀의약품센터의 경우 : 약제비 계산서 · 영수증

요양기관은 가입자등이 「소득세법」 제59조의4제2항에 따른 의료비공제를 받기 위하여 당해 연도의 진료비 또는 약제비 납입내역의 확인을 요청한 경우에는 진료비 또는 약제비 납입확인서를 발급하여야 한다.

요양기관은 가입자등이 계산서 · 영수증에 대하여 세부산정내역을 요구하는 경우에는 이를 제공하여야 한다. 이 경우 요양기관은 보건복지부장관이 정하여 고시하는 바에 따라 급여대상 및 비급여대상의 세부 항목별로 비용 단가, 실시 · 사용 횟수, 실시 · 사용기간 및 비용 총액 등을 산정하여 제공하되, 급여대상의 경우에는 세부 항목별로 본인부담금액과 공단부담금액을 구분하여 제공하여야 한다.

요양기관은 가입자등이 제8조제3항에 따라 질병군별로 하나의 포괄적인 행위로 고시된 요양급여를 받거나 제8조제4항에 따라 1일당 행위로 고시된 요양급여를 받는 경우에는 다음에 한정하여 세부내역을 제공하여야 한다.

1. 별표 2 제6호 또는 제6호의2에 따른 비급여대상
2. 「국민건강보험법 시행규칙」 별표 6 제1호자목 또는 차목에 따른 요양급여비용의 본인부담항목
3. 제8조제3항 후단 또는 제4항 후단에 따라 보건복지부장관이 정하여 고시하는 포괄적인 행위 또는 1일당 행위에서 제외되는 항목

요양기관이 요양급여를 행한 경우에는 계산서 · 영수증 부본을 당해 요양급여가 종료된 날부터 5년간 보존하여야 한다. 다만, 요양기관이 본인부담금수납대장을 작성하여 보존하는 경우에는 이를 계산서 · 영수증 부본에 갈음한다.

계산서 · 영수증 부본 및 본인부담금수납대장은 「전자문서 및 전자거래 기본법」 제2조제1

호에 따른 전자문서로 작성 · 보존할 수 있다.

5. 요양급여대상의 고시(제8조)

보건복지부장관은 요양급여대상을 급여목록표로 정하여 고시하되, 요양급여행위, 약제 및 치료재료로 구분하여 고시한다. 다만, 보건복지부장관이 정하여 고시하는 요양기관의 진료에 대하여는 행위 · 약제 및 치료재료를 묶어 1회 방문에 따른 행위로 정하여 고시할 수 있다.

보건복지부장관은 고시하는 질병군에 대한 입원진료의 경우에는 해당 질병군별로 비급여대상, 요양급여비용의 본인부담 항목 및 이송처치료를 제외한 모든 행위 · 약제 및 치료재료를 묶어 하나의 포괄적인 행위로 정하여 고시할 수 있다. 이 경우 하나의 포괄적인 행위에서 제외되는 항목은 보건복지부장관이 정하여 고시할 수 있다.

보건복지부장관은 요양병원의 입원진료나 호스피스 · 완화의료의 입원진료의 경우에는 행위 · 약제 및 치료재료를 묶어 1일당 행위로 정하여 고시할 수 있다. 이 경우 1일당 행위에서 제외되는 항목은 보건복지부장관이 정하여 고시할 수 있다.

보건복지부장관은 요양급여대상을 고시함에 있어 행위 또는 하나의 포괄적인 행위의 경우에는 요양급여의 상대가치점수를 함께 정하여 고시해야 한다.

6. 의료연구개발기관의 임상연구에 대한 특례(제8조의2)

「첨단의료복합단지 육성에 관한 특별법」 제22조제1항에 따라 보건복지부장관이 지정한 의료연구개발기관이 의료연구개발을 위하여 의약품, 의료기기 및 의료기술을 임상연구 대상자에게 사용하는 경우에는 다음 각 호의 요양급여를 실시한다.

1. 진찰 · 검사
2. 약제(藥劑) · 치료재료의 지급
3. 처치 · 수술 및 그 밖의 치료
4. 재활
5. 입원
6. 간호

다음의 어느 하나에 해당하는 경우에는 요양급여 대상에서 제외할 수 있다. 다만, 제1호 및 제2호에 해당하는 경우에는 요양급여 대상에서 제외하여야 한다.

1. 비급여대상에 해당하는 경우
2. 임상연구로 인한 후유증에 해당한다고 보건복지부장관이 인정하는 경우
3. 임상연구 대상자의 질병 및 질환의 특성 · 상태, 그 밖에 임상연구 대상자에게 행하는 행위 · 약제 또는 치료재료의 성격이나 내용 등에 비추어 요양급여를 실시하는 것이 현저히 곤란하다고 보건복지부장관이 인정하는 경우

보건복지부장관은 요양급여 또는 비급여의 적정성 여부 등을 판단하기 위하여 지정 의료연구개발기관이나 그 밖의 관계 기관 · 단체에 필요한 자료나 의견의 제출을 요청할 수 있다.

7. 비급여대상 [QR 17]

[QR 17]

비급여대상은 별표 2와 같다.

7.1 요양급여대상 · 비급여대상 여부 확인(제9조의2)

요양기관, 「의료법」 또는 「약사법」에 따른 의료인 단체, 의료기관 단체, 대한약사회 또는 대한한약사회(이하 "의약관련 단체"라 한다), 치료재료의 제조업자 · 수입업자(치료재료가 「인체조직안전 및 관리 등에 관한 법률」 제3조제1호에 따른 인체조직인 경우에는 같은 법 제13조에 따른 조직은행의 장을 말하며, 「의료기기법」 제15조의2제1항 각 호 외의 부분에 따른 희소 · 긴급도입 필요 의료기기인 경우에는 같은 법 제42조에 따른 한국의료기기안전정보원의 장을 말함)는 보건복지부장관에게 요양급여대상 또는 비급여대상 여부가 불분명한 행위에 대하여 「의료법」 제53조에 따른 신의료기술평가 및 「신의료기술평가에 관한 규칙」 제3조에 따른 신의료기술평가 유예 신청 전에 요양급여대상 또는 비급여대상 여부의 확인을 신청할 수 있다. 다만, 「의료기기법」 제6조제1항 및 제15조제1항에 따른 의료기기의 제조업자 · 수입업자가 「신의료기술평가에 관한 규칙」 제3조의2제1항 및 제2항에 따라 신의료기술평가를 신청하는 경우에는 요양급여대상 또는 비급여대상 여부의 확인도 함께 신청할 수 있다.

확인 신청은 그 확인을 신청하려는 자가 요양급여대상 · 비급여대상 여부 확인 신청서에 다음 각 호의 서류를 첨부하여 건강보험심사평가원장에게 요양급여대상 · 비급여대상 여부의 확인 신청을 함으로써 이를 갈음한다.

1. 다음 각 목 중 해당 서류(제1항 본문에 따른 확인 신청만 해당)
   가. 소요 장비 · 재료 · 약제의 제조(수입) 허가증 · 인증서 · 신고증 및 관련 자료
   나. 「의료기기법 시행규칙」 제64조에 따라 자료 제공 협조를 요청한 경우 제조(수입) 허가 · 인증 신청서 및 접수증
2. 요양급여대상 · 비급여대상 여부에 대한 의견서
3. 국내 · 국외의 연구논문 등 그 밖의 참고자료

보건복지부장관은 확인 신청을 받은 경우에는 요양급여대상 · 비급여대상 여부를 확인하고, 정당한 사유가 없는 한 확인 신청을 접수한 날부터 30일 이내에 신청인과 「의료법」 제54조에 따른 신의료기술평가위원회에 그 결과를 통보해야 한다. 다만, 기존 결정 사례 등에 근거한 확인이 곤란하여 심층적 검토가 필요한 경우에는 30일의 범위에서 그 통보기간을 한 차례 연장할 수 있다.

신청인은 결과에 이의가 있는 경우 통보받은 날부터 30일 이내에 보건복지부장관에게 이의신청을 하여야 하며, 이 경우 앞의 절차를 준용한다.

보건복지부장관은 요양급여대상 · 비급여대상의 확인 또는 이의신청의 처리를 위하여 전문적 검토가 필요하다고 인정하는 경우에는 전문평가위원회로 하여금 검토하게 할 수 있다.

7.2 규제의 재검토(제15조)

보건복지부장관은 비급여대상 기준에 대하여 2014년 7월 1일을 기준으로 3년마다(매 3년이 되는 해의 기준일과 같은 날 전까지) 그 타당성을 검토하여 개선 등의 조치를 하여야 한다.

보건복지부장관은 요양급여의 절차에 대하여 2021년 1월 1일을 기준으로 2년마다(매 2년이 되는 해의 1월 1일 전까지) 그 타당성을 검토하여 개선 등의 조치를 해야 한다.

8. 요양급여 결정신청

8.1 행위 · 치료재료의 요양급여 결정신청(제10조)

요양기관, 의약관련 단체 또는 치료재료의 제조업자 · 수입업자는 행위 · 치료재료에 대한 요양급여대상 여부의 결정신청을 하려는 경우에는 다음 각 호의 구분에 따른 날부터 30일 이내에 보건복지부장관에게 신청해야 한다.

1. 행위의 경우에는 다음 각 목에서 정한 날
   가. 「신의료기술평가에 관한 규칙」 제3조제5항에 따른 신의료기술평가의 평가 유예 고시 이후 가입자등에게 최초로 실시한 날
   나. 「신의료기술평가에 관한 규칙」 제4조제2항에 따른 신의료기술의 안전성 · 유효성 등의 평가결과 고시 이후 가입자등에게 최초로 실시한 날
   다. 「신의료기술평가에 관한 규칙」 제4조제2항에 따른 혁신의료기술의 안전성 등의 혁신의료기술 고시 이후 가입자등에게 최초로 실시한 날

2. 치료재료의 경우에는 다음 각 목에서 정한 날
   가. 「약사법」 또는 「의료기기법」에 따른 품목허가 · 인증 또는 품목신고 대상인 치료재료인 경우에는 식품의약품안전처장으로부터 품목허가 · 인증을 받거나 품목신고를 한 날. 다만, 품목허가 · 인증 또는 품목신고 대상이 아닌 치료재료의 경우에는 해당 치료재료를 가입자등에게 최초로 사용한 날
   나. 「인체조직안전 및 관리 등에 관한 법률」 제3조제1호에 따른 인체조직의 경우에는 식품의약품안전처장으로부터 조직은행 설립허가를 받은 날. 다만, 다음의 어느 하나의 경우에는 그 해당하는 날
      1) 수입인체조직의 경우에는 식품의약품안전처장이 정하는 바에 따라 안전성에 문제가 없다는 통지를 받은 날
      2) 조직은행 설립허가 당시의 취급품목이 변경된 경우에는 식품의약품안전처장이 그 변경사실을 확인한 날
   다. 「의료기기법」 제15조의2제1항 각 호 외의 부분에 따른 희소 · 긴급도입 필요 의료기기의 경우에는 식품의약품안전처장으로부터 공급 결정에 관한 통보를 받은 날
   라. 가목부터 다목까지의 규정에도 불구하고 신의료기술평가 대상이 되는 치료재료의

경우에는 제1호가목부터 다목까지에 따른 고시 이후 해당 치료재료를 가입자등에게 최초로 사용한 날

마. 가목부터 다목까지의 규정에도 불구하고 제9조의2제1항 및 제2항에 따라 요양급여대상 또는 비급여대상 여부의 확인을 신청한 경우에는 같은 조 제3항에 따라 결과를 통보받은 날

결정신청은 그 결정을 신청하려는 자가 다음 각 호의 구분에 따른 평가신청서에 해당 각 목의 서류를 첨부하여 건강보험심사평가원장에게 요양급여대상여부의 평가신청을 함으로써 이를 갈음한다. 다만, 치료재료에 대하여 「의료기기법」 제42조에 따른 한국의료기기안전정보원의 장이 결정신청을 하려는 경우에는 제3호다목부터 사목까지의 서류를 첨부하지 않아도 된다.

1. 행위의 경우 : 요양급여행위평가신청서

가. 신의료기술의 안전성 · 유효성 등의 평가 유예 고시, 평가결과 고시 또는 혁신의료기술 고시

나. 상대가치점수의 산출근거 및 내역에 관한 자료

다. 비용효과에 관한 자료(동일 또는 유사 행위와의 장 · 단점, 상대가치점수의 비교 등을 포함)

라. 국내외의 실시현황에 관한 자료(최초실시연도 · 실시기관명 및 실시건수 등을 포함)

마. 소요장비 · 소요재료 · 약제의 제조(수입) 허가증 · 인증서 · 신고증 및 관련 자료

바. 국내외의 연구논문 등 그 밖의 참고자료

3. 치료재료의 경우: 치료재료평가신청서

가. 제조(수입) 허가증 · 인증서 · 신고증 사본(품목허가 · 인증을 받거나 품목신고를 한 치료재료만 해당)

나. 판매예정가 산출근거 및 내역에 관한 자료

다. 비용효과에 관한 자료(동일 또는 유사목적의 치료재료와의 장 · 단점, 판매가의 비교 등을 포함)

라. 국내외의 사용현황에 관한 자료(최초사용연도 · 사용기관명 및 사용건수 등을 포함)

마. 구성 및 부품내역에 관한 자료 및 제품설명서

바. 국내외의 연구논문 등 그 밖의 참고자료

사. 임상적 유용성, 기술 혁신성 등을 증명할 수 있는 평가 근거 자료

아. 희소 · 긴급도입 필요 의료기기에 해당하는 치료재료의 경우 의료기기의 사용목적 및 식품의약품안전처장의 공급 결정사유에 관한 자료

자. 신의료기술평가 대상이 되는 치료재료의 경우 신의료기술의 안전성 · 유효성 등의 평가 유예 고시, 평가결과 고시 또는 혁신의료기술 고시

4. 인체조직의 경우: 인체조직평가신청서

가. 조직은행설립허가증 사본(기재사항 변경내역을 포함). 다만, 수입인체조직의 경우에는 식품의약품안전처장이 정하는 바에 따라 안전성에 문제가 없다는 사실을 증명하는 서류를 함께 첨부하여야 한다.

나. 인체조직가격 산출근거 및 내역에 관한 자료

다. 비용효과에 관한 자료(동일 또는 유사목적의 인체조직과의 장 · 단점, 가격 비교 등을 포함)

라. 국내외의 사용현황에 관한 자료(최초 사용연도, 사용기관명 및 사용건수 등을 포함)

마. 인체조직에 대한 설명서

바. 국내외의 연구논문 등 그 밖의 참고자료

사. 신의료기술평가 대상이 되는 치료재료의 경우 신의료기술의 안전성 · 유효성 등의 평가 유예 고시, 평가결과 고시 또는 혁신의료기술 고시

「신의료기술평가에 관한 규칙」 따라 신의료기술평가를 신청하려는 자가 평가신청서 및 해당 서류를 함께 제출하는 경우에는 신의료기술평가의 신청과 요양급여대상 여부의 결정신청을 함께 하는 것으로 본다. 다만, 해당 의료기술이 체외진단 검사 또는 유전자 검사가 아닌 경우에는 신의료기술평가 신청에 필요한 서류를 제출한 날부터 90일 이내에 이 조 제2항 각 호의 구분에 따른 평가신청서 및 해당 서류를 제출할 수 있다.

8.2 약제 요양급여의 결정신청 등(제10조의2)

"「약사법」에 따른 제조업자 · 수입업자 등 보건복지부령으로 정하는 자"란 다음 각 호의 어느 하나에 해당하는 자를 말한다.

1. 「약사법」 제31조제1항에 따른 약제의 제조업자
2. 「약사법」 제31조제3항에 따른 약제의 위탁제조판매업자
3. 「약사법」 제42조제1항에 따른 약제의 수입자
4. 「약사법」 제91조에 따른 한국희귀 · 필수의약품센터의 장(같은 조 제1항 각 호의 의약품으로서 「의약품 등의 안전에 관한 규칙」 제57조제1항제1호에 따라 식품의약품안전처장이 환자의 치료를 위하여 긴급한 도입이 필요하다고 인정한 품목만 해당)

요양급여대상 여부의 결정신청을 하려는 자는 약제평가신청서에 다음 각 호의 구분에 따른 해당 서류를 첨부하여 건강보험심사평가원장에게 해당 약제의 경제성, 요양급여의 적정성 및 기준 등에 관한 평가신청을 함으로써 이를 갈음한다.

1. 약제의 제조업자 · 위탁제조판매업자 · 수입자의 경우
   가. 제조(수입)품목 허가증(신고서) 사본 또는 「의약품등의 안전에 관한 규칙」 제12조의2에 따른 식품의약품안전처장의 안전성 · 유효성 검토결과 통보서(보건복지부장관이 따로 공고하는 약제만 해당)(품목허가를 받거나 품목신고를 한 약제만 해당)
   나. 판매예정가 산출근거 및 내역에 관한 자료
   다. 비용과 효과에 대한 자료(동일하거나 유사한 약제와의 장점 · 단점 및 판매가의 비교 등을 포함)
   라. 국내외의 사용현황에 관한 자료(개발국, 허가국가, 최초허가연도, 국내 사용건수 및 금액 등을 포함)
   마. 해당 약제의 예상 사용량, 요양급여비용의 예상 청구금액 및 그 근거에 관한 자료
   바. 국내외의 연구논문 등 그 밖의 참고자료

2. 한국희귀 · 필수의약품센터의 장의 경우
   가. 식품의약품안전처장의 인정에 관한 서류
   나. 판매예정가 산출근거 및 내역에 관한 자료

건강보험심사평가원장은 요양급여비용 상한금액이 감액되거나 요양급여대상 여부 또는 상한금액이 조정된 약제의 제조업자 · 위탁제조판매업자 · 수입자의 계열회사[8)]가 그 요양급여비용이 감액되거나 요양급여대상 여부 또는 상한금액이 조정된 약제와 투여경로 · 성분 · 제형이 동일한 약제에 대하여 평가신청을 한 경우에는 그 신청을 반려할 수 있다.

건강보험심사평가원장은 산정대상약제[9)]에 대하여 평가신청을 받은 경우에는 그 신청받은 내용을 보건복지부장관에게 보고하고, 공단 이사장에게 통보해야 한다.

공단 이사장은 산정대상약제에 대해 건강보험심사평가원장의 통보를 받은 경우에는 협상을 명받기 전에 해당 약제의 평가 신청인과 사전 협의할 수 있다.

8.3 행위 · 치료재료에 대한 요양급여의 결정(제11조)

요양급여대상 여부의 결정신청을 받은 보건복지부장관은 정당한 사유가 없는 한 결정신청일부터 100일[10)] 이내에 법 제4조에 따른 건강보험정책심의위원회의 심의를 거쳐 요양급여대상 또는 비급여대상에의 해당여부를 결정하여 고시해야 한다. 요양급여대상으로 결정한 행위 · 치료재료에 대해서는 상대가치점수 또는 상한금액과 선별급여 본인부담률[11)]을 함께 정하여 고시해야 한다.

보건복지부장관은 행위 · 치료재료의 경제성 및 급여의 적정성 등에 대하여 전문평가위원회의 평가를 거쳐, 행위 · 치료재료의 요양급여대상 여부를 결정한다. 이 경우 보건복지부장관은 선별급여의 실시 조건을 정하는 때에는 전문평가위원회의 평가 외에 적합성평가위원회의 평가를 거치도록 할 수 있다.

건강보험심사평가원장은 전문평가위원회에서 치료재료(인체조직은 제외)에 대하여 평가한 경우에 평가가 끝난 날부터 15일 이내에 다음의 사항을 신청인에게 서면 또는 전자문서로 통보해야 한다.

1. 평가결과(평가 시 원용된 전문가 의견, 학술연구 내용 등 평가근거에 관한 정보를 포함)
2. 평가결과에 이견이 있으면 30일 이내에 재평가 또는 독립적 검토를 거친 재평가를 신

8) 「독점규제 및 공정거래에 관한 법률」에 따른 계열회사를 말한다.
9) 보건복지부장관이 정하여 고시하는 약제 산정기준에 따라 상한금액이 정해지는 약제
10) 「신의료기술평가에 관한 규칙」 제3조제3항에 따라 서류를 송부받은 경우에는 평가결과 고시 이후 30일
11) 선별급여의 요양급여비용 중 선별급여를 받는 사람이 부담하는 비율을 말한다.

청할 수 있다는 내용

평가결과에 대한 통보를 받은 신청인은 통보받은 날부터 30일 이내에 재평가 또는 독립적 검토를 거친 재평가를 건강보험심사평가원장에게 신청할 수 있다. 이 경우 재평가(독립적 검토를 거친 재평가는 제외)는 다음에 해당하는 경우에 신청할 수 있다.

1. 치료재료에 관한 결정신청을 한 자가 전문평가위원회의 평가결과에 이견이 있는 경우로서 제10조제2항제3호 및 제4호에 따른 서류를 보완하여 제출하거나 그 밖의 자료를 제출하는 경우
2. 직권결정 대상 치료재료의 제조업자 · 수입업자가 전문평가위원회의 평가결과에 이견이 있는 경우로서 제10조제2항제3호 및 제4호에 따른 서류를 보완하여 제출하거나 그 밖의 자료를 제출하는 경우

재평가의 신청을 받은 건강보험심사평가원장은 신청 받은 날부터 60일 이내에 전문평가위원회의 재심의를 거쳐 재평가하고 재평가가 끝난 날부터 15일 이내에 그 결과를 신청인에게 통보해야 한다.

독립적 검토를 거친 재평가의 신청을 받은 건강보험심사평가원장은 독립적 검토에 따른 보고서와 신청인의 의견(신청인이 의견을 제출한 경우만 해당)을 제출받아 전문평가위원회의 재심의를 거쳐 재평가하고 재평가가 끝난 날부터 15일 이내에 그 결과를 신청인에게 통보해야 한다.

법 제11조제2항 후단 및 제3항부터 제6항까지의 절차에 걸리는 기간은 제1항 전단에 따른 처리기한의 산정에 포함하지 않는다.

행위 · 치료재료에 대한 평가를 효율적으로 수행하기 위하여 건강보험심사평가원에 행위 및 치료재료별로 전문평가위원회를 둔다.

행위 · 치료재료가 요양급여대상으로 결정되어 고시된 경우에 신청기간 내에 신청하지 않은 요양기관에 대해서는 제10조제1항 각 호의 어느 하나에 해당하는 날부터 소급하여 요양급여대상으로 적용한다.

평가 유예 신의료기술의 경우에는 「신의료기술평가에 관한 규칙」 제3조의4에 따른 신의료기술평가 결과 안전성 · 유효성을 고시한 이후 행위 · 치료재료에 대한 요양급여의 결정 절차를 진행한다.

8.4 약제에 대한 요양급여의 결정(제11조의2)

약제에 대한 평가를 신청 받은 건강보험심사평가원장은 150일 이내(진료상 필수성, 대체 약제의 유무 등을 고려하여 보건복지부장관이 정하는 약제는 해당하지 않음)에 약제급여평가위원회의 심의를 거쳐 평가(산정대상약제는 전문적 검토가 필요한 경우를 제외하고는 약제급여평가위원회의 심의를 거치지 않고 평가)하고 평가가 끝난 날부터 15일 이내에 다음의 사항을 신청인에게 서면 또는 전자문서로 통보해야 한다.

1. 평가결과(평가 시 원용된 전문가 의견, 학술연구 내용 등 평가근거에 관한 정보를 포함)
2. 평가결과에 이견이 있으면 30일 이내에 재평가 또는 독립적 검토를 거친 재평가를 신청할 수 있다는 내용
3. 약제급여평가위원회가 평가한 금액 이하를 경제성 있는 가격으로 하여 공단 이사장과의 협상절차를 진행할 수 있다는 내용(임상적 유용성은 있으나 판매예정가의 비용효과성을 입증하지 못한 경우만 해당)
4. 보건복지부장관이 정하여 고시하는 약가협상생략기준금액을 상한금액으로 하는 것에 동의하는 경우 상한금액 협상절차를 생략하여 진행할 수 있다는 내용(임상적 유용성은 있으나 판매예정가가 약가협상생략기준금액 보다 높은 경우만 해당)

통보를 받은 신청인은 통보받은 날부터 30일 이내에 건강보험심사평가원장에게 재평가 또는 독립적 검토를 거친 재평가를 신청하거나 다음의 어느 하나에 해당하는 통지를 할 수 있다.

1. 약제급여평가위원회가 평가한 금액 이하를 경제성 있는 가격으로 하여 공단 이사장과의 협상절차를 진행하는 것에 동의한다는 내용의 통지
2. 약가협상생략기준금액을 상한금액으로 하여 상한금액 협상절차를 생략하여 진행하는 것에 동의한다는 내용의 통지

재평가신청을 받은 건강보험심사평가원장은 120일 이내에 약제급여평가위원회의 재심의를 거쳐 재평가(산정대상약제는 전문적 검토가 필요한 경우를 제외하고는 약제급여평가위원회의 재심의를 거치지 않고 재평가)하고 재평가가 끝난 날부터 15일 이내에 다음의 사항을 신청인에게 통보해야 한다.

1. 재평가결과
2. 약제급여평가위원회가 평가한 금액 이하를 경제성 있는 가격으로 하여 공단 이사장과의 협상절차를 진행할 수 있다는 내용(임상적 유용성은 있으나 판매예정가의 비용효과성을 입증하지 못한 경우만 해당)
3. 약가협상생략기준금액을 상한금액으로 하는 것에 동의하는 경우 상한금액 협상절차를 생략할 수 있다는 내용(임상적 유용성은 있으나 판매예정가가 약가협상생략기준금액 보다 높은 경우만 해당)

독립적 검토를 거친 재평가의 신청을 받은 건강보험심사평가원장은 독립적 검토에 따른 보고서와 신청인의 의견(신청인이 의견을 제출한 경우만 해당)을 제출받아 약제급여평가위원회의 재심의를 거쳐 재평가하고 재평가가 끝난 날부터 15일 이내에 다음 각 호의 사항을 신청인에게 통보하여야 한다.

1. 재평가결과
2. 약제급여평가위원회가 평가한 금액 이하를 경제성 있는 가격으로 하여 공단 이사장과의 협상절차를 진행할 수 있다는 내용(임상적 유용성은 있으나 판매예정가의 비용효과성을 입증하지 못한 경우만 해당)
3. 약가협상생략기준금액을 상한금액으로 하는 것에 동의하는 경우 상한금액 협상절차를 생략할 수 있다는 내용(임상적 유용성은 있으나 판매예정가가 약가협상생략기준금액 보다 높은 경우만 해당)

통보를 받은 신청인은 통보받은 날부터 7일 이내에 건강보험심사평가원장에게 다음의 어느 하나에 해당하는 통지를 할 수 있다.

1. 약제급여평가위원회가 평가한 금액 이하를 경제성 있는 가격으로 하여 공단 이사장과의 협상절차를 진행하는 것에 동의한다는 내용의 통지
2. 약가협상생략기준금액을 상한금액으로 하여 상한금액 협상절차를 생략하여 진행하는 것에 동의한다는 내용의 통지

건강보험심사평가원장은 평가결과, 재평가결과 및 통지 사실을 보건복지부장관에게 보고하고, 공단 이사장에게 통보해야 한다. 이 경우 다음의 어느 하나에 해당하는 때에는 해당 약제에 대하여 약제급여평가위원회의 심의를 거쳐 평가를 마친 후 지체 없이 그 평가결과를

보건복지부장관에게 보고하고, 공단 이사장에게 통보해야 한다.

1. 신청인이 통지를 하기 전에 약가협상생략기준금액을 상한금액으로 하여 상한금액 협상절차를 생략하는 것에 동의한 경우
2. 신청인의 판매예정가가 약가협상생략기준금액 이하인 경우

보건복지부장관은 보고받은 약제 중 요양급여대상으로 하는 것이 적정하다고 평가 또는 재평가된 약제에 대하여 공단 이사장에게 다음의 어느 하나에 해당하는 사항을 해당 약제의 평가 또는 재평가 신청인과 60일의 범위에서 협상하도록 명해야 한다. 이 경우 협상이 지연되는 등의 사유로 공단 이사장이 요청할 때에는 추가로 60일의 범위에서 협상 기한을 연기하거나 협상을 일시적으로 정지하도록 명할 수 있다.

1. 약제의 상한금액안(산정대상약제는 제외)
2. 요양급여비용의 예상 청구금액안
3. 해당 약제의 제조업자 · 위탁제조판매업자 · 수입자가 이행할 조건
4. 그 밖에 약제의 안정적인 공급 및 품질관리 등에 관한 사항

협상을 명받은 공단 이사장은 건강보험 재정에 미치는 영향 및 약제급여평가위원회의 평가결과 · 재평가결과 등을 고려하여 약제의 평가 또는 재평가 신청인과 협상하고, 그 협상결과를 보건복지부장관에게 보고해야 한다. 이 경우 공단 이사장은 신청인별로 협상할 수 있다.

보건복지부장관은 보고받은 사항에 대하여 다음에 정하는 바에 따라 조치해야 한다.

1. 협상 결과 합의가 이루어진 약제는 30일 이내에 심의위원회의 심의를 거쳐 요양급여대상여부 및 약제의 상한금액을 결정하여 고시해야 한다. 이 경우 심의위원회 심의사항 · 예정일 등 심의 관련 사항 및 고시 예정일 · 시행일 등을 신청인에게 서면 또는 전자문서로 통보할 수 있다.
2. 협상 결과 합의가 이루어지지 않은 약제 중 환자의 진료에 반드시 필요하다고 인정되는 약제는 협상결과를 보고받은 날부터 60일 이내에 약제급여조정위원회의 조정을 거친 후 심의위원회의 심의를 거쳐 요양급여대상 여부 및 약제의 상한금액을 결정하여 고시해야 한다.

보건복지부장관은 약제급여조정위원회에서 조정한 경우에 조정이 끝난 날부터 15일 이내에 다음의 사항을 신청인에게 서면 또는 전자문서로 통보하여야 한다.

1. 조정결과 및 그 근거
2. 조정결과에 이견이 있으면 30일 이내에 독립적 검토를 거친 재조정을 신청할 수 있다는 내용

통보를 받은 신청인은 통보받은 날부터 30일 이내에 독립적 검토를 거친 재조정을 보건복지부장관에게 신청할 수 있다. 신청을 받은 보건복지부장관은 독립적 검토에 따른 보고서와 신청인의 의견(신청인이 의견을 제출한 경우만 해당)을 제출받아 약제급여조정위원회의 재조정을 거쳐야 한다. 조정결과에 대한 통보, 신청하는 절차에 걸리는 기간은 제9항제2호에 따른 처리기한의 산정에 포함하지 아니한다.

약제에 대한 요양급여의 적정성 등을 효율적으로 평가하기 위하여 건강보험심사평가원에 약제급여평가위원회를 둔다. 이 경우 약제급여평가위원회의 구성, 운영, 평가기준 및 절차 등에 관하여 필요한 사항은 건강보험심사평가원장이 정한다.

약제에 대한 요양급여의 결정, 상한금액의 조정에 관한 사항을 심의하기 위하여 보건복지부에 약제급여조정위원회를 둔다. 이 경우 약제급여조정위원회의 구성, 운영 그 밖에 필요한 사항은 보건복지부장관이 정한다.

9. 상대가치점수등의 조정

9.1 상대가치점수등의 조정 등(제12조)

요양기관, 의약관련 단체, 약제 · 치료재료의 제조업자 · 위탁제조판매업자(약제의 경우만 해당) · 수입자(치료재료가 인체조직인 경우에는 「인체조직 안전 및 관리 등에 관한 법률」 제13조에 따른 조직은행의 장을 말함) 또는 가입자등은 이미 고시된 요양급여대상의 상대가치점수 · 상한금액, 요양급여대상 · 비급여대상의 조정을 보건복지부장관이 정하여 고시하는 바에 따라 보건복지부장관에게 신청할 수 있다.

조정신청을 받은 보건복지부장관은 행위 및 치료재료의 경우에는 제11조(행위 및 인체조직의 경우에는 제11조제3항부터 제6항까지의 규정은 제외)의 절차를 준용하고, 약제의 경우에는 제11조의2의 절차를 준용하여 상대가치점수 · 상한금액, 요양급여대상 · 비급여대상을 조정하여 고시할 수 있다.

9.2 직권결정 및 조정 등(제13조)

보건복지부장관은 법 제41조의3제4항에 따라 다음에 해당하는 행위 · 치료재료에 대해서는 직권으로 제11조(행위 및 인체조직의 경우에는 제11조제3항부터 제6항까지의 규정은 제외)의 절차를 준용하여 요양급여대상 또는 비급여대상으로 결정하여 고시하며, 요양급여대상으로 결정한 경우에는 상대가치점수 또는 상한금액과 선별급여 본인부담률을 함께 정하여 고시해야 한다. 이 경우 결정 · 고시된 요양급여대상은 제10조제1항의 어느 하나에 해당되는 날부터 소급하여 요양급여대상으로 적용한다.

1. 대체가능한 진료 · 치료 방법이 없는 경우
2. 환자의 진료 · 치료를 위하여 긴급한 도입이 필요한 경우
3. 「의료기기법 시행령」 제13조의2제4항제1호에 따른 의료기기 중 보건복지부장관이 필요하다고 인정하는 의료기기
4. 그 밖에 행위 · 치료재료의 내용 · 금액과 환자에 대한 진료 · 치료의 성격 · 경위 등에 비추어 보건복지부장관이 직권으로 요양급여대상 여부를 결정하는 것이 필요하다고 인정하는 경우

보건복지부장관은 다음의 어느 하나에 해당하는 약제에 대해서는 직권으로 약제에 대한 요양급여의 결정 절차를 준용하여 요양급여대상 여부 및 약제의 상한금액을 결정하고 고시한다.

1. 다음 각 목의 요건을 모두 충족하는 경우
   가. 대체가능한 다른 약제 또는 치료법이 없는 경우
   나. 생명에 심각한 위해를 초래하는 질환에 사용되는 경우
   다. 임상적으로 유의미한 치료효과가 입증된 경우
2. 건강보험심사평가원장이 환자의 진료상 반드시 필요하다고 보건복지부장관에게 요청하는 경우

보건복지부장관은 이미 고시된 행위 및 치료재료에 대한 상대가치점수 · 상한금액 · 선별급여 본인부담률, 요양급여대상 · 비급여대상에 대해서는 직권으로 제11조(행위 및 인체조직의 경우에는 제11조제3항부터 제6항까지의 규정은 제외)의 절차를 준용하여 조정하여 고시할 수 있다.

보건복지부장관은 다음의 어느 하나에 해당하면 이미 고시된 약제의 요양급여대상 여부, 범위 및 요양급여비용 상한금액을 직권으로 조정하여 고시할 수 있다.

1. 협상 결과 합의된 요양급여비용 예상 청구금액을 초과하여 사용된 경우
2. 직전년도 요양급여비용 청구금액과 비교하여 보건복지부장관이 정하는 비율이나 금액 이상 증가된 경우
3. 제5조제2항 및 제4항에 따른 요양급여의 적용기준 및 방법에 관한 세부사항의 개정 등으로 약제의 사용범위의 확대가 예상되는 경우
4. 제14조에 따라 보건복지부장관이 정하여 고시하는 약제 상한금액의 결정 · 조정 기준이 변경됨에 따라 보건복지부장관이 상한금액을 재평가할 필요가 있다고 인정하는 경우
5. 제11조의2에 따라 요양급여대상으로 결정된 약제와 투여경로 · 성분 · 제형이 동일한 약제가 제10조의2에 따라 결정신청된 경우

5의2. 제11조의2에 따라 요양급여대상으로 결정된 복합제(해당 복합제와 조성이 유사한 복합제로서 보건복지부장관이 고시하는 약제도 포함)의 가격산정의 기준이 되었던 품목(기준이 되었던 품목이 복합제인 경우에는 해당 복합제를 구성하는 개별 약제를 포함)과 투여경로 · 성분 · 제형이 동일한 약제가 제10조의2에 따라 결정신청된 경우

6. 제11조의2에 따라 요양급여대상으로 결정된 약제에 대한 개발목표제품(해당 약제의 품목허가를 위한 시험에서 비교대상으로 선택된 제품 중 주 약리작용을 나타내는 성분이 해당 약제와 같은 제품으로서 그 제품과 투여경로 · 성분 · 제형이 동일한 제제 중 가격산정의 기준이 되었던 품목을 말함)과 투여경로 · 성분 · 제형이 동일한 약제가 제10조의2에 따라 결정신청된 경우
7. 환자의 진료에 반드시 필요하나 경제성이 없어 약제의 제조업자 · 위탁제조판매업자 · 수입자가 생산 또는 수입을 기피하는 약제로서 생산 또는 수입 원가의 보전이 필요한 경우
8. 최근 2년간 보험급여 청구실적이 없는 약제

8의2. 최근 3년간 생산실적 또는 수입실적이 없는 약제로서 그 유효기한 또는 사용기한이 도과된 경우

9. 건강보험심사평가원장이 경제성 또는 요양급여 적정성이 없거나 현저히 낮은 것으로 평가한 약제에 대하여 보건복지부장관에게 요청하는 경우
10. 약제의 제조업자 · 위탁제조판매업자 · 수입자 또는 한국희귀 · 필수의약품센터의 장

이 급여목록표에서 삭제되기를 희망하는 약제. 다만, 보건복지부장관이 환자의 진료상 반드시 필요하다고 판단하는 약제는 예외로 한다.

11. 보건복지부장관이 정하여 고시한 바에 따른 약제 실거래가 조사결과 약제 상한금액 조정 대상이 된 약제
12. 「약사법」 제31조 또는 제41조에 따라 의약품의 품목허가 또는 품목신고를 받은 자가 보건복지부장관이 정하여 고시하는 행정처분(「약사법」 제76조에 따른 행정처분을 말함)을 받은 경우

12의2. 「약사법」 제31조 또는 제41조에 따라 의약품의 품목허가 또는 품목신고를 받은 자가 스스로 그 허가증 또는 신고증을 반납한 경우

13. 약사법령에 따른 일반의약품으로서 건강증진, 건강유지 및 치료를 목적으로 하며, 의사 또는 치과의사의 처방에 의하지 아니하더라도 인체에 미치는 부작용이 적어 안전성 및 유효성을 기대할 수 있는 약제
14. 제11조의2제8항에 따라 약제의 제조업자 · 위탁제조판매업자 · 수입자가 공단 이사장과 협상한 조건을 이행하지 아니하는 경우나 협상한 조건에서 정한 조정사유에 해당하는 경우
15. 약제의 주성분 등 「약사법」 제31조에 따라 품목허가를 받은 사항이 변경되어 보건복지부장관이 요양급여대상 여부 또는 상한금액을 조정할 필요가 있다고 인정하는 경우
16. 「약사법」 제31조제9항 및 제42조제1항에 따른 변경허가 또는 변경신고, 같은 법 제50조의6 및 제50조의9에 따른 의약품 판매금지와 관련하여 보건복지부장관이 요양급여대상 여부 및 상한금액을 조정할 필요가 있다고 인정하는 경우
17. 그 밖에 외국의 의약품 허가사항, 가격 및 보험등재 현황, 임상연구 관련 자료 등을 고려하여 보건복지부장관이 요양급여대상 여부 및 상한금액을 조정할 필요가 있다고 인정하는 경우

직권 조정에는 다음의 구분에 따른 절차를 준용한다.

1. 제4항제1호 및 제2호의 경우: 제11조의2제7항부터 제9항까지의 절차
2. 제4항제3호 및 제4호의 경우: 제11조의2제1항부터 제3항까지, 제6항부터 제9항까지의 절차. 다만, 이 조 제4항제3호의 경우로서 다음 각 목의 어느 하나에 해당하는 경우에는 제11조의2제1항부터 제9항까지의 절차를 준용한다.
   가. 제11조의2제8항에 따라 약제의 제조업자 · 위탁제조판매업자 · 수입자가 이행할

조건을 고려하여 상한 금액이 정해진 약제로서 해당 약제의 사용범위가 확대될 것으로 충분히 예상되는 경우

나. 제4항제3호에 따른 약제의 사용범위 확대 예상에 따른 요양급여비용 예상 청구금액이 그 사용범위 확대 예상 이전의 요양급여비용 예상 청구금액보다 100억원 이상 증가할 것으로 예상되는 경우

2의2. 제4항제5호, 제5호의2 및 제6호의 경우: 제11조의2제1항부터 제3항까지, 제6항부터 제9항까지의 절차. 이 경우 제11조의2제7항 각 호 외의 부분 전단 및 후단 중 "60일"은 각각 "20일"로 본다.

3. 제4항제7호의 경우: 제11조의2제1항부터 제9항까지의 절차

4. 제4항제8호, 제8호의2, 제10호부터 제12호까지 및 제12호의2의 경우: 제11조의 2제1항부터 제3항까지, 제6항 및 같은 조 제9항제1호의 절차

5. 제4항제9호 및 제13호의 경우: 제11조의2제1항부터 제6항까지 및 같은 조 제9항제1호의 절차

6. 제4항제14호의 경우: 다음 각 목의 구분에 따른 절차

가. 제11조의2제8항에 따라 약제의 제조업자 · 위탁제조판매업자 · 수입자가 공단 이사장과 협상한 조건을 이행하지 않은 경우: 제11조의2제1항부터 제3항까지, 제6항 및 같은 조 제9항제1호의 절차

나. 제11조의2제8항에 따라 약제의 제조업자 · 위탁제조판매업자 · 수입자가 공단 이사장과 협상한 조건에서 정한 조정사유에 해당하는 경우: 제11조의2제1항부터 제3항까지 및 제6항부터 제9항까지의 절차

7. 제4항제15호부터 제17호까지의 경우: 제11조의2제1항부터 제3항까지 및 제6항부터 제9항까지의 절차. 다만, 보건복지부장관이 직권 조정을 하기 위하여 필요하다고 인정하는 경우에는 제11조의2제1항부터 제3항까지, 제6항 및 같은 조 제9항제1호의 절차를 준용한다.

건강보험심사평가원장으로부터 평가결과 또는 재평가결과를 통보받은 공단 이사장은 보건복지부장관으로부터 협상 명령을 받기 전부터 미리 조정 대상 약제의 제조업자 · 위탁제조판매업자 · 수입자 또는 한국희귀 · 필수의약품센터의 장과 협상에 필요한 사항을 협의할 수 있다.

보건복지부장관은 이미 요양급여대상 여부 및 상한금액이 고시된 약제의 안정적인 공급

등을 위해 필요하다고 인정하는 경우에는 공단 이사장에게 해당 약제의 제조업자 · 위탁제조판매업자 · 수입자와 협상하도록 명할 수 있다.

보건복지부장관은 협상이 필요한 경우로서 공단 이사장이 조정 대상 약제의 제조업자 · 위탁제조판매업자 · 수입자 또는 한국희귀 · 필수의약품센터의 장과 이미 합의가 이루어져 있는 경우에는 절차를 생략할 수 있다.

보건복지부장관은 직권조정 또는 협상에 따라 준용되는 제11조의2제9항에 따른 조치를 하기 전에 필요하다고 인정되는 경우 1회에 한정하여 공단 이사장에게 재협상을 하게 할 수 있다.

보건복지부장관은 재협상을 하게 하기 전에 재협상의 필요 여부에 관하여 약제급여평가위원회의 심의를 거칠 수 있다. 이 경우 건강보험심사평가원장은 약제급여평가위원회의 심의 결과를 보건복지부장관에게 보고해야 한다.

보건복지부장관은 직권조정 또는 협상에 따라 준용되는 제11조의2제8항에 따른 협상(이 조 제9항에 따른 재협상을 한 경우에는 재협상을 말함)의 결과 합의가 이루어지지 않은 약제 중 환자의 진료에 반드시 필요하다고 인정되는 약제가 아닌 약제에 대해서는 심의위원회의 심의를 거쳐 요양급여대상에서 제외할 수 있다.

9.3 독립적 검토절차(제13조의2, 제13조의3)

보건복지부장관은 치료재료(인체조직은 제외) 및 약제의 요양급여대상 여부 및 상한금액에 관하여 보건복지부, 국민건강보험공단 및 건강보험심사평가원으로부터 독립적으로 검토할 수 있는 절차를 마련하여야 한다. 보건복지부장관은 독립적 검토를 수행하게 하기 위하여 검토 절차를 총괄하는 1명의 책임자와 검토를 담당하는 30명 이내의 검토자를 위촉하여야 한다.

책임자와 검토자는 치료재료 및 약제 분야의 학식과 경험이 풍부하고 보건복지부, 국민건강보험공단 및 건강보험심사평가원으로부터 독립적으로 검토를 할 수 있는 사람 중에서 위촉한다. 책임자와 검토자의 자격, 임기, 위촉방법 등에 관한 사항은 보건복지부장관이 정한다.

독립적 검토는 다음의 경우에 신청할 수 있다.

1. 치료재료에 관한 결정신청을 한 자가 전문평가위원회의 평가결과에 이견이 있는 경우

2. 약제에 관한 결정신청을 한 자가 다음 각 목의 어느 하나의 결과에 이견이 있는 경우
   가. 약제급여평가위원회의 심의에 따른 평가결과
   나. 약제급여조정위원회의 조정결과
3. 치료재료에 관한 조정신청을 한 자가 전문평가위원회의 평가결과에 이견이 있는 경우
4. 약제에 관한 조정신청을 한 자가 다음 각 목의 어느 하나의 결과에 이견이 있는 경우
   가. 약제급여평가위원회의 심의에 따른 평가결과
   나. 약제급여조정위원회의 조정결과
5. 직권결정 대상 치료재료의 제조업자 · 수입업자가 전문평가위원회의 평가결과에 이견이 있는 경우
6. 직권결정 대상 약제의 제조업자 · 위탁제조판매업자 · 수입자가 다음 각 목의 어느 하나의 결과에 이견이 있는 경우
   가. 약제급여평가위원회의 심의에 따른 평가결과
   나. 약제급여조정위원회의 조정결과
7. 직권조정 대상 치료재료의 제조업자 · 수입업자가 전문평가위원회의 평가결과에 이견이 있는 경우
8. 직권조정 대상 약제(제13조제4항제7호, 제9호, 제10호 및 제13호의 경우만 해당)의 제조업자 · 위탁제조판매업자 · 수입자가 약제급여평가위원회의 심의에 따른 평가결과에 이견이 있는 경우

보건복지부장관 또는 건강보험심사평가원장은 신청을 받으면 지체 없이 다음의 구분에 따른 자료를 책임자에게 송부하여야 한다.

1. 제1항제1호 및 제2호의 경우: 결정신청 시 제출된 자료(같은 항 제2호나목의 경우에는 약제급여조정위원회의 조정 시 검토된 자료를 포함)
2. 제1항제3호 및 제4호의 경우: 조정신청 시 제출된 자료(같은 항 제4호나목의 경우에는 약제급여조정위원회의 조정 시 검토된 자료를 포함)
3. 제1항제5호부터 제8호까지의 경우: 직권 결정 · 조정을 위하여 검토된 자료(같은 항 제6호나목의 경우에는 약제급여조정위원회의 조정 시 검토된 자료를 포함)

자료를 송부받은 책임자는 검토자 중 1명을 선정하여 검토를 의뢰하고 지체 없이 검토자를 보건복지부장관 또는 건강보험심사평가원장에게 알려야 한다. 검토를 의뢰받은 검토자

는 자료의 범위에서 검토를 수행하여야 하고, 그 결과를 보고서로 작성하여 책임자에게 제출하여야 한다. 보고서를 제출받은 책임자는 이를 지체 없이 보건복지부장관 또는 건강보험심사평가원장에게 제출하여야 한다.

신청부터 보고서 제출에 걸리는 기간은 다음의 구분에 따른 기간을 넘어서는 아니 된다.

1. 제1항제1호, 제3호 및 제5호의 경우: 100일
2. 제1항제2호, 제4호 및 제6호의 경우: 150일
3. 제1항제7호 및 제8호의 경우: 45일

9.4 신청인의 의견 제출(제13조의4)

보고서를 제출받은 보건복지부장관 또는 건강보험심사평가원장은 제출받은 날부터 7일 이내에 보고서를 신청인에게 송부하여야 한다. 보고서를 송부받은 신청인은 보고서의 내용에 의견이 있으면 송부받은 날부터 30일 이내에 보건복지부장관 또는 건강보험심사평가원장에게 의견을 제출할 수 있다.

9.5 재평가 등(제13조의5)

의견을 제출받거나 의견이 없음을 확인한 보건복지부장관 또는 건강보험심사평가원장은 50일 이내에 전문평가위원회의 재평가, 약제급여평가위원회의 재심의를 거친 재평가 또는 약제급여조정위원회의 재조정을 거쳐야 한다.

전문평가위원회, 약제급여평가위원회 또는 약제급여조정위원회는 재평가, 재심의 또는 재조정할 때에 독립적 검토에 따른 보고서와 신청인의 의견에 구속되지 아니한다.

이 규칙에서 정한 사항 외에 독립적 검토절차의 운영에 필요한 사항은 보건복지부장관이 정한다.

9.6 결정 및 조정 등의 세부사항(제14조)

상대가치점수 · 상한금액, 요양급여대상 · 비급여대상의 결정 · 조정, 요양급여대상 · 비급여대상 여부 확인 등에 필요한 세부사항과 전문평가위원회의 종류 · 구성 · 운영, 평가의 내용 · 절차 · 방법 등에 관하여는 보건복지부장관이 정하여 고시한다.

10. 선별급여

10.1 적합성평가위원회의 설치 등(제14조의2)

선별급여의 적합성 평가 및 선별급여실시조건 등에 필요한 사항을 심의하기 위하여 보건복지부장관 소속으로 적합성평가위원회를 둔다. 적합성평가위원회는 위원장 1명을 포함하여 20명 이내의 위원으로 구성한다.

앞의 사항 외에 적합성평가위원회의 구성 및 운영 등에 필요한 사항은 보건복지부장관이 정하여 고시한다.

10.2 선별급여의 실시조건(제14조의3)

선별급여실시조건의 내용은 다음의 사항을 고려하여 보건복지부장관이 정한다.

1. 진료과목의 범위 및 종류 등에 관한 사항
2. 의료인의 정원 및 자격 등에 관한 사항
3. 의료시설 및 의료장비 등에 관한 사항
4. 환자의 요건 및 기준 등에 관한 사항
5. 선별급여의 실시에 따른 요양기관의 준수사항
6. 선별급여를 받는 사람이 요양급여비용 외에 추가로 부담하는 비용
7. 그 밖에 제1호부터 제6호까지의 규정에 준하는 사항으로서 선별급여의 실시를 위하여 보건복지부장관이 특히 필요하다고 인정하는 사항

보건복지부장관은 선별급여실시조건을 정하거나 변경하기 위하여 필요하다고 인정하는 경우에는 보건의료 관련 법인 · 단체 또는 전문가 등에게 자료 또는 의견의 제출을 요청할 수 있다. 보건복지부장관은 선별급여실시조건을 정하거나 변경한 경우에는 보건복지부 인터넷 홈페이지에 게재하고, 의약관련 단체에 그 내용을 통보해야 한다. 선별급여를 실시하려는 요양기관은 해당 선별급여를 실시하기 전에 선별급여실시조건의 충족 여부를 입증하는 서류를 건강보험심사평가원장을 거쳐 보건복지부장관에게 제출해야 한다. 선별급여실시조건의 내용, 협조 요청, 내용 통보 또는 입증서류 제출 등에 필요한 세부 사항은 보건복지부장관이 정하여 고시한다.

10.3 선별급여의 적합성평가를 위한 자료 제출(제14조의4)

선별급여 실시기관[12]이 제출하는 자료의 범위는 다음과 같다.

1. 선별급여의 실시 현황에 관한 자료
2. 해당 선별급여와 대체가능한 요양급여로서 보건복지부장관이 정하여 고시하는 요양급여의 실시 현황에 관한 자료
3. 선별급여의 실시에 따른 요양급여비용의 청구에 관한 자료
4. 선별급여실시조건에 대한 현황자료 및 변경자료(변경자료는 변경이 있는 경우만 해당)
5. 그 밖에 제1호부터 제4호까지의 규정에 준하는 자료로서 보건복지부장관이 선별급여의 적합성평가를 위하여 특히 필요하다고 인정하는 자료

선별급여 실시기관이 관련 자료를 제출하는 경우에는 보건복지부장관이 정하는 기준 및 절차에 따라 연 1회 이상 제출하여야 한다. 이 경우 선별급여 실시기관은 건강보험심사평가원장을 거쳐 보건복지부장관에게 제출하여야 한다.

보건복지부장관은 선별급여의 적합성평가를 위하여 필요하다고 인정하는 경우에는 선별급여 실시기관에 대하여 자료의 보완 또는 추가 자료의 제출 등을 요청할 수 있다.

자료의 범위, 작성 방법, 제출 방법 또는 보완 요청 등에 필요한 세부 사항은 보건복지부장관이 정하여 고시한다.

10.4 선별급여의 실시 제한(제14조의5)

보건복지부장관은 선별급여의 실시 제한을 위하여 필요하다고 인정하는 경우에는 선별급여 실시기관에 대하여 관련 자료를 요구하거나 선별급여의 실시 현황을 확인·점검할 수 있다.

보건복지부장관은 선별급여 실시기관이 선별급여의 실시 제한사유에 해당하는 경우에는 보건복지부장관이 정하는 바에 따라 일정한 기간을 정하여 그 시정을 명할 수 있다.

보건복지부장관은 선별급여 실시기관이 시정명령을 이행하지 않는 경우에는 3개월의 범위에서 선별급여의 실시를 제한할 수 있다. 이 경우 위반행위의 내용·성격·결과 및 환자의 보호 등에 관한 사항을 종합적으로 고려하여 선별급여의 실시 제한기간을 정해야 한다.

12) 선별급여를 실시하는 요양기관

선별급여 실시기관이 선별급여 실시 제한기간이 끝난 후에 다시 선별급여를 실시하려는 경우에는 선별급여실시조건의 충족 여부를 입증하는 서류를 건강보험심사평가원장을 거쳐 보건복지부장관에게 제출해야 한다.

자료요구, 확인 · 점검, 시정명령, 선별급여 실시 제한의 절차 및 방법 등에 필요한 세부사항은 보건복지부장관이 정하여 고시한다.

제2장

건강보험 요양급여 기준

학습목표

1. 요양급여의 적용기준 및 방법에 대해 설명할 수 있다.
2. 행위급여 일반원칙에 대해 설명할 수 있다.
3. 요양기관 종별가산율에 대해 설명할 수 있다.
4. 차등수가에 대해 설명할 수 있다.
5. 본인부담률에 대해서 설명할 수 있다.

제1절 요양급여의 적용기준 및 방법

1. 요양급여의 일반원칙

건강보험 요양급여는 국민건강보험법 및 국민건강보험 요양급여의 기준에 관한 규칙에 따라 제공되고 있으며, 요양기관은 가입자 등에 대한 요양급여를 요양급여의 적용기준 및 방법에 의하여 실시하여야 한다. 국민건강보험 요양급여의 기준에 관한 규칙 [별표 1]에 명시된 요양급여의 일반원칙은 아래와 같다.

가. 요양급여는 가입자 등의 연령 · 성별 · 직업 및 심신상태 등의 특성을 고려하여 진료의 필요가 있다고 인정되는 경우에 정확한 진단을 토대로 하여 환자의 건강증진을 위하여 의학적으로 인정되는 범위 안에서 최적의 방법으로 실시하여야 한다.

나. 요양급여를 담당하는 의료인은 의학적 윤리를 견지하여 환자에게 심리적 건강효과를 주도록 노력하여야 하며, 요양상 필요한 사항이나 예방의학 및 공중보건에 관한 지식을 환자 또는 보호자에게 이해하기 쉽도록 적절하게 설명하고 지도하여야 한다.

다. 요양기관은 가입자 등의 요양급여에 필요한 적정한 인력 · 시설 및 장비를 유지하여야 한다. 이 경우 보건복지부장관은 인력 · 시설 및 장비의 적정기준을 정하여 고시할 수 있다. 그러나, 가입자 등에 대한 최적의 요양급여를 실시하기 위하여 필요한 경우, 보건복지부장관이 정하여 고시하는 바에 따라 다른 기관에 검사를 위탁하거나, 당해 요양기관에 소속되지 아니한 전문성이 뛰어난 의료인을 초빙하거나, 다른 요양기관에서 보유하고 있는 양질의 시설 · 인력 및 장비를 공동 활용할 수 있다.

라. 요양기관은 요양급여에 필요한 약제 · 치료재료를 직접 구입하여 가입자 등에게 지급하여야 한다. 다만, 다음에 해당하는 경우에는 그러하지 아니하다.

(1) 「약사법」 제23조제1항 본문에 따라 의사 또는 치과의사가 직접 약제를 조제할 수 없는 경우

(2) 「약사법」 제23조제4항에 따라 의사 또는 치과의사가 직접 약제를 조제할 수 있는 경우 중 보건복지부장관이 정하는 경우

마. 개설자가 동일한 요양기관은 동일가입자 등의 동일상병에 대하여 같은 날 외래로 요양급여를 중복하여 실시하여서는 아니된다. 이 경우 요양급여 중복의 범위는 보건복지부장관이 정하여 고시한다.

바. 「의료급여법」에 따라 의료급여를 받는 자가 건강보험의 가입자 또는 피부양자로 자격이 변동된 경우 요양급여의 기간 또는 인정개수 등을 정하고 있는 행위 · 약제 및 치료재료에 대하여는 건강보험의 요양급여 내용과 의료급여의 수급 내용을 연계하여 적용한다.

사. 요양급여는 연구 또는 시험(임상연구 제외)의 목적으로 이루어지는 의료행위 등에는 실시해서는 아니된다. 다만, 보건복지부장관이 정하여 고시하는 기준 및 절차 등에 따라 이루어지는 임상연구 또는 임상시험과 관련하여 해당 연구 또는 시험에 참여하는 환자의 질병이나 부상 등을 위한 진료 및 치료 등의 통상적 요양급여로서 보건복지부장관이 정하는 요양급여는 그렇지 않다.

2. 진찰 · 검사, 처치 · 수술 기타의 치료

가. 각종 검사를 포함한 진단 및 치료행위는 진료상 필요하다고 인정되는 경우에 한하여야 한다.

나. 보건복지부장관이 정하여 고시하는 질병군에 대한 입원진료의 경우 그 입원진료 기간

동안 행하는 것이 의학적으로 타당한 검사 · 처치 등의 진료행위는 당해 입원진료에 포함하여 행하여야 한다.

3. 약제의 지급

3.1 처방 · 조제

가. 영양공급 · 안정 · 운동 그 밖에 요양상 주의를 함으로써 치료효과를 얻을 수 있다고 인정되는 경우에는 의약품을 처방 · 투여하여서는 아니되며, 이에 관하여 적절하게 설명하고 지도하여야 한다.

나. 의약품은 약사법령에 의하여 허가 또는 신고된 사항(효능 · 효과 및 용법 · 용량 등)의 범위 안에서 환자의 증상 등에 따라 필요 · 적절하게 처방 · 투여하여야 한다. 다만, 안전성 · 유효성 등에 관한 사항이 정하여져 있는 의약품 중 진료상 반드시 필요하다고 보건복지부장관이 정하여 고시하는 의약품의 경우에는 허가 또는 신고된 사항의 범위를 초과하여 처방 · 투여할 수 있으며, 중증환자에게 처방 · 투여하는 약제로서 보건복지부장관이 정하여 고시하는 약제의 경우에는 건강보험심사평가원장이 공고한 범위 안에서 처방 · 투여할 수 있다.

다. 요양기관은 중증환자에 대한 약제의 처방 · 투여시 해당약제 및 처방 · 투여의 범위가 위 '나'의 허용범위에는 해당하지 아니하나 해당환자의 치료를 위하여 특히 필요한 경우에는 해당약제의 품목명 및 처방 · 투여의 범위 등에 대하여 건강보험심사평가원장이 인정하는 범위 안에서 처방 · 투여할 수 있다. 이 경우 건강보험심사평가원장은 해당약제의 품목명 및 처방 · 투여의 범위를 심의하기에 적절하다고 판단되는 관련 단체 또는 중증질환심의위원회의 심의를 거쳐 해당약제의 품목명 및 처방 · 투여의 범위를 인정해야 한다.

라. 식품의약품안전처장이 긴급한 도입이 필요하다고 인정한 품목의 경우에는 식품의약품안전처장이 인정한 범위 안에서 처방 · 투여하여야 한다.

마. 항생제 · 스테로이드제제 등 오남용의 폐해가 우려되는 의약품은 환자의 병력 · 투약력 등을 고려하여 신중하게 처방 · 투여하여야 한다.

바. 진료상 2품목 이상의 의약품을 병용하여 처방 · 투여하는 경우에는 1품목의 처방 · 투여로는 치료효과를 기대하기 어렵다고 의학적으로 인정되는 경우에 한한다.

3.2 주사

가. 주사는 경구투약을 할 수 없는 경우, 경구투약시 위장장애 등의 부작용을 일으킬 염려가 있는 경우, 경구투약으로 치료효과를 기대할 수 없는 경우 또는 응급환자에게 신속한 치료효과를 기대할 필요가 있는 경우에 한한다.

나. 동일 효능의 먹는 약과 주사제는 병용하여 처방 · 투여하여서는 아니된다. 다만, 경구투약만으로는 치료효과를 기대할 수 없는 불가피한 경우에 한하여 병용하여 처방 · 투여할 수 있다.

다. 혼합주사는 치료효과를 높일 수 있다고 의학적으로 인정되는 경우에 한한다.

라. 당류제제 · 전해질제제 · 복합아미노산제제 · 혈액대용제 · 혈액 및 혈액성분제제의 주사는 의학적으로 특히 필요하다고 인정되는 경우에 한한다.

4. 치료재료의 지급

치료재료는 약사법 기타 다른 관계법령에 의하여 허가 · 신고 또는 인정된 사항(효능 · 효과 및 사용방법)의 범위 안에서 환자의 증상에 따라 의학적 판단에 의하여 필요 · 적절하게 사용한다. 다만, 안전성 · 유효성 등에 관한 사항이 정하여져 있는 치료재료 중 진료에 반드시 필요하다고 보건복지부장관이 정한 치료재료의 경우에는 보건복지부장관이 정하여 고시하는 바에 따라 전문평가위원회의 평가를 거쳐 허가 · 신고 또는 인정된 사항(효능 · 효과 및 사용방법)의 범위를 초과하여 사용할 수 있다.

5. 예방 · 재활

재활 및 물리치료(이학요법)는 약물투여 또는 처치 및 수술 등에 의하여 치료효과를 얻기 곤란한 경우로서 재활 및 물리치료(이학요법)가 보다 효과가 있다고 인정되는 경우에 행한다.

6. 입원

가. 입원은 진료상 필요하다고 인정되는 경우에 한하며 단순한 피로회복 · 통원불편 등을 이유로 입원지시를 하여서는 아니된다.

나. 퇴원은 의학적 타당성과 퇴원계획의 충분성 등을 신중하게 고려하여 적절한 시기에 행하여져야 한다.

다. 입원환자에 대한 식사는 환자의 치료에 적합한 수준에서 의료법령 및 식품위생법령에서 정하는 기준에 맞게 위생적인 방법으로 제공하여야 한다.

7. 가정간호

가정간호는 진료상 퇴원 후 계속적인 치료와 관리가 필요한 경우에 의사 또는 한의사의 진단과 처방에 의하여 가정전문간호사가 실시하여야 한다.

8. 의료장비

가. 요양기관은 「의료기기법」에서 정의하는 의료기기를 사용할 경우 식품의약품안전처장의 제조 또는 수입 허가를 받거나 신고한 것에 한하여 그 허가 또는 신고된 범위에서 사용하여야 한다.

나. 요양기관은 진단용 방사선 발생장치를 사용할 경우 시장 · 군수 · 구청장(자치구의 구청장)에게 신고한 것에 한하여 사용하여야 하며, 「의료법」과 「진단용 방사선 발생장치의 안전관리에 관한 규칙」에 따라 검사를 받지 아니하거나 검사결과 부적합 판정을 받은 진단용 방사선 발생장치를 사용하여서는 아니 된다.

다. 요양기관은 치료용 방사선 발생장치를 사용할 경우 「원자력안전법」에 따라 원자력안전위원회의 사용허가를 받거나 신고 후 사용하여야 하며, 검사를 받지 아니하거나 검사결과 부적합 판정을 받은 치료용 방사선 발생장치를 사용하여서는 아니 된다.

라. 요양기관은 특수의료장비를 사용할 경우 「의료법」 및 「특수의료장비의 설치 및 운영에 관한 규칙」에 따라 시장 · 군수 · 구청장(자치구의 구청장)에게 등록한 것만을 사용해야 하고, 설치인정기준에 맞게 설치 · 운영해야 하며, 품질관리검사를 받지 않거나 품질관리검사에서 부적합하다고 판정을 받은 특수의료장비를 사용해서는 안 된다.

마. 요양기관은 그 밖에 다른 법령에서 정하고 있는 의료장비를 사용할 경우 해당 법령에서 정하고 있는 의료장비의 사용기준에 맞게 사용하여야 한다.

바. 위 가목부터 라목까지의 규정에도 불구하고 안전성 · 유효성 등에 관한 사항이 정하여져 있는 의료장비 중 진료에 반드시 필요하다고 보건복지부장관이 정하여 고시하는 의료장

비의 경우에는 관계 법령상의 허가 또는 신고된 범위를 초과하여 사용할 수 있다.

사. 「국민건강보험법 시행규칙」에 따라 의료장비의 현황을 신고받은 건강보험심사평가원장은 해당 의료장비의 제조 · 수입업체, 품목, 제조연월 등 의료장비의 품질 관리 및 이력 관리에 필요한 사항을 식별부호화하여 관리할 수 있다. 이 경우 식별부호화의 방법 및 절차에 필요한 사항은 보건복지부장관이 정하여 고시한다.

제2절 행위 급여 일반원칙

1. 요양기관이 국민건강보험법령의 규정에 의한 요양급여를 실시하고 행위에 대한 비용을 산정할 때에는 상대가치점수(이하 "점수")에 국민건강보험법에 따라 정하여진 점수당 단가를 곱하여 10원 미만은 4사5입한 금액으로 산정한다. 다만, 요양기관 종별 가산율에 의하여 산출된 금액에 대하여는 원미만을 4사5입한다.
2. 각종 가감률에 의하여 산출된 금액에 대하여는 위와 동일한 방법으로 산정하되 상대가치점수에 가감률을 곱하여 총 점수(소수점 이하 셋째 자리에서 4사5입)를 산출하고, 각종 가감률이 복합 적용될 경우에는 가감률을 모두 합한 총 가감률을 상대가치점수에 곱하여 총 점수(소수점 이하 셋째 자리에서 4사5입)를 산출한다. 이 경우 가감률이 중복 적용될 경우에는 중복 가산하지 아니한다.
3. 분류되지 아니한 진찰 · 처치 · 수술 및 기타의 치료에 대한 요양급여를 실시한 경우에 우선적으로 행위의 내용 · 성격과 상대가치점수가 가장 유사한 분류항목에 준용하여 산정하여야 한다.
4. 상급종합병원, 종합병원, 병원, 요양병원(의과), 의원, 보건의료원(의과), 의과 진료과목이 있는 한방병원 · 치과병원인 요양기관은 제2부 제1장 내지 제9장 및 제16장, 제17장, 제19장에 분류된 분류항목과 제10장에 분류된 분류항목 중 고정장치의 제거, 악간고정술, 치간고정술, 순열수술후 보호장치, 상고정장치술, 구강내소염수술, 구강외소염수술, 구강내열상봉합술, 구강외열상봉합술, 협순소대성형술, 악골수염수술, 악골내고정용 금속제거술에 한하여 산정한다.
5. 치과병원, 치과의원, 보건의료원(치과), 치과 진료과목이 있는 상급종합병원 · 종합병원 · 병원 · 요양병원 · 한방병원인 요양기관은 제2부 제1장 내지 제10장과 제16장 내

지 제20장에 분류된 항목에 한하여 산정한다.

6. 국립병원 한방진료부, 한방병원, 한의원, 보건의료원(한의과), 한의과 진료과목이 있는 상급종합병원 · 종합병원 · 병원 · 요양병원 · 치과병원인 요양기관은 제2부 제1장, 제4장, 제13장, 제14장 및 제17장에 분류된 분류항목에 한하여 산정한다.
7. 약국 및 한국희귀 · 필수의약품센터인 요양기관은 제2부 제15장에 분류된 분류항목에 한하여 산정한다.
8. 조산원인 요양기관은 다음 분류항목에 한하여 산정한다.
   가. 제2부 제11장 및 제17장에 분류된 분류항목
   나. 제2부 제9장에 분류된 분류항목 중 자궁내장치삽입술 및 자궁내장치제거료
   다. 기타 보건복지부장관이 불가피하다고 인정하는 경우
9. 보건소, 보건지소, 보건진료소인 요양기관은 다음 분류항목에 한하여 산정한다.
   가. 제2부 제12장에 분류된 분류항목
   나. 제2부 제9장에 분류된 정관절제술 또는 결찰술, 난관결찰술, 자궁내장치삽입술, 자궁내장치제거료
   다. 기타 보건복지부장관이 불가피하다고 인정하는 경우
10. 의료법 제35조에 의한 부속 의료기관은 다음 분류항목에 한하여 산정한다.
   가. 제2부 제1장 재진진찰료, 의약품관리료, 혈액관리료
   나. 제2부 제4장 퇴장방지의약품 사용장려비
   다. 제2부 제5장, 제9장, 제10장, 제13장, 제14장 및 제16장에 분류된 분류항목

제3절 요양기관 종별가산율

1. 제2부 제2장 내지 제10장, 제13장 및 제14장, 제19장 및 제20장에 분류된 분류항목에 대하여는 소정점수에 점수당 단가를 곱한 금액을 모두 합산한 금액에 요양기관의 종별에 따라 다음 각 호의 비율을 가산한다.
   가. 다음 각 항의 요양기관은 15%
      (1) 상급종합병원으로 인정받은 종합병원
      (2) 상급종합병원에 설치된 치과대학 부속 치과병원

(3) 상급종합병원에 설치된 한의과대학 부속 한방병원

(4) 상급종합병원에 설치된 특수전문병원

나. 다음 각 항의 요양기관은 10%

(1) 상급종합병원을 제외한 종합병원

(2) 상급종합병원에 설치된 경우를 제외한 치과대학 부속 치과병원

(3) 상급종합병원에 설치된 경우를 제외한 한의과대학 부속 한방병원

(4) 국립병원 한방진료부

다. 다음 각 항의 요양기관은 5%

(1) 병원

(2) 위 "가-(2)" 또는 "나-(2)"에 해당되지 아니하는 치과병원

(3) 위 "가-(3)" 또는 "나-(3)"에 해당되지 아니하는 한방병원

(4) 요양병원

라. 다음 각 항의 요양기관은 종별가산율을 적용하지 아니한다.

(1) 의원, 치과의원, 한의원, 보건의료원

(2) 약국 및 한국희귀 · 필수의약품센터

(3) 조산원, 보건소, 보건지소, 보건진료소

(4) 의료법 제35조에 의한 부속 의료기관

2. 아래 항목에 대해서는 요양기관 종별가산율을 적용하지 아니한다.

가. 각 장의 산정지침 또는 분류항목의 "주"에서 별도로 산정할 수 있도록 규정한 약제비, 치료재료대 등

나. 생혈(마-103, X3010), 교환(마-104, X4000), 조혈모세포의 이식 준비냉동 처리 및 보관(마-105-다-(1), X5020), 기증제대혈제제 비용(마-105-라-(3)-가, X5137), 자가수혈채혈료(마-106-가, X6001 내지 X6008), 연성신요관경하 요관 협착확장술 "주"(자-319-3 "주", R3196), 연성신요관경하 결석제거술 "주2"(자-321-3 "주2", R3429)

다. 퇴장방지의약품 사용장려비

라. 검체검사 위탁에 관한 기준에서 정한 수탁기관으로 위탁하는 경우의 검사료 및 위탁검사관리료

마. Infusion Pump 등 사용료(KK057, KK058, KK158, Q2662)

바. 마취통증의학과 전문의 초빙료(L7990, L7991)

사. 제19장 제1절 응급 기본진료료

아. 제2장 제1절 검사료 및 제5절 초음파 검사료

자. 제3장 제1절 방사선일반영상진단료 · 제2절 방사선특수영상진단료 · 제3절 핵의학영상진단 및 골밀도검사료

차. 기타 보건복지부장관이 별도로 정하는 경우

3. 위 "1-나" 항의 종별가산율을 적용받은 종합병원이 의료법 제3조의3 기준에 부적합한 경우에는 3월 이내의 범위 내에서 기간을 정하여 시정하도록 하고 동 시정기간 내에 시정하지 아니한 때에는 시정기간 종료 익일부터는 위 "1-다"항의 종별가산율을 적용한다.

제4절 차등수가

치과의원, 한의원, 보건의료원, 약국 및 한국희귀 · 필수의약품센터의 경우에는 의사, 치과의사, 한의사, 약사 1인당 1일 진찰횟수, 약국 및 한국희귀 · 필수의약품 센터의 경우에는 조제건수(처방전 매수를 말함)에 따라서 요양기관에 진찰료와 조제료 등(조제료, 약국관리료, 조제기본료, 복약지도료를 말함)을 아래와 같이 차등지급한다.

가. 치과의원, 한의원, 보건의료원의 의사, 치과의사, 한의사 1인당 1일 진찰횟수를 기준으로 진찰료에 대하여 다음과 같이 차등지급한다.

(1) 75건 이하 : 100%

(2) 75건을 초과하여 100건까지 : 90%

(3) 100건을 초과하여 150건까지 : 75%

(4) 150건을 초과한 건 : 50%

나. 약국 및 한국희귀 · 필수의약품센터의 약사 1인당 1일 조제건수(의약분업 예외 지역에서는 직접조제건수 포함)를 기준으로 조제료 등에 대하여 다음과 같이 차등지급한다.

(1) 75건 이하 : 100%

(2) 75건을 초과하여 100건까지 : 90%

(3) 100건을 초과하여 150건까지 : 75%

(4) 150건을 초과한 건 : 50%

다. 차등지급되는 진찰료(약국 및 한국희귀 · 필수의약품센터의 경우에는 조제료 등을 말함)는 차등지수에 1개월(또는 1주일)간 총 진찰료를 승하여 산출하되 10원 미만은 4사5입한 금액으로 산출하며 차등지수는 의사, 치과의사, 한의사, 약사 1인당 1일 평균 진찰횟수(약사의 경우에는 조제건수)를 n으로 할 때에 다음과 같이 산정하되 소수점 여덟째 자리에서 4사5입한다.

(1) n이 75 이하일 경우에는 차등지수를 1로 한다.

(2) n이 75를 초과하여 100 이하일 경우에는 $\{75\times1.00 + (n-75)\times0.90\}/n$

(3) n이 100을 초과하여 150 이하일 경우에는

$\{75\times1.00 + 25\times0.90 + (n-100)\times0.75\}/n$

(4) n이 150을 초과하는 경우에는

$\{75\times1.00 + 25\times0.90 + 50\times0.75 + (n-150)\times0.50\}/n$

라. 의사, 치과의사, 한의사 1인당 1일 평균 진찰횟수, 약사 1인당 1일 평균 조제건수는 내원환자의 순서 및 초 · 재진을 구분하지 아니하고 1개월(또는 1주일) 간 총 진찰(조제)횟수의 합을 구하고 이를 해당 요양기관이 「국민건강보험법 시행규칙」 제12조 제1항 및 제2항의 규정에 의하여 통보한 의사, 치과의사, 한의사가 진료한 총일수, 약국 및 한국희귀 · 필수의약품센터의 약사가 조제한 총일수로 나누어서 계산하되 소수점 첫째 자리에서 절사하여 산정한다.

마. 진료(조제)일수는 1개월(또는 1주일) 동안 의사(약사)가 실제 진료(조제)한 날수를 말한다.

제5절 예외규정

1. 「의료법」 제35조에 의한 부속 의료기관은 해당 산정항목에 대하여 공휴 · 야간 가산 등 각종 가산을 산정하지 아니한다.
2. 공무원 및 교직원의 공무상 질병 또는 부상에 대한 요양급여에 소요된 비용의 산정은 「산업재해보상보험법」 제40조제5항의 규정에 의한 기준에 의한다.

제6절 본인부담기준

본인이 부담할 비용의 부담률 및 부담액은 별도 정하되, 약제(한약제는 제외)에 대하여 본인이 부담할 비용은 상한금액의 범위에서 요양기관이 해당 약제를 구입한 금액을 요양급여비용으로 보아 산정한다.

본인이 연간 부담한 비용의 총액(100분의 100 본인부담 및 요양급여비용의 100분의 100 미만의 범위에서 보건복지부장관이 정하는 대상은 제외)이 본인이 부담하는 상한액을 넘는 경우에는 그 초과금액을 국민건강보험공단에서 부담한다.

1. 입원진료시

구분	본인일부부담률 및 부담액		끝수 계산
	요양급여비용총액	식대총액	
일반환자	요양급여비용총액의 20%	식대총액(기본식대+가산식대)의 50%	10원 미만 절사
15세 이하(신생아 제외)	요양급여비용총액의 5%		
신생아(28일 이내)	면제		
자연분만	면제		
고위험 임신부	요양급여비용총액의 10%		
제왕절개분만	요양급여비용총액의 5%		
선택입원군(요양병원 해당)	요양급여비용총액의 40%		
장기 등 기증자의 장기등 적출	면제	면제	

주) 본인부담률을 달리 운영하고 있는 특정 항목 및 본인부담률

[일반환자 해당 항목]

- **특수장비**(시행령 별표2 1호 나목 표 비고3) : S항 산정비용×외래 본인부담률
- **격리입원료**(시행령 별표2 1호 가목 1)) : 해당 비용의 10%
- **16일 이상 입원료 본인부담률 차등**(시행령 별표2 5호): (16~30일) 5% 상향 (31일~) 10% 상향
  - 제외대상: 장기입원 불가피 환자(F014), 보훈, 산정특례 및 차상위 등 본인부담경감환자
  - 확대('20.1.1.~): 4인실 이상 입원료(단, 상급종합병원: 5인실 이상) → 병원급 이상 2인실 이상 입원료(단, 치과병원 및 요양병원, 정신병원 제외)
- **16세 이상 18세 이하 아동의 치아홈메우기**(시행령 별표2 3호 차목) : 해당 비용의 10%

- **상급종합병원 4인실 입원료**(시행령 별표2 1호 가목 1)) : 해당 비용의 30%

[공통 적용 항목]

- **선별급여 항목**(시행령 별표2 4호) : 해당 비용의 30·50(60)·80·90%
- **2·3인실 입원료**(시행령 별표2 1호 가목 및 3호 단서 조항)
  - (상급종합병원, '18.7.1.~) 2인실: 해당 비용의 50%, 3인실: 해당 비용의 40%
  - (종합병원, '18.7.1.~) 2인실: 해당 비용의 40%, 3인실: 해당 비용의 30%
  - (병원·한방병원, '19.7.1.~) 2인실: 해당 비용의 40%, 3인실: 해당 비용의 30%
  - (요양병원 중 의료재활시설, 정신병원)
  - ('19. 7. 1. ~ '19. 10. 31.) 2·3인실: 시행령 별표2에 따른 본인부담률
  - ('19. 11. 1. ~) 2인실: 해당 비용의 40%, 3인실: 해당 비용의 30%
- **한방 추나요법**(시행령 별표2 3호 거목): 해당 비용의 50% 또는 80%
- **원격협의진찰료 자문료**(시행령 별표2 3호 타목 2)): 해당 비용의 0%
- **상급종합병원 회송료**(시행령 별표2 3호 타목 3)): 해당 비용의 0%

주) 관련근거: 보건복지부 고시 제2017-118호(2017.6.30.)

2. 외래진료시

- (1세 이상 6세 미만)
  - 일반환자 본인부담률의 70%(상급종합병원 진료시 진찰료: 전액부담)
  - (단, 보건기관 정액, 약국 및 한국희귀의약품센터의 직접조제는 제외)
- (조산아 · 저체중출생아) 요양급여비용총액의 5%
- (난임진료) 요양급여비용총액의 30%(상급종합병원 진료시 진찰료: 전액부담)
- (건강검진 확진 의료비 지원) 요양급여비용총액의 0%(의원 및 병원만 해당)
- (상급종합병원 경증질환 외래진료) 요양급여비용총액의 100%(상급종합병원 외래진료시 해당)

2.1 상급종합병원

소재지	환자구분	본인일부부담률 및 부담액	끝수계산
모든 지역	일반환자	(일반) 진찰료비용의 100% + 나머지 요양급여비용의 60% (임신부) 요양급여비용총액의 40% (1세미만) 요양급여비용총액의 20%	100원 미만 절사
	의약분업 예외환자	(일반) 진찰료비용의 100% + 약값 총액의 30% + 나머지 요양급여비용의 60% (임신부) 약값 총액의 30% + 나머지 요양급여비용의 40% (1세미만) 약값 총액의 21% + 나머지 요양급여비용의 20%	

주) 본인부담률을 달리 운영하고 있는 특정 항목 및 본인부담률

- **특수재료 및 관련 행위료**(시행령 별표2 1호 나목 표 하단 비고4): T항 산정비용의 20% (단, 6세미만: 14%)
- **선별급여 항목**(시행령 별표2 4호): 해당 비용의 30·50(60)·80·90%
- **응급실 격리병상 격리관리료**(시행령 별표2 1호 가목 1)): 해당 비용의 10%
- **18세이하 아동의 치아홈메우기**(시행령 별표2 3호 차목): 해당 비용의 10%
- **정신건강의학과 개인 및 집단정신치료**(시행령 별표2 3호 파목): 해당 비용의 40%(단, 6세미만: 28%)
- **한방 추나요법**(시행령 별표2 3호 거목): 해당 비용의 50% 또는 80%
- **원격협의진찰료 자문료**(시행령 별표2 3호 타목 2)): 해당 비용의 0%
- **상급종합병원 회송료**(시행령 별표2 3호 타목 3)): 해당 비용의 0%

2.2 종합병원

소재지	환자구분	본인일부부담률 및 부담액	끝수계산
동 지역	일반환자	(일반) 요양급여비용총액의 50% (임신부) 요양급여비용총액의 30% (1세미만) 요양급여비용총액의 15%	100원 미만 절사
	의약분업 예외환자	(일반) 약값 총액의 30% + 나머지 요양급여비용의 50% (임신부) 약값 총액의 30% + 나머지 요양급여비용의 30% (1세미만) 약값 총액의 21% + 나머지 요양급여비용의 15%	
읍.면 지역	일반환자	(일반) 요양급여비용총액의 45% (임신부) 요양급여비용총액의 30% (1세미만) 요양급여비용총액의 15%	
	의약분업 예외환자	(일반) 약값 총액의 30% + 나머지 요양급여비용의 45% (임신부) 약값 총액의 30% + 나머지 요양급여비용의 30% (1세미만) 약값 총액의 21% + 나머지 요양급여비용의 15%	

주) 본인부담률을 달리 운영하고 있는 특정 항목 및 본인부담률

- **특수재료 및 관련 행위료**(시행령 별표2 1호 나목 표 하단 비고4): T항 산정비용의 20%(단, 6세미만: 14%)
- **선별급여 항목**(시행령 별표2 4호): 해당 비용의 30 · 50 · 80 · 90%
- **응급실 격리병상 격리관리료**(시행령 별표2 1호 가목 1)): 해당 비용의 10%
- **18세 이하 아동의 치아홈메우기**(시행령 별표2 3호 차목): 해당 비용의 10%
- **정신건강의학과 개인 및 집단정신치료**(시행령 별표2 3호 파목): 해당 비용의 30%(단, 6세미만: 21%)
- **한방 추나요법**(시행령 별표2 3호 거목): 해당 비용의 50% 또는 80%
- **원격협의진찰료 자문료**(시행령 별표2 3호 타목 2)): 해당 비용의 0%

2.3 병원급(병원, 치과병원, 한방병원, 요양병원, 정신병원)

<table>
<tr><th>소재지</th><th>환자구분</th><th>본인일부부담률 및 부담액</th><th>끝수계산</th></tr>
<tr><td rowspan="2">동
지역</td><td>일반환자</td><td>(일반) 요양급여비용총액의 40%
(임신부) 요양급여비용총액의 20%
(1세미만) 요양급여비용총액의 10%</td><td rowspan="4">100원 미만
절사</td></tr>
<tr><td>의약분업
예외환자</td><td>(일반) 약값 총액의 30% + 나머지 요양급여비용의 40%
(임신부) 약값 총액의 30% + 나머지 요양급여비용의 20%
(1세미만) 약값 총액의 21% + 나머지 요양급여비용의 10%</td></tr>
<tr><td rowspan="2">읍.면
지역</td><td>일반환자</td><td>(일반) 요양급여비용총액의 35%
(임신부) 요양급여비용총액의 20%
(1세미만) 요양급여비용총액의 10%</td></tr>
<tr><td>의약분업
예외환자</td><td>(일반) 약값 총액의 30% + 나머지 요양급여비용의 35%
(임신부) 약값 총액의 30% + 나머지 요양급여비용의 20%
(1세미만) 약값 총액의 21% + 나머지 요양급여비용의 10%</td></tr>
</table>

주) 본인부담률을 달리 운영하고 있는 특정 항목 및 본인부담률

- **특수재료 및 관련 행위료**(시행령 별표2 1호 나목 표 하단 비고4): T항 산정비용의 20%(단, 6세미만:14%)
- **선별급여 항목**(시행령 별표2 4호): 해당 비용의 30 · 50 · 80 · 90%
- **응급실 격리병상 격리관리료**(시행령 별표2 1호 가목 1)): 해당 비용의 10%
- **18세 이하 아동의 치아홈메우기**(시행령 별표2 3호 차목): 해당 비용의 10%
- **정신건강의학과 개인 및 집단정신치료**(시행령 별표2 3호 파목): 해당 비용의 20%(단, 6세미만:14%)
- **한방 추나요법**(시행령 별표2 3호 거목): 해당 비용의 50% 또는 80%
- **원격협의진찰료 자문료**(시행령 별표2 3호 타목 2)): 해당 비용의 0%

2.4 의원급(의원, 치과의원, 한의원 및 보건의료원)

2.4.1 65세 이상

1. 의원 · 치과의원(의약분업예외지역 제외) 및 보건의료원(한방과 제외)

<table>
<tr><th>요양급여비용총액</th><th>본인일부부담률 및 부담액</th><th>끝수계산</th></tr>
<tr><td>15,000원 이하</td><td>1,500원</td><td rowspan="4">100원 미만 절사</td></tr>
<tr><td>15,000원 초과 ~ 20,000원 이하</td><td>요양급여비용총액의 10%</td></tr>
<tr><td>20,000원 초과 ~ 25,000원 이하</td><td>요양급여비용총액의 20%</td></tr>
<tr><td>25,000원 초과</td><td>요양급여비용총액의 30%</td></tr>
</table>

주) 본인부담률을 달리 운영하고 있는 특정 항목 및 본인부담률

- **특수재료 및 관련 행위료**(시행령 별표2 1호 나목 표 하단 비고4): T항 산정비용의 20%
- **선별급여 항목**(시행령 별표2 4호): 해당 비용의 30 · 50 · 80 · 90%
- **응급실 격리병상 격리관리료**(시행령 별표2 1호 가목 1)): 해당 비용의 10%
- **의과 의원, 고혈압(I10) · 당뇨(E11) 상병으로 지속 진료하는 경우**(시행령 별표2 1 나목 표 하단 비고5) : 해당 진찰료비용의 20%
  → 요양급여비용총액 25,000원 초과 환자 해당
- **정신건강의학과 개인 및 집단정신치료**(시행령 별표2 3호 파목): 해당 비용의 10%
- **한방 추나요법**(시행령 별표2 3호 거목): 해당 비용의 50% 또는 80%
- **원격협의진찰료 자문료**(시행령 별표2 3호 타목 2)): 해당 비용의 0%

2. 의원 · 치과의원(의약분업예외지역만 해당) 및 보건의료원(한방과만 해당) 및 한의원

요양급여비용총액		본인일부부담률 및 부담액	끝수계산
투약처방을 하는 경우	15,000원 이하	1,500원	100원 미만 절사
	15,000원 초과 ~ 25,000원 이하	요양급여비용총액의 10%	
	25,000원 초과 ~ 30,000원 이하	요양급여비용총액의 20%	
	30,000원 초과	요양급여비용총액의 30%	
투약처방을 하지 않는 경우	15,000원 이하	1,500원	
	15,000원 초과 ~ 20,000원 이하	요양급여비용총액의 10%	
	20,000원 초과 ~ 25,000원 이하	요양급여비용총액의 20%	
	25,000원 초과	요양급여비용총액의 30%	

주) 본인부담률을 달리 운영하고 있는 특정 항목 및 본인부담률

- **특수재료 및 관련 행위료**(시행령 별표2 1호 나목 표 하단 비고4): T항 산정비용의 20%
- **선별급여 항목**(시행령 별표2 4호): 해당 비용의 30·50·80·90%
- **응급실 격리병상 격리관리료**(시행령 별표2 1호 가목 1)): 해당 비용의 10%
- **의과 의원, 고혈압(I10)·당뇨(E11) 상병으로 지속 진료하는 경우**(시행령 별표2 1 나목 표 하단 비고5) : 해당 진찰료비용의 20%
  → (투약처방을 하는 경우) 요양급여비용총액 30,000원 초과 환자 해당
  → (투약처방을 하지않는 경우) 요양급여비용총액 25,000원 초과 환자 해당
- **정신건강의학과 개인 및 집단정신치료**(시행령 별표2 3호 파목): 해당 비용의 10%
- **한방 추나요법**(시행령 별표2 3호 거목): 해당 비용의 50% 또는 80%
- **원격협의진찰료 자문료**(시행령 별표2 3호 타목 2)): 해당 비용의 0%

2.4.2 65세 미만

환자구분	본인일부부담률 및 부담액	끝수계산
일반환자	(일반*) 요양급여비용총액의 30% (임신부) 요양급여비용총액의 10% (1세미만) 요양급여비용총액의 5%	100원 미만 절사
의약분업 예외환자	(일반*) 약값 총액의 30% + 나머지 요양급여비용의 30% (임신부) 약값 총액의 30% + 나머지 요양급여비용의 10% (1세미만) 약값 총액의 21% + 나머지 요양급여비용의 5%	

주) 본인부담률을 달리 운영하고 있는 특정 항목 및 본인부담률

- **특수재료 및 관련 행위료**(시행령 별표2 1호 나목 표 하단 비고4): T항 산정비용의 20%(단, 6세미만: 14%)
- **선별급여 항목**(시행령 별표2 4호): 해당 비용의 30 · 50 · 80 · 90%
- **응급실 격리병상 격리관리료**(시행령 별표2 1호 가목 1)): 해당 비용의 10%
- **의과 의원, 고혈압(I10) · 당뇨(E11) 상병으로 지속 진료하는 경우**(시행령 별표2 1 나목 표 하단 비고5) : 해당 진찰료비용의 20%
  → (일반*) 환자 해당
- **18세 이하 아동의 치아홈메우기**(시행령 별표2 3호 차목): 해당 비용의 10%
- **정신건강의학과 개인 및 집단정신치료**(시행령 별표2 3호 파목): 해당 비용의 10%(단, 6세미만: 7%)
- **한방 추나요법**(시행령 별표2 3호 거목): 해당 비용의 50% 또는 80%
- **원격협의진찰료 자문료**(시행령 별표2 3호 타목 2)): 해당 비용의 0%

2.5 보건기관(보건소, 보건지소, 보건진료소)

- 정률

  요양급여비용 총액이 12,000원을 넘는 경우

서식	본인일부부담률 및 부담액	
	6세 이상	6세 미만
의과/치과/한방과	30%	21%

- 정액

  요양급여비용 총액이 12,000원을 넘지 않는 경우

기관종류	진료내용 또는 투약일수		본인부담액
보건소	의과 치과	처방전만을 발급한 경우	500원
		1일분 이상 3일분 이하의 투약을 한 경우	1,100원
		4일분 이상 6일분 이하의 투약을 한 경우	1,300원
		7일분 이상 투약을 한 경우	1,600원
	한방과	침 · 뜸(灸) · 부항 등의 시술만 한 경우	1,100원
		1일분 투약만 한 경우	1,100원
		2일분 투약만 한 경우	1,300원
		3일분 투약만 한 경우	1,600원
		4일분 이상 투약만 한 경우	2,000원
		침 · 뜸(灸) · 부항 등의 시술과 1일분 투약을 한 경우	1,300원
		침 · 뜸 · 부항 등의 시술과 2일분 투약을 한 경우	1,600원
		침 · 뜸 · 부항 등의 시술과 3일분 투약을 한 경우	1,800원
		침 · 뜸 · 부항 등의 시술과 4일분 이상 투약을 한 경우	2,200원
보건지소	의과 치과	처방전만을 발급한 경우	500원
		1일분 이상 3일분 이하의 투약을 한 경우	900원
		4일분 이상 6일분 이하의 투약을 한 경우	1,100원
		7일분 이상 투약을 한 경우	1,400원
	한방과	침 · 뜸 · 부항 등의 시술만 한 경우	1,100원
		1일분 투약만 한 경우	1,100원
		2일분 투약만 한 경우	1,300원
		3일분 투약만 한 경우	1,600원
		4일분 이상 투약만 한 경우	2,000원
		침 · 뜸 · 부항 등의 시술과 1일분 투약을 한 경우	1,300원
		침 · 뜸 · 부항 등의 시술과 2일분 투약을 한 경우	1,600원
		침 · 뜸 · 부항 등의 시술과 3일분 투약을 한 경우	1,800원
		침 · 뜸 · 부항 등의 시술과 4일분 이상 투약을 한 경우	2,200원
보건진료소	모든 경우		900원

주) 보건소 또는 보건지소의 의과 및 치과에서 재활 및 물리치료를 받고 요양급여비용 총액이 12,000원을 넘지 않는 경우의 본인부담액은 위 표의 진료내용 또는 투약일수에 따른 본인부담액에 1일당 500원(재활 및 물리치료 본인부담액)을 더한 금액으로 한다.

2.6 약국 및 한국희귀 · 필수의약품센터

<table>
<tr><th>조제
구분</th><th colspan="2">연령 및 총액조건</th><th colspan="2">본인일부부담률 및 부담액</th><th>끝수계산</th></tr>
<tr><td rowspan="4">처방
조제</td><td rowspan="3">65세
이상</td><td>10,000원 이하</td><td colspan="2">1,000원</td><td>–</td></tr>
<tr><td>10,000원 초과 ~ 12,000원 이하</td><td colspan="2">요양급여비용총액의 20%</td><td rowspan="3">100원 미만
절사</td></tr>
<tr><td>12,000원 초과</td><td colspan="2">요양급여비용총액의 30%</td></tr>
<tr><td>65세
미만</td><td>–</td><td colspan="2">요양급여비용총액의 30%</td></tr>
<tr><td rowspan="4">직접
조제</td><td>–</td><td>4,000원 초과</td><td colspan="2">요양급여비용총액의 40%</td><td>100원 미만
절사</td></tr>
<tr><td rowspan="3">–</td><td rowspan="3">4,000원 이하</td><td>1일분</td><td>1,400원</td><td rowspan="3">–</td></tr>
<tr><td>2일분</td><td>1,600원</td></tr>
<tr><td>3일분 이상</td><td>2,000원</td></tr>
</table>

3. 차상위 본인부담경감대상자

3.1 (차상위1종, 공상등구분:C) 차상위 희귀질환 및 중증난치질환 또는 중증질환 본인부담경감대상자

3.1.1 입원 · 외래

요양종별	본인일부부담률 및 부담액
전종별	0원 (※ 특정항목에 따른 본인부담금만 부담)

주) 본인부담률을 달리 운영하고 있는 특정 항목 및 본인부담률

- **식대**: 기본식대의 20%
- **선별급여 항목**(시행령 별표2 4호): 해당 비용의 30 · 50 · 80 · 90%
- **2 · 3인실 입원료**(시행령 별표2 1호 가목 및 3호 단서 조항)('19.7.1.~)
  - (상급종합병원, '18.7.1.~) 2인실 입원료: 해당 비용의 50%, 3인실 입원료: 해당 비용의 40%
  - (종합병원, '19.7.1.~) 2인실 입원료: 해당 비용의 40%, 3인실 입원료: 해당 비용의 30%
  - (병원 · 한방병원, '19.7.1.~) 2인실: 해당 비용의 40%, 3인실: 해당 비용의 30%
  - (요양병원 중 의료재활시설, 정신병원)
    - ('19.7.1.~ '19.10.31.) 2 · 3인실: 시행령 별표2에 따른 본인부담률

• ('19.11.1.~) 2인실: 해당 비용의 40%, 3인실: 해당 비용의 30%

- **한방 추나요법**(시행령 별표2 3호 라목 9)): 해당 비용의 30% 또는 80%
- **원격협의진찰료 자문료**(시행령 별표2 3호 타목 2)): 해당 비용의 0%
- **상급종합병원 회송료**(시행령 별표2 3호 타목 3)): 해당 비용의 0%

3.2 (차상위2종, 공상등구분: E) 차상위 만성질환 · 18세미만 본인부담경감대상자, (차상위2종 장애인, 공상등구분: F) 차상위 장애인 만성질환 · 18세미만 본인부담경감대상자

3.2.1 입원

<table>
<tr><th rowspan="2">요양 종별</th><th rowspan="2">구분</th><th colspan="2">본인일부부담률 및 부담액</th><th rowspan="2">장애인</th></tr>
<tr><th>요양급여비용총액</th><th>격리입원료</th></tr>
<tr><td rowspan="6">전종별</td><td>일반</td><td>요양급여비용총액의 14%</td><td rowspan="4">해당비용의 5%</td><td rowspan="6">본인일부부담금을 장애인의료비에서 부담. 단, 주) 특정 항목 관련 본인일부부담금은 장애인 의료비 미지원</td></tr>
<tr><td>정신건강의학과 입원진료, 등록희귀 · 중증난치질환자※</td><td>요양급여비용총액의 10%</td></tr>
<tr><td>중증질환자※, 고위험임신부, 치매</td><td>요양급여비용총액의 5%</td></tr>
<tr><td>16~18세 치아홈메우기</td><td>해당 비용의 5% + 나머지 요양급여비용의 14%</td></tr>
<tr><td>6~15세</td><td>요양급여비용총액의 3%</td><td>해당비용의 3%</td></tr>
<tr><td>자연분만, 6세미만, 제왕절개분만, 장기 등 기증자의 장기등 적출, 중증질환자 중 특정기호 V191,V192,V268,V273,V275 환자, 산정특례 결핵질환자 및 잠복결핵 감염자</td><td>요양급여비용총액의 0%</td><td>0%</td></tr>
</table>

※ 산정특례 등록에 따른 종별 변경(2종 → 1종): 국민건강보험공단에서 해당 사업 지침에 따라 변경 및 본인부담 차액 환급 등 관리 운영

주) 본인부담률을 달리 운영하고 있는 특정 항목 및 본인부담률

- **식대**: 해당 비용의 20%(단, 가산식대의 0%)
- **선별급여 항목**(시행령 별표2 4호): 해당 비용의 30 · 50 · 80 · 90%
- **2 · 3인실 입원료**(시행령 별표2 1호 가목 및 3호 단서 조항)
  - (상급종합병원, '18.7.1.~) 2인실: 해당 비용의 50%, 3인실: 해당 비용의 40%
  - (종합병원, '18.7.1.~) 2인실: 해당 비용의 40%, 3인실: 해당 비용의 30%
  - (병원 · 한방병원, '19.7.1.~) 2인실: 해당 비용의 40%, 3인실: 해당 비용의 30%

- (요양병원 중 의료재활시설, 정신병원)
  - ('19.7.1.~'19.10.31.) 2 · 3인실: 시행령 별표2에 따른 본인부담률
  - ('19.11.1.~) 2인실: 해당 비용의 40%, 3인실: 해당 비용의 30%
- **한방 추나요법**(시행령 별표2 3호 라목 10)): 해당 비용의 40% 또는 80%
- **원격협의진찰료 자문료**(시행령 별표2 3호 타목 2)): 해당 비용의 0%
- **상급종합병원 회송료**(시행령 별표2 3호 타목 3)): 해당 비용의 0%

3.2.2 외래

요양종별	구분		본인일부부담률 및 부담액	장애인
상급 종합병원	일반		요양급여비용총액의 14%	본인일부부담금을 장애인의료비에서 부담. 단, 주) 특정 항목 관련 본인일부 부담금은 장애인의료비 미지원
	18세 이하 치아홈메우기		해당 비용의 5% + 나머지 요양급여비용의 14%	
	희귀 · 중증난치질환자※		요양급여비용총액의 10%	
	임신부, 조산아 · 저체중아, 치매, 중증질환자※, 1세미만		요양급여비용총액의 5%	
	중증질환자 중 특정기호 V191, V192 환자, 산정특례 결핵질환자 및 잠복결핵 감염자		요양급여비용총액의 0%	
종합병원 병원 치과병원 한방병원 요양병원 정신병원	그 밖의 외래진료	일반	요양급여비용총액의 14%	
		18세 이하 치아홈메우기	해당 비용의 5% + 나머지 요양급여비용의 14%	
		임신부, 조산아 · 저체중아, 치매, 1세미만	요양급여비용총액의 5%	
		(병원) 건강검진 확진 의료비 지원	요양급여비용총액의 0%	
	만성 질환자	의료급여법 시행령에 따른 만성질환자 ※특정기호 V001, V003, V005, V009, V012, V013, V014, V015, V117, V277, V278, V284, V286, V288	정액(직접조제: 1,500원/ 직접조제 이외: 1,000원) + 특수장비 14%	
	산정특례 환자	중증질환자※, 임신부, 조산아 · 저체중아	정액(직접조제: 1,500원/ 직접조제 이외: 1,000원) + 특수장비 5%	

요양종별	구분	본인일부부담률 및 부담액	장애인
	1세미만	0원 + 특수장비 5%	
	희귀 · 중증난치질환자※	정액(직접조제: 1,500원/ 직접조제 이외: 1,000원) + 특수장비 10%	
	중증질환자 중 특정기호 V191, V192 환자, 산정특례 결핵질환자 및 잠복결핵 감염자	요양급여비용총액의 0%	
의원 치과의원 한의원 보건의료원	일반	정액(직접조제: 1,500원/ 직접조제 이외: 1,000원) + 특수장비 14%	정액 본인일부부담금(1,500원/1,000원) 중 750원만을 장애인의료비에서 지원. 즉, 특수장비와 주) 특정항목 관련 본인일부부담금은 장애인의료비 미지원
	중증질환자※, 임신부, 조산아 · 저체중아, 치매	정액(직접조제: 1,500원/ 직접조제 이외: 1,000원) + 특수장비 5%	
	1세미만	0원 + 특수장비 5%	
	희귀 · 중증난치질환자※	정액(직접조제: 1,500원/ 직접조제 이외: 1,000원) + 특수장비 10%	
	중증질환자 중 특정기호 V191, V192 환자, 산정특례 결핵질환자 및 잠복결핵 감염자, 건강검진 확진 의료비 지원	요양급여비용총액의 0%	
	중증 가정간호, 가정형호스피스	요양급여비용총액의 5%	

※ 산정특례 등록에 따른 종별 변경(2종 → 1종): 국민건강보험공단에서 해당 사업 지침에 따라 변경 및 본인부담 차액 환급 등 관리 운영

주) 본인부담률을 달리 운영하고 있는 특정 항목 및 본인부담률

- **선별급여 항목**(시행령 별표2 4호): 해당 비용의 30 · 50 · 80 · 90%
- **한방 추나요법**(시행령 별표2 3호 라목 10)): 해당 비용의 40% 또는 80%
- **원격협의진찰료 자문료**(시행령 별표2 3호 타목 2)): 해당 비용의 0%
- **상급종합병원 회송료**(시행령 별표2 3호 타목 3)): 해당 비용의 0%

3.3 보건기관(보건소, 보건지소, 보건진료소)

구분	본인일부부담률 및 부담액
입원 · 외래	0원

3.4 약국 및 한국희귀 · 필수의약품센터

구분	본인일부부담률 및 부담액
처방전을 따르지 않고 직접조제	900원
보건소, 보건지소, 보건진료소를 제외한 요양기관에서 발급한 처방전에 따라 조제	500원 (약국 요양급여비용총액의 본인부담률 산정특례 대상으로 종합병원급 이상에서 발급한 처방전에 따라 조제한 경우: 3%, 단, 본인부담액이 500원 미만인 경우에는 500원)
보건소, 보건지소 및 보건진료소에서 발급한 처방전에 따라 조제	0원

※ 장애인의료비에서 지원 안 함

4. 기타

4.1 본인일부부담금 차등 적용 대상자

<table>
<tr><th colspan="2">구분</th><th colspan="2">본인일부부담률 및 부담액</th><th>비고</th></tr>
<tr><td colspan="2">중증질환자
(가정간호 등 포함)</td><td colspan="2">요양급여비용총액의 5%</td><td rowspan="5"></td></tr>
<tr><td colspan="2">희귀질환 및 중증난치질환자
(가정간호 등 포함)</td><td colspan="2">요양급여비용총액의 10%</td></tr>
<tr><td colspan="2">일반 가정간호 등</td><td>요양급여비용총액의 20%</td><td rowspan="2">*(6세미만)
좌측 본인부담률의 70%</td></tr>
<tr><td colspan="2">말기환자 가정형 호스피스</td><td>요양급여비용총액의 20%</td></tr>
<tr><td colspan="2">결핵질환자 및 잠복결핵 감염자
(가정간호 포함)</td><td colspan="2">요양급여비용총액의 0%</td></tr>
<tr><td rowspan="2">약국 요양급여 비용총액의 본인부담률 차등 대상</td><td>상급종합병원 발급 처방전에 따른 조제시</td><td>요양급여비용총액의 50%</td><td rowspan="2">*(6세미만)
좌측 본인부담률의 70%</td><td rowspan="2">(제외대상)
1. 읍 · 면지역 소재 종합병원
2. 보훈병원
3. 국가보훈처장이 진료를 위탁한 상급종합병원 또는 종합병원</td></tr>
<tr><td>종합병원 발급 처방전에 따른 조제시</td><td>요양급여비용총액의 40%</td></tr>
</table>

주) 본인부담률을 달리 운영하고 있는 특정 항목 및 본인부담률

- **식대**: 식대총액(기본식대+가산식대)의 50%
- **선별급여 항목**(시행령 별표2 4호): 해당 비용의 30 · 50 · 80 · 90%
- **격리입원료**(시행령 별표2 1호 가목 1)): 해당 비용의 10%(단, 본인일부부담률이 10%보다 높은 경우만 해당)
- **2 · 3인실 입원료**(시행령 별표2 1호 가목 및 3호 단서 조항)
  - (상급종합병원 , '18.7.1.~) 2인실: 해당 비용의 50%, 3인실: 해당 비용의 40%
  - (종합병원 , '18.7.1.~) 2인실: 해당 비용의 40%, 3인실: 해당 비용의 30%
  - (병원 · 한방병원, '19.7.1.~) 2인실: 해당 비용의 40%, 3인실: 해당 비용의 30%
  - (요양병원 중 의료재활시설, 정신병원)
    - ('19.7.1.~ '19.10.31.) 2 · 3인실: 시행령 별표2에 따른 본인부담률
    - ('19.11.1.~) 2인실: 해당 비용의 40%, 3인실: 해당 비용의 30%
- **한방 추나요법**(시행령 별표2 3호 거목): 해당 비용의 50% 또는 80%
- **원격협의진찰료 자문료**(시행령 별표2 3호 타목 2)): 해당 비용의 0%
- **상급종합병원 회송료**(시행령 별표2 3호 타목 3)): 해당 비용의 0%

4.2 등록 틀니

환자 연령	구분	본인일부부담률 및 부담액
65세 이상	일반환자	요양급여비용총액의 30%
	(차상위1종, 공상등구분 C) 차상위 희귀질환 및 중증난치질환 또는 중증질환 본인부담경감 대상자	요양급여비용총액의 5%
	(차상위2종, 공상등구분 E) 차상위 만성질환 · 18세미만 본인부담경감대상자	요양급여비용총액의 15% (장애인의료비 미지원)
	(차상위2종 장애인, 공상등구분 F) 차상위 장애인 만성질환 · 18세미만 본인부담경감대상자	

4.3 등록 치과임플란트

환자 연령	구분	본인일부부담률 및 부담액
65세 이상	일반환자	요양급여비용총액의 30%
	(차상위1종, 공상등구분 C) 차상위 희귀질환 및 중증난치질환 또는 중증질환 본인부담경감 대상자	요양급여비용총액의 10%
	(차상위2종, 공상등구분 E) 차상위 만성질환 · 18세미만 본인부담경감대상자	요양급여비용총액의 20% (장애인의료비 미지원)
	(차상위2종 장애인, 공상등구분 F) 차상위 장애인 만성질환 · 18세미만 본인부담경감대상자	

4.4 요양급여의 100분의 100미만 범위에서 본인부담률을 달리하는 경우

「국민건강보험법 시행령」 별표 2 제4호 및 「선별급여 지정 및 실시 등에 관한 기준」 제3조 별표1에 따름

요양종별	본인일부부담률 및 부담액	끝수계산
모든 기관	요양급여비용총액의 50% 주)	10원 미만 절사
	요양급여비용총액의 80%	
	요양급여비용총액의 30%	
	요양급여비용총액의 90%	

※ 주) 본인부담률이 50%인 항목의 경우, 「국민건강보험법 시행령」 별표2 제1호 나목에 의한 상급종합병원 본인부담률 60% 적용받는 환자가 상급종합병원에서 진료 받는 경우에는 상기 본인부담률 50%에도 불구하고 본인부담률 60%를 적용한다.

참고문헌

국가법령정보센터 홈페이지 https://www.law.go.kr (2023. 11. 25) 국민건강보험 요양급여의 기준에 관한 규칙(건강보험요양급여규칙), [시행 2023. 11. 20.] [보건복지부령 제974호]

건강보험심사평가원. 「건강보험요양급여비용」, 2023. 2. 강원도 원주

건강보험심사평가원 홈페이지 – 본인부담기준

제3장

국민건강보험 요양급여비용의 산정지침[1)]

학습목표

1. 요양급여비용의 산정지침을 이해한다.
2. 행위 급여 목록 상대가치점수 및 산정지침을 이해한다.

제1절 행위 급여 목록 · 상대가치점수 및 산정지침

1. 기본진료료

1.1 진찰료

가. 진찰료는 외래에서 환자를 진찰한 경우에 처방전의 발행과는 관계없이 산정하며 초진환자를 진찰하였을 경우에는 초진진찰료, 재진환자를 진찰하였을 경우에는 재진진찰료를 산정한다.

(1) 진찰료는 기본진찰료와 외래관리료(진찰료에서 기본진찰료를 제외한 점수)의 소정점수를 합하여 산정한다.

(2) 초진환자란 해당 상병으로 동일 의료기관의 동일 진료과목 의사에게 진료받은 경험이 없는 환자를 말한다.

(3) 재진환자란 해당 상병으로 동일 의료기관의 동일 진료과목 의사에게 계속해서 진

1) 출처 : 건강보험심사평가원(2023), 건강보험요양급여비용 2023년 2월판

료받고 있는 환자를 말한다.

(4) 해당 상병의 치료가 종결되지 아니하여 계속 내원하는 경우에는 내원 간격에 상관없이 재진환자로 본다. 또한, 완치여부가 불분명하여 치료의 종결 여부가 명확하지 아니한 경우 90일 이내에 내원시 재진환자로 본다.

(5) 해당 상병의 치료가 종결된 후 동일 상병이 재발하여 진료를 받기 위해서 내원한 경우에는 초진환자로 본다. 다만 치료종결 후 30일 이내에 내원한 경우에는 재진환자로 본다.

(6) 치료의 종결이라 함은 해당 상병의 치료를 위한 내원이 종결되었거나, 투약이 종결되었을 때로 본다.

(7) 진찰료 중 기본진찰료는 병원관리 및 진찰권발급 등, 외래관리료는 외래환자의 처방 등에 소요되는 비용을 포함한다.

나. 다음 각 호의 1에 해당하는 경우에는 진찰료는 1회 산정한다.

(1) 동일 의사가 동시에 2가지 이상의 상병에 대하여 진찰을 한 경우

(2) 하나의 상병에 대한 진료를 계속 중에 다른 상병이 발생하여 동일 의사가 동시에 진찰을 한 경우(재진진찰료)

(3) 동일한 상병에 대하여 2인 이상의 의사가 동일한 날에 진찰을 한 경우

다. 2개 이상의 진료과목이 설치되어 있고 해당 과의 전문의가 상근하는 요양기관에서 동일환자의 다른 상병에 대하여 전문과목 또는 전문 분야가 다른 진료담당 의사가 각각 진찰한 경우에는 진찰료를 각각 산정할 수 있다.

라. 진료담당 의사가 검사 · 방사선 진단 등을 처방지시하였으나 요양기관의 사정에 의하여 진료 당일에 검사 · 방사선 진단 등을 실시하지 못한 경우에는 검사 · 방사선 진단을 실시한 당일의 진찰료는 산정하지 아니한다.

마. 의료법 제18조에 따라 요양기관인 의료기관의 의사 또는 치과의사가 작성 · 교부한 처방전에 따라 요양기관인 약국 또는 한국희귀의약품센터에서 조제받은 주사제를 투여받기 위해서 당해 요양기관에 당일에 재내원하는 경우에는 진찰료를 별도 산정하지 아니한다.

1.2 입원료 등(입원료 · 무균치료실입원료 · 낮병동입원료 · 신생아입원료 · 중환자실입원료 · 격리실입원료 · 납차폐특수치료실입원료)

가. 입원료 등에는 입원환자 의학관리료(기본점수의 40%), 입원환자 간호관리료(기본점수의 25%), 입원환자 병원관리료(기본점수의 35%)가 포함되어 있으며 요양기관 종별에 따라 산정한다.

(1) 입원료, 중환자실 입원료 기본점수

(가) 입원료 기본점수

1) 상급종합병원: 561.44점(6인실 이상, AB1A0, 151A0), 729.87점(5인실, AB1E0, 151E0), 898.30점(4인실, AB1J0, 151J0), 1,077.96점(3인실, AB1N0, 151N0), 1,437.28점(2인실, AB1S0, 151S0)

2) 종합병원: 495.54점(6인실 이상, AB2A0, 152A0), 644.20점(5인실, AB2E0, 152E0), 792.86점(4인실, AB2J0, 152J0), 951.43점(3인실, AB2N0, 152N0), 1,189.29점(2인실, AB2S0, 152S0)

3) 병원, 정신병원, 치과병원, 한방병원 내 의 · 치과: 431.60점(6인실 이상, AB3A0), 561.07점(5인실, AB3E0), 690.57점(4인실, AB3J0), 828.68점(3인실, AB3N0), 966.80점(2인실, AB3S0)

4) 한방병원, 병원 · 정신병원 · 치과병원 내 한의과: 417.36점(6인실 이상, 153A0), 542.57점(5인실, 153E0), 667.78점(4인실, 153J0), 801.34점(3인실, 153N0), 934.89점(2인실, 153S0)

(나) 일반 중환자실 입원료 기본점수

1) 상급종합병원: 3,852.62점(AJ1B0, 191B0)

2) 종합병원: 1,884.40점(AJ2B0, 192B0)

3) 병원, 정신병원, 치과병원, 한방병원 내 의 · 치과: 1,520.15점(AJ3B0)

4) 한방병원, 병원 · 정신병원 · 치과병원 내 한의과: 1,375.51점(193B0)

(다) 신생아 중환자실 입원료 기본점수

1) 상급종합병원: 4,074.04점(AJ1C0)

2) 종합병원: 3,755.24점(AJ2C0)

3) 병원, 정신병원, 치과병원, 한방병원 내 의과: 3,328.38점(AJ3C0)

(라) 소아 중환자실 입원료 기본점수

1) 상급종합병원: 4,131.35점(AJ1D0, 191D0)
2) 종합병원: 2,773.27점(AJ2D0, 192D0)
3) 병원, 정신병원, 치과병원, 한방병원 내 의 · 치과: 1,864.34점(AJ3D0)
4) 한방병원, 병원 · 정신병원 · 치과병원 내 한의과: 1,686.95점(193D0)

(2) 위 "(1)"에 해당하는 입원료는 위 "(1)"의 기본점수와 간호관리료 차등제에 의한 간호관리료 점수를 가산하여 소정점수로 산정한다.

(3) 위 "(1)"에 해당하지 않은 입원료는 제2부 제1장에 분류된 소정점수를 기본점수로 하며, 위 "가"의 기본점수 구성비율을 동일하게 적용하여 요양기관 종별에 따라 산정한다.

나. 입원료 등을 산정하기 위해서는 국민건강보험법 제43조 및 동법 시행규칙 제12조에 따라 요양기관의 병실 및 병상 현황을 신고하여야 한다.

다. 집중치료실입원료, 무균치료실입원료, 낮병동입원료, 신생아입원료, 중환자실입원료, 격리실입원료, 납차폐특수치료실입원료 등 특수병실 입원료를 산정할 수 있는 경우는 다음과 같으며 특수병실 입원료를 산정하는 경우에는 입원료 등을 중복하여 산정하지 아니한다.

(1) 집중치료실 입원료

(가) 뇌졸중 집중치료실 입원료 : 급성기 뇌졸중환자를 뇌졸중 집중치료실에서 치료 및 지속적으로 관찰한 경우

(나) 고위험임산부 집중치료실 입원료 : 임신 기간 중 또는 출산 후에 고위험임산부로 진단된 임산부를 별도로 마련된 고위험임산부 집중치료실에서 치료 및 지속적으로 관찰한 경우

(2) 무균치료실 입원료 : 조혈모세포이식환자를 「조혈모세포이식의 요양급여에 관한 기준」 제3조제2항제2호가목에서 정한 시설 기준에 적합한 무균치료실에 격리하여 치료한 경우

(3) 낮병동 입원료

(가) 다음 각 호의 1에 해당하는 경우

1) 분만 후 당일 귀가 또는 이송하여 입원료를 산정하지 아니한 경우
2) 지역응급의료기관, 응급의료시설, 응급의료기관이 아닌 종합병원 응급실, 수술실 등에서 처치 · 수술 등을 받고 연속하여 6시간 이상 관찰 후 귀가 또는 이송하여 입원료를 산정하지 아니한 경우

3) 정신건강의학과의 "낮병동"에서 6시간 이상 진료를 받고 당일 귀가한 경우

(나) 낮병동 입원료를 산정하는 당일 외래 또는 응급실에서 진찰을 행한 경우에는 진찰료를 함께 산정할 수 있다. 다만, 예정된 외래 수술을 위해 내원하는 경우 또는 정신건강의학과의 "낮병동"에서 매일 또는 반복하여 진료를 받는 경우에는 진찰료를 산정하지 아니한다.

(다) 낮병동 입원료를 산정하는 당일의 본인일부부담금은 입원진료 본인일부부담률에 따라 산정한다.

(4) 신생아 입원료 : 신생아를 신생아실(신생아실 입원료) 또는 질병이 없는 신생아를 모자동실(모자동실입원료)에서 진료 · 간호한 경우

(5) 중환자실 입원료 : 「의료법 시행규칙」 제34조 [별표 4]에서 정한 중환자실의 시설 · 장비를 갖춘 중환자실(ICU)이 설치된 상급종합병원, 종합병원, 병원, 정신병원에서 지극히 심각한 질환이나 손상을 입어 집중적인 치료 및 간호가 필요한 성인 또는 소아환자(일반 중환자실 입원료 또는 소아중환자실 입원료) 또는 신생아(신생아 중환자실 입원료)를 중환자실에서 진료한 경우

(6) 격리실 입원료 : 다음 각 호의 1에 해당하는 경우. 다만, 당해 전염성 환자만을 수용하는 요양기관에서는 입원료로 산정한다.

(가) 면역이 억제된 환자를 보호하기 위하여 일반 환자와 격리하여 치료한 경우

(나) 일반 환자를 보호하기 위하여 전염력이 강한 전염성 환자를 일반 환자와 격리하여 치료한 경우

(다) 중증화상환자 진료에 격리가 반드시 필요하여 치료한 경우

(라) 기타 보건복지부장관이 반드시 격리가 필요하다고 인정하여 고시하는 경우

(7) 납차폐특수치료실 입원료 : 방사선옥소를 이용한 개봉선원치료를 위하여 원자력안전법령에 의한 시설을 갖춘 요양기관에서 납으로 차폐된 특수치료실에서 관리하는 경우

라. 입원료 등은 1일당으로 다음과 같이 산정한다.

(1) 1일이라 함은 12시(정오)부터 다음 날 12시(정오)까지를 의미한다.

(2) 0~6시 사이에 입원하거나(산정코드 첫 번째 자리에 1로 기재), 18~24시 사이에 퇴원한 경우(산정코드 첫 번째 자리에 2로 기재)에는 입원료 소정점수의 50%를 별도 산정한다.

(3) 6~12시 사이에 입원하거나, 12~18시 사이에 퇴원한 경우에는 동기간의 입원료는 별도 산정하지 아니한다.

(4) 입원과 퇴원이 24시간 이내에 이루어진 경우에는 전체 입원 시간이 6시간 이상인 경우에 한하여 1일의 입원료를 산정한다.

(5) 가-2 입원료는 입원 16일째부터 30일째까지는 해당 점수의 90%를 산정한다(산정코드 첫 번째 자리에 8로 기재).

(6) 가-2 입원료는 입원 31일째부터는 해당 점수의 85%를 산정한다(산정코드 첫 번째 자리에 9로 기재).

입원료 체감제

보험유형	입원일수 및 입원료 산정		
건강보험/의료급여	1~15일	16~30일	31일 이후
	100%	90%	85%

마. 간호인력확보수준에 따른 입원환자 간호관리료 차등제

(1) 일반병동의 직전 분기 평균 환자 수 대비 해당 병동에서 간호업무에 종사하는 직전 분기 평균 간호사수(환자 수 대 간호사수의 비)에 따라 간호인력 확보수준을 다음 각 호의 구분에 따라 등급별로 구분하여 적용한다. 다만, 의원, 치과의원, 한의원, 보건의료원은 일반병동의 직전분기 평균 병상수 대비 해당 병동에서 간호업무에 종사하는 직전분기 평균 간호사수(병상 수대 간호사수의 비)에 따라 간호인력확보 수준을 다음 각 호의 구분에 따라 등급별로 구분하여 적용한다.

(가) 상급종합병원

1) S등급 : 1.5:1 미만인 경우

2) 1등급 : 2.0:1 미만 1.5:1 이상인 경우

3) 2등급 : 2.5:1 미만 2.0:1 이상인 경우

4) 3등급 : 2.5:1 이상인 경우

(나) 종합병원

1) S등급 : 1.5:1 미만인 경우

2) A등급 : 2.0:1 미만 1.5:1 이상인 경우

3) 1등급 : 2.5:1 미만 2.0:1 이상인 경우

4) 2등급 : 3.0:1 미만 2.5:1 이상인 경우
5) 3등급 : 4.0:1 미만 3.0:1 이상인 경우
6) 4등급 : 6.0:1 미만 4.0:1 이상인 경우
7) 5등급 : 6.0:1 이상인 경우

(다) 병원, 정신병원, 치과병원, 한방병원
1) A등급 : 2.0:1 미만인 경우
2) 1등급 : 2.5:1 미만 2.0:1 이상인 경우
3) 2등급 : 3.0:1 미만 2.5:1 이상인 경우
4) 3등급 : 3.5:1 미만 3.0:1 이상인 경우
5) 4등급 : 4.0:1 미만 3.5:1 이상인 경우
6) 5등급 : 6.0:1 미만 4.0:1 이상인 경우
7) 6등급 : 6.0:1 이상인 경우

(라) 의원, 치과의원, 한의원, 보건의료원
1) 1등급 : 2.5:1 미만인 경우
2) 2등급 : 3.0:1 미만 2.5:1 이상인 경우
3) 3등급 : 3.5:1 미만 3.0:1 이상인 경우
4) 4등급 : 4.0:1 미만 3.5:1 이상인 경우
5) 5등급 : 4.5:1 미만 4.0:1 이상인 경우
6) 6등급 : 4.5:1 이상인 경우

(2) 일반병동의 병상은 요양기관 전체병상에서 응급실, 신생아실, 분만실, 회복실, 중환자실, 집중치료실, 격리실, 무균치료실, 인공신장실, 납차폐특수치료실, 낮병동 등을 제외한 입원병실의 병상을 말한다. 이때 별도의 병동으로 구분 운영하지 않는 격리실, 무균치료실, 납차폐특수치료실 등은 일반병동의 병상으로 본다. 다만, 「정신건강증진 및 정신질환자 복지서비스 지원에 관한 법률」에 의한 정신의료기관 중 폐쇄병동의 경우 일반병동의 병상에서 제외할 수 있다.

(3) 간호인력확보수준에 따른 입원료는 등급별로 다음과 같이 가감하여 산정한다. 다만, 위 "(2)"에서 「정신건강증진 및 정신질환자 복지서비스 지원에 관한 법률」에 의한 정신보건의료기관 중 폐쇄병동을 일반병동의 병상에서 제외한 경우 폐쇄병동의 입원료는 (가)의 요양기관은 3등급 입원료를 산정하고, (나)의 요양기관은 각 소재지 구분에 따른 해당 5등급 입원료를 산정하고, (다)의 요양기관은 각 소

재지 구분에 따른 해당 6등급 입원료를 산정하고, (라)의 요양기관은 6등급 입원료로 산정한다.

(가) 상급종합병원

1) S등급 : 1등급 입원료 소정점수의 15% 가산[코드는 AB1AS, 151AS, AB1ES, 151ES, AB1JS, 151JS, AB1NS, 151NS, AB1SS, 151SS 사용]

2) 1등급(기준 등급) : 입원료 소정점수로 산정[코드는 AB1A1, 151A1, AB1E1, 151E1, AB1J1, 151J1, AB1N1, 151N1, AB1S1, 151S1 사용]

3) 2등급 : 1등급 입원료 소정점수의 10% 감산[코드는 AB1A2, 151A2, AB1E2, 151E2, AB1J2, 151J2, AB1N2, 151N2, AB1S2, 151S2 사용]

4) 3등급 : 2등급 입원료 소정점수의 10% 감산[코드는 AB1A3, 151A3, AB1E3, 151E3, AB1J3, 151J3, AB1N3, 151N3, AB1S3, 151S3 사용]

(나) 종합병원

1) S등급 : A등급 입원료 소정점수의 12% 가산[코드는 AB2AS, 152AS, AB2ES, 152ES, AB2JS, 152JS, AB2NS, 152NS, AB2SS, 152SS 사용]

2) A등급 : 1등급 입원료 소정점수의 12% 가산[코드는 AB2AA, 152AA, AB2EA, 152EA, AB2JA, 152JA, AB2NA, 152NA, AB2SA, 152SA 사용]

3) 1등급(기준 등급) : 입원료 소정점수로 산정[코드는 AB2A1, 152A1, AB2E1, 152E1, AB2J1, 152J1, AB2N1, 152N1, AB2S1, 152S1 사용]

4) 2등급 : 1등급 입원료 소정점수의 10% 감산[코드는 AB2A2, 152A2, AB2E2, 152E2, AB2J2, 152J2, AB2N2, 152N2, AB2S2, 152S2 사용]

5) 3등급 : 2등급 입원료 소정점수의 10% 감산[코드는 AB2A3, 152A3, AB2E3, 152E3, AB2J3, 152J3, AB2N3, 152N3, AB2S3, 152S3 사용]

6) 4등급 : 3등급 입원료 소정점수의 10% 감산[코드는 AB2A4, 152A4, AB2E4, 152E4, AB2J4, 152J4, AB2N4, 152N4, AB2S4, 152S4 사용]

7) 5등급

가) 「소득세법」 시행규칙 제7조제4호에 의한 의료취약지역 소재 요양기관은 4등급 입원료 소정점수의 15% 감산[코드는 AB2B5, 152B5, AB2F5, 152F5, AB2K5, 152K5, AB2P5, 152P5, AB2T5, 152T5

사용]

나) 서울특별시 및 광역시 구지역 소재 요양기관은 4등급 입원료 소정점수의 30% 감산[코드는 AB2C5, 152C5, AB2G5, 152G5, AB2L5, 152L5, AB2Q5, 152Q5, AB2U5, 152U5 사용]

다) 위 "가)" 및 "나)"에 해당되지 아니하는 요양기관은 4등급 입원료 소정점수의 25% 감산[코드는 AB2D5, 152D5, AB2H5, 152H5, AB2M5, 152M5, AB2R5, 152R5, AB2V5, 152V5 사용]

(다) 병원, 정신병원, 치과병원, 한방병원

1) A등급 : 1등급 입원료 소정점수의 10% 가산[코드는 요양기관종별로 AB3AA, 153AA, AB3EA, 153EA, AB3JA, 153JA, AB3NA*, 153NA*, AB3SA*, 153SA* 사용]

2) 1등급 : 2등급 입원료 소정점수의 10% 가산[코드는 요양기관종별로 AB3A1, 153A1, AB3E1, 153E1, AB3J1, 153J1, AB3N1*, 153N1*, AB3S1*, 153S1* 사용]

3) 2등급 : 3등급 입원료 소정점수의 10% 가산[코드는 요양기관종별로 AB3A2, 153A2, AB3E2, 153E2, AB3J2, 153J2, AB3N2*, 153N2*, AB3S2*, 153S2* 사용]

4) 3등급 : 4등급 입원료 소정점수의 10% 가산[코드는 요양기관종별로 AB3A3, 153A3, AB3E3, 153E3, AB3J3, 153J3, AB3N3*, 153N3*, AB3S3*, 153S3* 사용]

5) 4등급(기준 등급) : 입원료 소정점수로 산정[코드는 요양기관종별로 AB3A4, 153A4, AB3E4, 153E4, AB3J4, 153J4, AB3N4*, 153N4*, AB3S4*, 153S4* 사용]

6) 5등급 : 4등급 입원료 소정점수의 10% 감산[코드는 요양기관종별로 AB3A5, 153A5, AB3E5, 153E5, AB3J5, 153J5, AB3N5*, 153N5*, AB3S5*, 153S5* 사용]

7) 6등급

가) 「소득세법」 시행규칙 제7조제4호에 의한 의료취약지역 소재 요양기관은 5등급 입원료 소정점수의 15% 감산 [코드는 요양기관종별로 AB3B6, 153B6, AB3F6, 153F6, AB3K6, 153K6, AB3P6*,

153P6*, AB3T6*, 153T6* 사용]

나) 서울특별시 및 광역시 구지역 소재 요양기관은 5등급 입원료 소정점수의 30% 감산[코드는 요양기관종별로 AB3C6, 153C6, AB3G6, 153G6, AB3L6, 153L6, AB3Q6*, 153Q6*, AB3U6*, 153U6* 사용]

다) 위 "가)" 및 "나)"에 해당되지 아니하는 요양기관은 5등급 입원료 소정점수의 20% 감산[코드는 요양기관종별로 AB3D6, 153D6, AB3H6, 153H6, AB3M6, 153M6, AB3R6*, 153R6*, AB3V6*, 153V6* 사용]

8) 위 "1)~7)"의 코드 중 *에 해당하는 코드는 병원 · 정신병원 · 한방병원만 산정한다.

(라) 의원, 치과의원, 한의원, 보건의료원

1) 1등급 : 입원료 소정점수의 50% 가산[코드는 요양기관종별로 AB4A1, 154A1, AB4E1, 154E1, AB4J1, 154J1 사용]

2) 2등급 : 입원료 소정점수의 40% 가산[코드는 요양기관종별로 AB4A2, 154A2, AB4E2, 154E2, AB4J2, 154J2 사용]

3) 3등급 : 입원료 소정점수의 30% 가산[코드는 요양기관종별로 AB4A3, 154A3, AB4E3, 154E3, AB4J3, 154J3 사용]

4) 4등급 : 입원료 소정점수의 20% 가산[코드는 요양기관종별로 AB4A4, 154A4, AB4E4, 154E4, AB4J4, 154J4 사용]

5) 5등급 : 입원료 소정점수의 10% 가산[코드는 요양기관종별로 AB4A5, 154A5, AB4E5, 154E5, AB4J5, 154J5 사용]

6) 6등급 : 입원료 소정점수로 산정[코드는 요양기관종별로 AB4A6, 154A6, AB4E6, 154E6, AB4J6, 154J6 사용]

(4) 다만, 위 "(3)"에도 불구하고 「요양급여의 적용기준 및 방법에 관한 세부사항」의 〈간호인력 확보수준에 따른 간호관리료 차등적용 관련 기준〉에 따라 요양기관 입원환자 간호관리료 차등제 산정현황을 미제출한 상급종합병원, 종합병원, 병원, 정신병원, 치과병원, 한방병원의 입원료 산정방법은 다음과 같이 한다.

(가) 상급종합병원: 3등급 입원료 소정점수의 50% 감산[코드는 AB1A9, 151A9, AB1E9, 151E9, AB1J9, 151J9, AB1N9, 151N9, AB1S9, 151S9 사용]

(나) 종합병원 : 4등급 입원료 소정점수의 50% 감산[코드는 AB2A9, 152A9,

AB2E9, 152E9, AB2J9, 152J9, AB2N9, 152N9, AB2S9, 152S9 사용]

(다) 병원, 정신병원, 치과병원, 한방병원

1) 5등급 입원료 소정점수의 50% 감산[코드는 AB3A9, 153A9, AB3E9, 153E9, AB3J9, 153J9, AB3N9*, 153N9*, AB3S9*, 153S9* 사용]

2) 위 "1)"의 코드 중 *에 해당하는 코드는 병원 · 정신병원 · 한방병원만 산정한다.

바. 간호인력확보수준에 따른 일반 중환자실 입원환자 간호관리료 차등제

(1) 일반 중환자실의 직전 분기 평균 환자 수 대비 해당 병동에서 간호업무에 종사하는 직전 분기 평균 간호사수(환자 수 대 간호사수의 비)에 따라 간호인력확보수준을 다음 각 호에 따라 등급별로 구분하여 적용한다.

(가) 상급종합병원

1) S등급 : 0.23:1 미만인 경우

2) A등급 : 0.33:1 미만 0.23:1 이상인 경우

3) 1등급 : 0.43:1 미만 0.33:1 이상인 경우

4) 2등급 : 0.53:1 미만 0.43:1 이상인 경우

5) 3등급 : 0.53:1 이상인 경우

(나) 종합병원, 병원, 정신병원, 치과병원, 한방병원

1) S등급 : 0.23:1 미만인 경우

2) A등급 : 0.33:1 미만 0.23:1 이상인 경우

3) 1등급 : 0.43:1 미만 0.33:1 이상인 경우

4) 2등급 : 0.53:1 미만 0.43:1 이상인 경우

5) 3등급 : 0.63:1 미만 0.53:1 이상인 경우

6) 4등급 : 0.83:1 미만 0.63:1 이상인 경우

7) 5등급 : 1.25:1 미만 0.83:1 이상인 경우

8) 6등급 : 1.67:1 미만 1.25:1 이상인 경우

9) 7등급 : 1.67:1 이상인 경우

(2) 간호인력확보수준에 따른 일반 중환자실 입원료는 등급별로 다음과 같이 가감하여 산정한다.

(가) 상급종합병원

1) S등급 : 일반 중환자실 A등급 입원료 소정점수의 20% 가산[코드는

AJ1BS, 191BS 사용]

2) A등급 : 일반 중환자실 1등급 입원료 소정점수의 20% 가산[코드는 AJ1BA, 191BA 사용]

3) 1등급(기준 등급) : 일반 중환자실 입원료 소정점수로 산정[코드는 AJ1B1, 191B1 사용]

4) 2등급: 일반 중환자실 1등급 입원료 소정점수의 20% 감산[코드는 AJ1B2, 191B2 사용]

5) 3등급: 일반 중환자실 2등급 입원료 소정점수의 20% 감산[코드는 AJ1B3, 191B3 사용]

(나) 종합병원, 병원, 정신병원, 치과병원, 한방병원

1) S등급 : 일반 중환자실 A등급 입원료 소정점수의 20% 가산[코드는 요양기관종별로 AJ2BS, 192BS, AJ3BS, 193BS 사용]

2) A등급 : 일반 중환자실 1등급 입원료 소정점수의 20% 가산[코드는 요양기관종별로 AJ2BA, 192BA, AJ3BA, 193BA 사용]

3) 1등급 : 일반 중환자실 2등급 입원료 소정점수의 20% 가산[코드는 요양기관종별로 AJ2B1, 192B1, AJ3B1, 193B1 사용]

4) 2등급 : 일반 중환자실 3등급 입원료 소정점수의 20% 가산[코드는 요양기관종별로 AJ2B2, 192B2, AJ3B2, 193B2 사용]

5) 3등급(기준 등급) : 일반 중환자실 입원료 소정점수로 산정[코드는 요양기관종별로 AJ2B3, 192B3, AJ3B3, 193B3 사용]

6) 4등급 : 일반 중환자실 3등급 입원료 소정점수의 20% 감산[코드는 요양기관종별로 AJ2B4, 192B4, AJ3B4, 193B4 사용]

7) 5등급 : 일반 중환자실 4등급 입원료 소정점수의 20% 감산[코드는 요양기관종별로 AJ2B5, 192B5, AJ3B5, 193B5 사용]

8) 6등급 : 일반 중환자실 5등급 입원료 소정점수의 20% 감산[코드는 요양기관종별로 AJ2B6, 192B6, AJ3B6, 193B6 사용]

9) 7등급

① 「소득세법」 시행규칙 제7조제4호에 의한 의료취약지역 소재 요양기관은 일반 중환자실 6등급 입원료 소정점수[코드는 요양기관종별로 AJ2B6, 192B6, AJ3B6, 193B6 사용]

② 위 "①"에 해당되지 아니하는 요양기관은 일반 중환자실 6등급 입원료 소정점수의 20% 감산[코드는 요양기관종별로 AJ2B7, 192B7, AJ3B7, 193B7 사용]

(3) 다만, 위 "(2)"에도 불구하고 「요양급여의 적용기준 및 방법에 관한 세부사항」의 〈중환자실 간호인력 확보수준에 따른 입원환자 간호관리료 차등 적용 기준〉에 따라 일반 중환자실 입원환자 간호관리료 차등제 산정현황을 미제출한 상급종합병원, 종합병원, 병원, 정신병원, 치과병원, 한방병원의 입원료 산정방법은 다음과 같이 한다.

1) 상급종합병원 : 일반 중환자실 3등급 입원료 소정점수의 50% 감산[코드는 AJ1B9, 191B9 사용]

2) 종합병원, 병원, 정신병원, 치과병원, 한방병원 : 일반 중환자실 7등급 입원료 소정점수의 50% 감산[코드는 요양기관종별로 AJ2B9, 192B9, AJ3B9, 193B9 사용]

사. 간호인력확보수준에 따른 신생아 중환자실 입원환자 간호관리료 차등제

(1) 신생아 중환자실의 직전 분기 평균 환자 수 대비 해당 병동에서 간호업무에 종사하는 직전 분기 평균 간호사수(환자 수 대 간호사의 비)에 따라 간호인력확보수준을 다음 각 호에 따라 등급별로 구분하여 적용한다.

(가) S등급 : 0.23:1 미만인 경우

(나) A등급 : 0.33:1 미만 0.23:1 이상인 경우

(다) 1등급 : 0.43:1 미만 0.33:1 이상인 경우

(라) 2등급 : 0.53:1 미만 0.43:1 이상인 경우

(마) 3등급 : 0.63:1 미만 0.53:1 이상인 경우

(바) 4등급 : 0.63:1 이상인 경우

(2) 간호인력확보수준에 따른 신생아 중환자실 입원료는 등급별로 다음과 같이 가감하여 산정한다.

(가) 상급종합병원, 종합병원

1) S등급 : 신생아 중환자실 A등급 입원료 소정점수의 20% 가산[코드는 AJ1CS 사용]

2) A등급 : 신생아 중환자실 1등급 입원료 소정점수의 20% 가산[코드는 AJ1CA 사용]

3) 1등급(기준 등급) : 신생아 중환자실 입원료 소정점수로 산정[코드는 AJ1C1 사용]

4) 2등급 : 신생아 중환자실 1등급 입원료 소정점수의 5% 감산[코드는 AJ1C2 사용]

5) 3등급 : 신생아 중환자실 2등급 입원료 소정점수의 5% 감산[코드는 AJ1C3 사용]

6) 4등급 : 신생아 중환자실 3등급 입원료 소정점수의 10% 감산[코드는 AJ1C4 사용]

(나) 종합병원, 병원, 정신병원, 치과병원, 한방병원

1) S등급 : 신생아 중환자실 A등급 입원료 소정점수의 20% 가산[코드는 요양기관종별로 AJ2CS, AJ3CS 사용]

2) A등급 : 신생아 중환자실 1등급 입원료 소정점수의 20% 가산[코드는 요양기관종별로 AJ2CA, AJ3CA 사용]

3) 1등급 : 신생아 중환자실 2등급 입원료 소정점수의 20% 가산[코드는 요양기관종별로 AJ2C1, AJ3C1 사용]

4) 2등급 : 신생아 중환자실 3등급 입원료 소정점수의 20% 가산[코드는 요양기관종별로 AJ2C2, AJ3C2 사용]

5) 3등급(기준 등급) : 신생아 중환자실 입원료 소정점수로 산정[코드는 요양기관종별로 AJ2C3, AJ3C3 사용]

6) 4등급 : 신생아 중환자실 3등급 입원료 소정점수의 20% 감산[코드는 요양기관종별로 AJ2C4, AJ3C4 사용]

아. 간호인력확보수준에 따른 소아 중환자실 입원환자 간호관리료 차등제

(1) 소아 중환자실의 직전 분기 평균 환자 수 대비 해당 병동에서 간호업무에 종사하는 직전 분기 평균 간호사수(환자 수 대 간호사수의 비)에 따라 간호인력확보수준을 다음 각 호에 따라 등급별로 구분하여 적용한다.

(가) S등급 : 0.23:1 미만인 경우

(나) A등급 : 0.33:1 미만 0.23:1 이상인 경우

(다) 1등급 : 0.43:1 미만 0.33:1 이상인 경우

(라) 2등급 : 0.53:1 미만 0.43:1 이상인 경우

(마) 3등급 : 0.53:1 이상인 경우

(2) 간호인력확보수준에 따른 소아 중환자실 입원료는 등급별로 다음과 같이 가감하여 산정한다.

(가) 상급종합병원

1) S등급 : 소아 중환자실 A등급 입원료 소정점수의 20% 가산[코드는 AJ1DS, 191DS 사용]

2) A등급 : 소아 중환자실 1등급 입원료 소정점수의 20% 가산[코드는 AJ1DA, 191DA 사용]

3) 1등급(기준 등급) : 소아 중환자실 입원료 소정점수로 산정[코드는 AJ1D1, 191D1 사용]

4) 2등급 : 소아 중환자실 1등급 입원료 소정점수의 20% 감산[코드는 AJ1D2, 191D2 사용]

5) 3등급 : 소아 중환자실 2등급 입원료 소정점수의 20% 감산[코드는 AJ1D3, 191D3 사용]

(나) 종합병원, 병원, 정신병원, 치과병원, 한방병원

1) S등급 : 소아 중환자실 A등급 입원료 소정점수의 20% 가산[코드는 요양기관종별로 AJ2DS, 192DS, AJ3DS, 193DS 사용]

2) A등급 : 소아 중환자실 1등급 입원료 소정점수의 20% 가산[코드는 요양기관종별로 AJ2DA, 192DA, AJ3DA, 193DA 사용]

3) 1등급 : 소아 중환자실 2등급 입원료 소정점수의 20% 가산[코드는 요양기관종별로 AJ2D1, 192D1, AJ3D1, 193D1 사용]

4) 2등급 : 소아 중환자실 3등급 입원료 소정점수의 20% 가산[코드는 요양기관종별로 AJ2D2, 192D2, AJ3D2, 193D2 사용]

5) 3등급(기준 등급) : 소아 중환자실 입원료 소정점수로 산정[코드는 요양기관종별로 AJ2D3, 192D3, AJ3D3, 193D3 사용]

(3) 다만, 위 "(2)"에도 불구하고 「요양급여의 적용기준 및 방법에 관한 세부사항」의 〈중환자실 간호인력 확보수준에 따른 입원환자 간호관리료 차등 적용 기준〉에 따라 소아 중환자실 입원환자 간호관리료 차등제 산정현황을 미제출한 상급종합병원, 종합병원, 병원, 정신병원, 치과병원, 한방병원의 입원료는 소아 중환자실 3등급 입원료 소정점수의 50%를 감산하여 산정한다. [코드는 요양기관종별로 AJ1D9, 191D9, AJ2D9, 192D9, AJ3D9, 193D9 사용]

자. 위 "마", "바", "사" 및 "아"의 간호인력확보수준에 따른 간호관리료 차등제의 간호관리료는 등급별 소정점수에서 "2. 입원료 등 가. (1) (가)"에 의한 기본점수를 감한 점수로 한다.

1.3 의약품관리료

가. 외래환자 의약품관리료는 다음과 같이 산정한다.
  (1) 상급종합병원, 종합병원, 병원, 정신병원, 치과병원, 요양병원 · 한방병원 내 의 · 치과
    (가) 외래환자에게 투약한 경우 방문당으로 산정한다.
    (나) 외용약 및 주사제(약가를 산정하지만 주사료 등이 발생하지 아니하는 경우를 포함)를 복합 또는 단독으로 조제한 경우에도 외래환자 의약품관리료[방문당] 소정점수를 산정한다.
  (2) 의원, 치과의원, 보건의료원 의 · 치과
    (가) 내복약 조제일수에 따라 산정한다.
    (나) 외용약 또는 주사제를 내복약과 복합으로 조제한 경우에는 내복약의 조제일수에 의한다.
    (다) 위 "(가)"의 규정에도 불구하고 외용약 및 주사제(약가를 산정하지만 주사료 등이 발생하지 아니하는 경우를 포함)를 복합 또는 단독으로 조제한 경우에는 1일분 소정점수를 산정한다.

나. 입원환자 의약품관리료는 입원환자에 대하여 입원기간 중 투약한 경우에 투약일수에 따라 산정한다.

다. 한방병원, 한의원, 보건의료원 한의과, 상급종합병원 · 종합병원 · 병원 · 정신병원 · 요양병원 · 치과병원 내 한의과 등은 산정하지 아니한다.

1.4 가정간호 기본방문료

가. 진료담당의사 또는 한의사(이하 "진료담당의사"라 함)의 진단과 처방에 따라 가정전문간호사가 가정간호대상 환자에게 가정간호를 행하는 경우에 산정하다.

나. 다음 각 호의 1에 해당하는 경우에는 가정간호 기본방문료 이외에 제2부 각 장에서

분류된 항목의 점수를 입원환자 산정기준에 따라 별도로 산정할 수 있다. 다만, 의약품관리료는 외래환자 의약품관리료를 산정하고, 조제료는 퇴원환자 조제료를 산정한다.

(1) 진료담당의사의 진단과 처방에 따라 가정전문간호사가 직접 방문하여 검사(요일반검사, 반정량 당검사, 경피적혈액산소포화도 측정에 한함), 투약, 주사 및 처치(제9장 제1절에 분류되지 아니한 간단한 처치의 비용은 기본방문료에 포함되므로 별도 산정하지 아니한다) 등을 실시한 경우

(2) 진료담당의사의 진단과 처방에 따라 가정전문간호사가 직접 방문하여 검사에 필요한 검체를 채취하여 검사한 경우. 이 때 검체채취, 검체운반 등에 따른 비용은 별도 산정하지 아니한다.

1.5 의료질평가지원금

가. 상급종합병원, 종합병원에 한하여 「의료질평가지원금 산정을 위한 기준」의 평가결과에 따라 3개 분야(환자안전 · 의료질 · 공공성 · 전달체계 및 지원활동 분야, 교육수련 분야, 연구개발 분야)별 최종등급에 해당하는 소정점수를 산정한다. 다만, 보건복지부 장관이 별도로 정하는 경우는 의료질평가지원금 산정을 제외한다.

나. 입원 의료질평가지원금은 각 분야의 등급별로 아래 항목의 산정횟수와 동일하게 산정한다. 다만, 입원료 중 병원관리료만을 산정하는 경우에는 제외한다.

(1) 입원료(가-2)

(2) 집중치료실 입원료(가-3-1), 다만 AC600은 제외

(3) 무균치료실 입원료(가-4)

(4) 낮병동 입원료(가-6)

(5) 신생아 입원료(가-7가, 가-7나)

(6) 중환자실 입원료(가-9가, 가-9나, 가-9다), 다만 AJ001, AJ004, AJ006, AJ008, AJ061, AJ062, AJ063, AJ064, AJ065, AJ066, AJ067, AJ068, AJ071, AJ072, AJ073, AJ074, AJ075, AJ076, AJ077, AJ078, AJ081, AJ082, AJ083, AJ084, AJ085, AJ086, AJ087, AJ088, 19001, 19004, 19006, 19008, 19061, 19062, 19063, 19064, 19065, 19066, 19067, 19068, 19081, 19082, 19083, 19084, 19085, 19086, 19087, 19088은 제외

(7) 격리실 입원료(가-10)

(8) 납차폐특수치료실 입원료(가-10-1)

다. 외래 의료질평가지원금은 각 분야의 등급별로 아래 항목의 산정횟수와 동일하게 산정한다.

(1) 외래환자 진찰료(가-1), 다만 재진진찰료(가-1나)의 "주6" 및 "주8"은 제외

(2) 응급진료 전문의 진찰료(응-2)

(3) 권역외상센터 전문의 진찰료(응-2-1)

1.6 전문병원 관리료 등(전문병원 관리료 · 전문병원(병원 · 정신병원 · 요양병원 · 한방병원) 의료질 평가지원금)

가. 전문병원 관리료는 「의료법」 제3조의5에 따라 전문병원으로 지정받은 의료기관에서 산정한다.

(1) 전문병원 입원관리료는 다음과 같이 각 분야별로 소정점수를 산정한다.

(가) 1분야는 뇌혈관, 수지접합, 심장, 알코올, 유방, 화상, 주산기 질환 및 소아청소년과 진료과목으로 지정받은 전문병원에서 산정한다.

(나) 2분야는 중풍 질환 및 산부인과, 안과, 외과, 이비인후과, 신경과, 한방부인과 진료과목으로 지정받은 전문병원에서 산정한다.

(다) 3분야는 관절, 대장항문, 척추 질환으로 지정받은 전문병원에서 산정한다.

(라) 전문병원 입원관리료 산정횟수는 아래 항목의 산정횟수와 동일하게 산정한다. 다만, 입원료 중 병원관리료만을 산정하는 경우에는 제외한다.

1) 입원료(가-2)

2) 집중치료실 입원료(가-3-1), 다만 AC600은 제외

3) 무균치료실 입원료(가-4)

4) 낮병동 입원료(가-6)

5) 신생아 입원료(가-7가, 가-7나)

6) 중환자실 입원료(가-9가, 가-9나, 가-9다), 다만 AJ001, AJ004, AJ006, AJ008, AJ061, AJ062, AJ063, AJ064, AJ065, AJ066, AJ067, AJ068, AJ071, AJ072, AJ073, AJ074, AJ075, AJ076, AJ077, AJ078, AJ081, AJ082, AJ083, AJ084, AJ085, AJ086,

AJ087, AJ088, 19001, 19004, 19006, 19008, 19061, 19062, 19063, 19064, 19065, 19066, 19067, 19068, 19081, 19082, 19083, 19084, 19085, 19086, 19087, 19088은 제외

7) 격리실 입원료(가-10)

8) 납차폐특수치료실 입원료(가-10-1)

(2) 전문병원 외래관리료는 안과, 이비인후과 진료과목으로 지정받은 전문병원에서 외래환자 진찰료(가-1)의 산정횟수와 동일하게 산정하되, 재진진찰료(가-1나)의 "주6" 및 "주8"은 제외한다.

나. 전문병원(병원 · 정신병원 · 요양병원 · 한방병원) 의료질평가지원금은 「의료질평가지원금 산정을 위한 기준」의 평가결과에 따라 최종등급에 해당하는 소정 점수를 산정한다.

(1) 전문병원(병원 · 정신병원 · 한방병원) 입원 의료질평가지원금은 해당 등급별로 아래 항목의 산정횟수와 동일하게 산정한다. 다만, 입원료 중 병원관리료만을 산정하는 경우에는 제외한다.

(가) 입원료(가-2)

(나) 집중치료실 입원료(가-3-1), 다만 AC600은 제외

(다) 무균치료실 입원료(가-4)

(라) 낮병동 입원료(가-6)

(마) 신생아 입원료(가-7가, 가-7나)

(바) 중환자실 입원료(가-9가, 가-9나, 가-9다), 다만 AJ001, AJ003, AJ004, AJ005, AJ041, AJ042, AJ043, AJ044, 19001, 19003, 19004, 19005, 19043, 19044는 제외

(사) 격리실 입원료(가-10)

(아) 납차폐특수치료실 입원료(가-10-1)

(2) 전문병원(요양병원) 입원 의료질평가지원금은 해당 등급별로 아래 항목의 산정횟수와 동일하게 산정한다. 다만, 입원료 중 병원관리료만 산정하는 경우와 외박수가를 산정하는 경우에는 제외한다.

(가) 환자군별 정액수가(요-1, 요-2, 요-3, 요-4, 요-5, 요-6, 요-7)

(나) 요양병원 입원료(요-51)

(다) 낮병동 입원료(요-52)

(라) 중환자실 입원료(요-53), 다만, AJ002, 19002는 제외

(마) 격리실 입원료(요-54)

(3) 전문병원(병원 · 정신병원 · 요양병원 · 한방병원) 외래 의료질평가지원금은 해당 등급별로 외래환자 진찰료(가-1)의 산정횟수와 동일하게 산정하되, 재진진찰료(가-1나)의 "주6" 및 "주8"은 제외한다.

다. "1.6-가", "1.6-나"항의 규정에도 불구하고 「의료법」 제3조의5에 따라 전문병원으로 지정받은 종합병원 · 병원 · 정신병원 · 요양병원 · 한방병원이 지정기간 동안 지정기준을 유지하지 못하는 경우에는 3월 이내의 범위 내에서 기간을 정하여 시정하도록 하고, 동 시정기간 내에 시정하지 아니한 때에는 시정기간 종료 익일부터는 "전문병원 관리료" 및 "전문병원(병원 · 정신병원 · 요양병원 · 한방병원) 의료질평가지원금"을 산정하지 아니한다.

2. 검사료

가. 제2장에 기재되지 아니한 검사로서 외관, 취기, 색도 등의 간단한 검사 또는 계산방법에 의하여 검사치를 얻는 경우에는 검사료를 산정하지 아니한다.

나. 대칭기관에 대한 양측검사를 하였을 때에도 "편측"이라는 표기가 없는 한 소정점수만 산정한다.

다. 검사에 사용된 약제 및 재료대(1회용 주사침 및 주사기 포함)는 소정점수에 포함되므로 별도 산정하지 아니한다. 다만, 다음의 경우에는 "약제 및 치료 재료의 비용에 대한 결정기준"에 의하여 별도 산정한다.

(1) 인체에 주입된 약제

(2) 부하시험시 사용된 약제

(3) 안기능검사시 사용된 필름, 형광물질, 사진현상 및 인화료

(4) 내시경검사시 사용된 슬라이드 필름 및 사진현상료, 포라로이드필름 또는 칼라프린터 인화지

(5) 핵의학 기능검사시 사용된 방사성 동위원소 및 약제

(6) 제2장 분류항목에 별도로 규정한 약제 및 재료대

(7) 기타 보건복지부장관이 별도로 인정한 약제 및 재료대

라. 인체에서 채취한 가검물에 대한 검사를 "(부록) 검체검사 위탁에 관한 기준"에서 정한

수탁기관으로 위탁하는 경우에는 제2장 제1절 및 제2절 분류항목 소정점수(가감률 적용 포함)의 87%를 산정(산정코드 네 번째 자리 Z로 기재)하고, 해당 점수에 수탁기관의 점수당 단가를 곱하여 계산한 금액의 10%를 "위탁검사관리료"로 산정한다.

마. (별표)에 열거한 항목은 다음 중 어느 하나에 해당하는 경우에만 산정하되, (1), (2) 및 (3)의 경우에는 소정점수의 10%를 가산하여 산정한다(산정코드 세 번째 자리에 6으로 기재).

(1) 진단검사의학과 전문의가 판독하고 판독소견서를 작성 · 비치한 경우

(2) B세포 표면면역글로불린, 세포표지검사, 면역조직(세포)화학검사, 세포 주기 및 핵산분석검사(유세포측정법), 사람유전자 분자유전검사, 검사원리가 핵산증폭, 핵산교잡, 염기서열분석인 검사(다만, 누-704라, 누-704마, 누-723나, 누-840, 누-841은 제외)에 대하여 병리과 전문의가 판독하고 판독소견서를 작성 · 비치한 경우

(3) 사람유전자 분자유전검사의 관련분야에 대하여 인증 받은 전문의가 판독하고 판독소견서를 작성 · 비치한 경우

(4) 면역조직(세포)화학검사에 대하여 구강병리과가 설치된 요양기관의 치과의사가 판독하고 판독소견서를 작성 · 비치한 경우

바. 제1절 검체 검사료 및 제2절 병리 검사료 분류항목에 대하여 다음에 해당되는 검체검사 질가산 평가 및 인증결과에 따라 해당 기관에서 직접 또는 수탁받아 실시하는 검사에 대해 검체검사 질가산을 산정한다. 다만, 진단검사의학 전문검증료(나-0), 약물동력학적 해석 및 보고(누-529)에 대하여는 그러하지 아니한다.

(1) 제1절 검체 검사료(핵의학적 방법으로 검사한 경우 제외) 및 제2절 병리 검사료 중 진단검사의학과 전문의가 판독하고 판독 소견서를 작성 또는 작성 · 비치한 경우 산정 가능토록 '주'에 명시된 항목은 진단검사분야 질가산 평가결과에 따라 소정점수의 1등급은 8%1), 2등급은 6%2), 3등급은 4%3), 4등급은 3%4), 5등급 2%H), 6등급 1%J)를 가산한다(산정코드 세 번째 자리 각각 1, 2, 3, 4, H, J로 기재). 다만, 산정지침(마)와 중복 적용되는 경우에는 산정코드 세 번째 자리에 각각 A1), B2), C3), D4), KH), LJ)로 기재한다.

(2) 제1절 검체 검사료 분류항목 중 '핵의학적 방법으로 검사한 경우'에는 대한핵의학회에서 실시하는 인증을 받은 경우 소정점수의 4%를 가산한다(산정코드 세 번째 자리 7로 기재). 다만, 산정지침(5)와 중복 적용되는 경우에는 산정코드 세 번째

자리에 E로 기재한다.

(3) 제2절 병리 검사료 및 제1절 검체 검사료 중 병리과 전문의가 판독하고 판독소견서를 작성 또는 작성 · 비치한 경우 산정 가능토록 '주'에 명시된 항목은 대한병리학회에서 실시하는 인증을 받은 경우 소정점수의 4%를 가산한다(산정코드 세 번째 자리 8로 기재). 다만, 산정지침(5)와 중복 적용되는 경우에는 산정코드 세 번째 자리에 F로 기재한다.

2.1 검체 검사료

주: 1. 각 분류항목에 검체를 별도 명시하지 아니한 경우에는 검체의 종류를 불문하고 해당 분류 항목의 소정점수를 산정한다.

2. 각 분류항목의 검사원리에는 관찰판정-육안·장비측정, 관찰판정-현미경, 혈구세포-현미경, 혈구세포-장비측정, 세포기능검사, 응고기능검사, 일반배양, 특수배양, 화학반응-육안검사, 화학반응-장비측정, 일반면역검사, 정밀면역검사, 면역형광법, 중화시험, 웨스턴블롯, 분획분석, 정밀분광-질량분석, 유세포분석, 핵산증폭, 핵산교잡, 염기서열분석이 해당된다.

3. 각 분류항목별 세부 검사구분이 필요한 경우에는 분류항목에 별도 표시(†)하고 「요양급여의 적용기준 및 방법에 관한 세부사항」에 명기된 검사 항목별로 세부코드를 산정코드 첫 번째 자리와 두 번째 자리에 표기한다.

4. 위 2.의 검사원리 중 핵산증폭, 핵산교잡, 염기서열분석의 그룹은 「가」 ~ 「너」와 같다. 다만, 「나」, 「다」, 「라」에서 종목 추가 의미는 「가」에 역전사, 형광 프로브(probe)를 사용한 실시간 핵산증폭, 핵산증폭 후 프로브(probe) 교잡법, 이중, 제한효소 사용, 질량분석 방법이 추가되는 경우와 고위험성 검체(결핵, 한탄 바이러스, 중증열성혈소판감소증후군 바이러스, 메르스 코로나바이러스, SARS-CoV-2)에 실시한 경우를 의미한다.

가. 정성그룹 1 : 중합효소연쇄반응법(PCR)

나. 정성그룹 2 : 중합효소연쇄반응법(PCR)+1종목 추가

다. 정성그룹 3 : 중합효소연쇄반응법(PCR)+2종목 추가

라. 정성그룹 4 : 중합효소연쇄반응법(PCR)+3종목 추가

마. 정량그룹 1 : DNA 바이러스

바. 정량그룹 2 : RNA 바이러스
사. 다종그룹 1 : 2~5종 동시 증폭
아. 다종그룹 2 : 6~10종 동시 증폭
자. 다종그룹 3 : 11~15종 동시 증폭
차. 다종그룹 4 : 16종 이상 동시 증폭
카. 약제내성그룹 1 : 염기서열분석 외
타. 약제내성그룹 2 : 염기서열분석
파. 유전자형그룹 1 : DNA 바이러스(염기서열분석 외)
하. 유전자형그룹 2 : RNA 바이러스(염기서열분석 외)
거. 유전자형그룹 3 : 염기서열분석
너. 동소교잡그룹

5. 다종그룹은 다종검사 시약을 이용하여 2종 이상의 분석물질을 동시에 검사(증폭)한 경우 산정하며, 「요양급여의 적용기준 및 방법에 관한 세부사항」에 고시된 필수 분석물질은 1종, 이 외 분석물질(비필수 분석물질)은 0.5종으로 계산(소수점 이하 첫째 자리에서 4사5입)하여 종수를 산출하며, 산출된 종수에 해당하는 다종그룹의 수가를 산정한다.

2.2 병리 검사료

[조직병리검사]

주: 병리과 전문의 또는 구강병리과가 설치된 요양기관의 치과의사가 판독하고 판독소견서를 작성·비치한 경우에만 산정한다.

[특수병리검사]

주: 병리과 전문의 또는 구강병리과가 설치된 요양기관의 치과의사가 판독하고 판독소견서를 작성·비치한 경우에만 산정한다. 다만, 「나-569」는 병리과 전문의가 판독하고 판독소견서를 작성·비치한 경우에만 산정한다.

[사람유전자 분자유전검사]

주: 1. 병리과, 진단검사의학과 전문의 또는 관련분야에 대하여 인증 받은 전문의가 판독하

고 판독소견서를 작성·비치한 경우에만 산정한다.

2. 각 항목별 유전자 종류는 「요양급여의 적용기준 및 방법에 관한 세부사항」에 따라 분류항목 내 유전자명코드를 산정코드 첫 번째 자리와 두 번째 자리에 표기한다. 다만, 나-598-1은 제외한다.

2.3 기능 검사료

[내분비 기능 검사]

주: 1. 소정 분류항목의 "주"에 명시한 검사를 정해진 횟수 만큼 검사를 실시하고, 검사 과정을 모니터하고 내분비학을 전공한 내과 또는 소아청소년과 전문의가 판독하고 판독소견서를 작성한 경우에 산정한다(기초대사측정, 연속혈당측정검사 제외).

2. 각 기능검사의 "주"에 명시된 각각의 검사료는 해당 검체 검사료의 소정점수에 의하여 별도 산정한다.

2.4 내시경, 천자 및 생검료

주: 1. 기기(Scopy, Fibroscopy, Microscopy)의 종류를 불문하고 소정점수를 산정한다.

2. 만1세 미만의 소아에 대하여는 소정점수의 50%를, 만1세 이상 만6세 미만의 소아에 대하여는 소정점수의 30%를 가산한다(산정코드 첫 번째 자리에 만1세 미만은 A, 만1세 이상~만6세 미만은 B로 기재). 다만, 내시경 세척·소독료는 적용하지 아니하고, 진정내시경 환자관리료는 해당 분류번호의 주사항의 가산율을 적용한다.

3. 내시경하 생검을 하는 경우 해당 내시경 점수의 20%를 산정한다(산정코드 두 번째 자리에 1로 기재).

4. 나-762, 나-764에 내시경하 췌담도내점막세포 채취용 치료재료를 이용하여 Brushing을 하는 경우 해당 내시경 점수의 20%를 산정한다(산정코드 두 번째 자리에 2로 기재). 다만, 내시경하 생검과 중복산정하지 아니한다.

[천 자]

주: 1. 천자를 치료목적(약물주입 또는 지속적인 배액)으로 실시한 경우에는 본 분류항목 소정점수의 30%를 가산한다(산정코드 두 번째 자리에 1로 기재). 다만, 「나-811양

수천자」에 대하여는 그러하지 아니한다.

2. 만1세 미만의 소아에 대하여는 소정점수의 50%를, 만1세 이상 만6세 미만의 소아에 대하여는 소정점수의 30%를 가산한다(산정코드 첫 번째 자리에 만1세 미만은 A, 만1세 이상~만6세 미만은 B로 기재).

[일반생검]

주: 1. 세침흡인생검을 실시한 경우에도 각 항목의 소정점수를 산정한다.

2. 유도 생검시 영상장치(투시, CT 등)를 이용한 경우에 유도 비용은 제3장 제1절 및 제2절에 의하여 산정한다.

3. 만1세 미만의 소아에 대하여는 소정점수의 50%를, 만1세 이상 만6세 미만의 소아에 대하여는 소정점수의 30%를 가산한다(산정코드 첫 번째 자리에 만1세 미만은 A, 만1세 이상~만6세 미만은 B로 기재).

4. 생검 시 Biopsy Gun을 사용한 경우, 사용된 Biopsy gun과 Coaxial guide needle은 별도 산정한다.

2.5 초음파 검사료

주: 1. 만1세 미만의 소아에 대하여는 소정점수의 50%를, 만1세 이상 만6세 미만의 소아에 대하여는 소정점수의 30%를 가산한다(산정코드 첫 번째 자리에 만1세 미만은 A, 만1세 이상~만6세 미만은 B로 기재).

2. 도플러 검사를 실시한 경우 소정점수의 10%를 가산한다(산정코드 두 번째 자리에 1로 기재). 다만, 「나-940」, 「나-943」, 「나-948」, 「나-952」, 「나-956」, 「나-961」은 소정점수에 포함되어 있으므로 그러하지 아니한다.

3. 조영제를 사용하여 검사한 경우 * 소정점수의 30%를 가산하고(산정코드 두 번째 자리에 2로 기재), 검사 시 사용된 조영제는 별도 산정한다.

4. '주1'에도 불구하고 「나-943가(1)」, 「나-943가(2), 「나-943가(3)」, 「나-943나(1)」, 「나-943나(2)」, 「나-961가」, 「나-961나」(「나-943가주」, 「나-961가주」 제외) 항목의 경우 만1세 미만의 소아에 대하여는 소정점수의 100%를, 만1세 이상 만6세 미만의 소아에 대하여는 소정점수의 50%를 가산한다(산정코드 첫 번째 자리에 만1세 미만은 C, 만1세 이상~만6세 미만은 D로 기재).

3. 영상진단 및 방사선치료료

(1) 영상진단 및 방사선 치료에 사용된 다음의 약제 및 재료대는 "약제 및 치료 재료의 비용에 대한 결정기준"에 의하여 별도 산정한다.

(가) 조영제

(나) 방사선 필름, 폴라로이드 필름 및 SPECT시 사용된 칼라프린터 인화지

(다) 맥관조영용 카테터

(라) 혈관조영용 가이드와이어

(마) 1회용 방사성 입자 및 방사성 동위원소

(바) 부하검사시 사용된 약제, 인체에 주입된 약제

(사) 운동부하검사시 사용된 EKG Paper 및 1회용 Electrode

(아) 기타 장관이 별도로 인정한 약제 및 재료

(2) 조영제 주입료와 방사선 필름 현상료(현상액 및 정착액 비용 등)는 소정 방사선 진단료에 포함되므로 별도 산정하지 아니한다.

(3) 제1절 및 제2절에 분류된 영상진단을 실시한 경우에는 반드시 판독소견서를 작성 · 비치하여야 한다.

(4) 제1절 및 제2절에 분류된 영상진단료의 소정점수에는 판독료(소정점수의 30%)와 촬영료 등(소정점수의 70%)이 포함되어 있다. 다만, 「다-246가(1)」, 「다-246가(2)」, 「다-246가(5)」, 「다-246가(6)」, 「다-246가(7)(가)」, 「다-246가(7)(나)」, 「다-246가(7)(다)」, 「다-246가(7)(라)」, 「다-246가(7)(바)」, 「다-246가(8)」 및 「다-246가(9)」 항목은 그러하지 아니한다.

(5) 위 '(3)'의 규정에도 불구하고 판독소견서를 작성 · 비치하지 아니한 경우에는 촬영료 등(소정점수의 70%)만 산정하며(산정코드 세 번째 자리에 7로 기재), 「다-246가(1)」, 「다-246가(2)」, 「다-246가(5)」, 「다-246가(6)」, 「다-246가(7)(가)」, 「다-246가(7)(나)」, 「다-246가(7)(다)」, 「다-246가(7)(라)」, 「다-246가(7)(바)」, 「다-246가(8)」 및 「다-246가(9)」는 각 항목의 '촬영료 등'을 산정한다. 다만, 영상저장 및 전송시스템(Full PACS)을 이용한 처리비용, C-Arm형 영상증폭장치 이용료(다-101)에 대하여는 그러하지 아니한다.

3.1 방사선일반영상진단료

주: 1. 당해 요양기관에 상근하는 영상의학과 전문의가 판독을 하고 판독소견서를 작성한 경우에는 소정점수의 10%를 가산한다(산정코드 세 번째 자리에 6으로 기재). 다만 "주3" 및 "C-Arm형 영상증폭장치이용료"에 대하여는 그러하지 아니한다.

2. 만6세 미만의 소아에 대하여 방사선일반영상진단을 한 경우에는 소정점수의 15%를 가산한다(산정코드 첫 번째 자리에 6으로 기재). 다만 "주3" 및 "C-Arm형 영상증폭장치이용료"에 대하여는 그러하지 아니한다.

3. 영상저장 및 전송시스템(Full PACS)을 이용하여 필름을 사용하지 않은 경우에는 제1매에 대해서 상급종합병원은 19.08점, 종합병원은 14.36점, 병원, 정신병원, 치과병원, 요양병원·한방병원 내 의·치과는 10.14점, 의원, 치과의원 및 보건의료원 의·치과는 10.08점을 산정하고 제2매부터는 소정점수의 50%씩을 각각 가산하되 최대 5매까지만 산정한다(상급종합병원은 GB011~GB015, 종합병원은 GB021~GB025, 병원, 정신병원, 치과병원, 요양병원·한방병원 내 의·치과는 GB031~GB035, 의원, 치과의원 및 보건의료원 의·치과는 GB041~GB045). 다만, 2009년 1월 1일부터 2009년 12월 31일까지는 상급종합병원은 35.24점, 종합병원은 30.06점, 병원, 치과병원 및 요양병원 의과는 21.43점, 의원, 치과의원 및 보건의료원 의·치과는 21.41점을 산정하고, 2010년 1월 1일부터 2010년 12월 31일까지는 상급종합병원은 27.16점, 종합병원은 22.21점, 병원, 치과병원 및 요양병원·한방병원 내 의·치과는 15.79점, 의원, 치과의원 및 보건의료원 의·치과는 15.75점을 산정한다.

3.2 방사선특수영상진단료

주: 1. 당해 요양기관에 상근하는 영상의학과 전문의가 판독을 하고 판독소견서를 작성한 경우에는 소정점수의 10%를 가산한다(산정코드 세 번째 자리에 6으로 기재). 다만, "주5"에 대하여는 그러하지 아니한다.

2. '주1'에도 불구하고 「다-246가(1)」, 「다-246가(2)」, 「다-246가(5)」, 「다-246가(6)」, 「다-246가(7)(가)」, 「다-246가(7)(나)」, 「다-246가(7)(다)」, 「다-246가(7)(라)」, 「다-246가(7)(바)」, 「다-246가(8)」 및 「다-246가(9)」 항목에 대하여 당해 요양기관에 상근하는 영상의학과 전문의가 판독을 하고 판독소견서를 작성한 경우에는 각 항목의

'주'에 따라 산정한다. 다만 '주5'에 대하여는 그러하지 아니한다.

3. 촬영매수, 투시, 스팟트촬영 유무를 불문하고 소정점수로 산정하며 또한 조영제주입료도 소정점수에 포함되므로 별도 산정하지 아니한다.
4. 만6세 미만의 소아에 대하여 방사선특수영상진단을 한 경우에는 소정점수의 20%를 가산한다(산정코드 첫 번째 자리에 6으로 기재). 다만, "주5"에 대하여는 그러하지 아니한다.
5. 영상저장 및 전송시스템(Full PACS)을 이용하여 필름을 사용하지 않은 경우에는 일련의 촬영과정에 대하여 상급종합병원은 57.24점(HB011), 종합병원은 43.08점(HB021), 병원, 정신병원, 치과병원, 요양병원·한방병원 내 의·치과는 30.42점(HB031), 의원, 치과의원 및 보건의료원 의·치과는 30.24점(HB041)을 산정한다. 다만, 2009년 1월 1일부터 2009년 12월 31일까지는 상급종합병원은 105.72점, 종합병원은 90.18점, 병원, 치과병원 및 요양병원 의과는 64.29점, 의원, 치과의원 및 보건의료원 의·치과는 64.23점을 산정하고, 2010년 1월 1일부터 2010년 12월 31일까지는 상급종합병원은 81.48점, 종합병원은 66.63점, 병원, 치과병원, 요양병원·한방병원 내 의·치과는 47.37점, 의원, 치과의원 및 보건의료원 의·치과는 47.25점을 산정한다.
6. 당해 요양기관에 상근하는 영상의학과 전문의가 외부 병원 필름을 판독하고 판독소견서를 작성·비치하는 경우에는 소정점수의 30%로 산정한다(산정코드 세 번째 자리에 1로 기재). 다만, 이 경우 "주1", "주4", "주5", "주8"에 대하여는 그러하지 아니한다.
7. "주6"의 규정에도 불구하고, 「다-246가(1)」, 「다-246가(2)」, 「다-246가(5)」, 「다-246가(6)」, 「다-246가(7)(가)」, 「다-246가(7)(나)」, 「다-246가(7)(다)」, 「다-246가(7)(라)」, 「다-246가(7)(바)」, 「다-246가(8)」 및 「다-246가(9)」 항목에 대한 외부병원 필름을 당해 요양기관에 상근하는 전문의가 판독소견서를 작성·비치하는 경우에는 각 항목의 "주"에 따라 산정하며, 다만, 이 경우 "주2", "주4", "주5", "주9"에 대하여는 그러하지 아니한다.
8. 「응급의료에 관한 법률」에 의한 응급의료기관의 응급실에서 중증응급환자, 중증응급의심환자에게 「다-245」, 「다-246」 항목에 대하여 응급실 퇴실 전 당해 요양기관에 상근하는 영상의학과 전문의가 판독을 하고 판독소견서를 작성한 경우에는 소정점수의 10%를 가산한다(산정코드 두 번째 자리 4로 기재). 다만, "주5"에 대하여는 그

러하지 아니한다.

9. “주8”에도 불구하고 「다-246가(1)」, 「다-246가(2)」, 「다-246가(3)」, 「다-246가(5)」, 「다-246가(6)」, 「다-246가(7)(가)」, 「다-246가(7)(나)」, 「다-246가(7)(다)」, 「다-246가(7)(라)」, 「다-246가(7)(바)」, 「다-246가(8)」 및 「다-246가(9)」 항목에 대해서는 각 항목의 "주"에 따라 산정한다. 다만 “주5”에 대하여는 그러하지 아니한다.

3.3 핵의학영상진단 및 골밀도검사료

주 : 1. 핵의학과 전문의 또는 방사성 동위원소 취급자 특수면허를 소지한 의사가 핵의학영상진단검사를 판독하고 판독소견서를 작성한 경우에는 판독료로 소정점수의 10%를 가산한다(산정코드 세 번째 자리에 6으로 기재). 다만, “주4” 및 “주5”에 대하여는 그러하지 아니한다.

2. 핵의학영상진단시 정량분석(1), 동적영상(2), 혈류영상(3)을 실시하는 경우에는 각 해당 항목 소정점수의 30%를 각각 가산한다(산정코드 두 번째 자리에 1, 2, 3, 4(1+2), 5(2+3), 6(3+1), 7(1+2+3)로 기재).

3. 만6세 미만의 소아에 대하여 핵의학영상진단을 한 경우에는 소정점수의 20%를 가산한다(산정코드 첫 번째 자리에 6으로 기재). 다만, “주4” 및 “주5”에 대하여는 그러하지 아니한다.

4. 핵의학영상진단시 영상저장 및 전송시스템(Full PACS)을 이용하여 필름을 사용하지 않은 경우에는 제1매에 대해서 상급종합병원은 19.08점, 종합병원은 14.36점, 병원, 정신병원, 치과병원, 요양병원·한방병원 내 의·치과는 10.14점, 의원, 치과의원 및 보건의료원 의·치과는 10.08점을 산정하고 제2매부터는 소정점수의 50%씩을 각각 가산하되 최대 5매까지만 산정한다(상급종합병원은 HG011~HG015, 종합병원은 HG021~ HG025, 병원, 정신병원, 치과병원, 요양병원·한방병원 내 의·치과는 HG031~HG035, 의원, 치과의원, 보건의료원 의·치과는 HG041~HG045). 다만, 2009년 1월 1일부터 2009년 12월 31일까지는 상급종합병원은 35.24점, 종합병원은 30.06점, 병원, 치과병원 및 요양병원 의과는 21.43점, 의원, 치과의원 및 보건의료원 의·치과는 21.41점을 산정하고, 2010년 1월 1일부터 2010년 12월 31일까지는 상급종합병원은 27.16점, 종합병원은 22.21점, 병원, 치과병원, 요양병원·한방병원 내 의·치과는 15.79점, 의원, 치과의원 및 보건의료원 의·치과는 15.75점을 산정한다.

5. 위 "4"의 규정에도 불구하고 단일광자전산화단층촬영 및 양전자단층촬영의 경우는 일련의 촬영과정에 대하여 상급종합병원은 57.24점(HG111), 종합병원은 43.08점(HG121), 병원, 정신병원, 치과병원, 요양병원·한방병원 내 의·치과는 30.42점(HG131), 의원, 치과의원 및 보건의료원 의·치과는 30.24점(HG141)을 산정한다. 다만, 2009년 1월 1일부터 2009년 12월 31일까지는 상급종합병원은 105.72점, 종합병원은 90.18점, 병원, 치과병원 및 요양병원 의과는 64.29점, 의원, 치과의원 및 보건의료원 의·치과는 64.23점을 산정하고, 2010년 1월 1일부터 2010년 12월 31일까지는 상급종합병원은 81.48점, 종합병원은 66.63점, 병원, 치과병원, 요양병원·한방병원 내 의·치과는 47.37점, 의원, 치과의원 및 보건의료원 의·치과는 47.25점을 산정한다.
6. 당해 요양기관에 상근하는 핵의학과 전문의 또는 방사성 동위원소 취급자 특수면허를 소지한 의사가 외부병원 필름을 판독하고 판독소견서를 작성·비치하는 경우에는 소정점수의 30%를 산정한다(산정코드 세 번째 자리에 1로 기재). 다만, 이 경우 제3절 핵의학 영상진단 및 골밀도검사료 "주1", "주3", "주4", "주5"에 대하여는 그러하지 아니한다.
7. "주6"의 규정에도 불구하고 「다-334」 항목에 대하여는 외부병원 필름 판독을 별도 산정하지 아니한다.

3.4 방사선치료료

주: 만1세 미만의 소아에 대하여 방사선치료를 한 경우에는 소정점수의 50%를, 만1세 이상 만6세 미만의 소아에 대하여는 소정점수의 30%를 가산한다(산정코드 첫 번째 자리에 만1세 미만은 A, 만1세 이상~만6세 미만은 B로 기재).

4. 투약 및 조제료

(1) 투약시 사용된 용기(투약병, 연고곽, 안약병, 포장지 등 포함)의 재료대는 소정점수에 포함되므로 별도 산정하지 아니한다.

(2) 라-1 퇴원환자 조제료는 약사법 제23조제4항에 따라 퇴원하는 입원환자에게 요양기관인 의료기관의 의사 또는 치과의사의 처방에 따라 당해 의료기관의 조제실에서 조

제투약한 경우에 산정한다.

(3) 라-1-1 외래환자 조제 · 복약지도료는 약사법 제23조제4항에 따라 의약분업 예외환자(예외의약품을 조제한 경우 포함)에게 요양기관인 의료기관의 의사 또는 치과의사가 처방하고 당해 의료기관의 약사가 조제실에서 조제 투약한 경우에 산정한다.

(4) 라-6 한방 외래 · 퇴원환자조제료는 약사법(법률 제8365호) 부칙 제8조에 따라 외래환자 또는 퇴원하는 입원환자에게 요양기관인 한방의료기관의 한의사의 처방에 따라 당해 한방의료기관의 조제실에서 한약제제를 조제 투약한 경우에 산정한다.

(5) 약사법 제41조 및 의약품 등의 안전에 관한 규칙 제54조에 의한 조제실 제제를 조제투약한 경우에는 라-1 퇴원환자 조제료, 라-1-1 외래환자 조제 · 복약지도료 또는 라-2 입원환자 조제 · 복약지도료 소정점수의 50%를 제제료로 별도 산정한다(산정코드 세 번째 자리에 1로 기재).

(6) 퇴장방지의약품사용장려비는 장관이 별도로 정하는 "퇴장방지의약품 목록"에 해당하는 의약품을 처방한 경우에 산정한다.

[표 3-2] 투약 및 조제료 분류

분류번호	코드	분류	산정지침
라-1	J1011 ~J1600	퇴원환자 조제료	1. 퇴원 익일부터 산정한다 2. 제수, 투약량 등을 불문한다. 3. 2개 이상의 진료과목이 설치되어 있고 해당 과의 전문의가 상근하는 요양기관에서 동일 퇴원환자의 다른 상병에 대하여 전문과목 또는 전문분야가 다른 진료 담당의사의 처방에 따라 각각 조제한 경우에는 각각 산정할 수 있다.
		가. 내복약(1회당)	1. 만1세 미만의 소아에 대하여는 소정점수의 50%를, 만1세 이상 만6세 미만의 소아에 대하여는 소정점수의 30%를 가산한다(산정코드 첫 번째 자리에 만1세 미만은 1, 만1세 이상~만6세 미만은 6으로 기재). 2. 제형변경이 불가피하여 의사 또는 치과의사 처방에 따라 가루약으로 조제투약하는 경우 소정 점수의 30%를 가산한다(산정코드 세 번째 자리에 4로 기재). 다만, "주1"에 대하여는 중복하여 산정 하지 아니한다. 3. 「약제 급여 목록 및 급여 상한금액표」 고시에서 정한 상한금액이 포장단위로 책정된 의약품(병 · 팩 등)을 지급하는 경우에는 1일분의 소정점수를 산정한다

분류번호	코드	분류	산정지침
		나. 외용약(1회당)	1. 단독, 내복약과 동시 투약으로 분류한다.
라-1-1	J5011 ~J5600	외래환자 조제 · 복약 지도료	1. 의약분업 예외환자에게 조제한 경우 또는 예외 의약품을 조제하여 투약한 경우에 산정한다. 2. 제수, 투약량 등을 불문한다. 3. 동일 환자에게 1일 2회 이상 처방조제를 하더라도 1회만 산정한다. 다만, 내복약의 경우에는 2개 이상의 진료과목이 설치되어 있고 해당과의 전문의가 상근하는 요양기관에서 동일 환자의 다른 상병에 대하여 전문과목 또는 전문분야가 다른 진료 담당의사의 처방에 따라 각각 조제한 경우에는 각각 산정할 수 있다.
		가. 내복약(1회당)	1. 제형변경이 불가피하여 의사 또는 치과의사 처방에 따라 가루약으로 조제투약하는 경우 소 정점수의 30%를 가산한다(산정코드 세 번째 자리에 4로 기재). 2. 「약제 급여 목록 및 급여 상한금액표」 고시에서 정한 상한금액이 포장단위로 책정된 의약품(병 · 팩 등)을 지급하는 경우에는 1일분의 소정점수를 산정한다.
		나. 외용약(1회당)	1. 처방전매수, 진료과목수, 투약일수 등 불문하고 소정점수를 산정한다. 2. 내복약과 동시에 조제투약한 경우에는 3.74점을 산정한다.
라-2	J2000 ~J2001	입원환자 조제 · 복약 지도료 (1일당)	1. 입원환자에 대하여 입원기간 중 투약한 경우에 산정한다. 2. 제수, 내복약, 외용약, 투약량, 진료과목수 등을 불문한다. 3. 내복약과 외용약을 동시 또는 각각 투약한 경우에도 소정점수 만 산정한다. 4. 제형변경이 불가피하여 의사 또는 치과의사 처방에 따라 가루약으로 조제투약하는 경우 소정점수의 30%를 가산한다(산정코드 세 번째 자리에 4로 기재). 5. 1일당 규정에도 불구하고, 「약제 급여 목록 및 급여 상한금액표」 고시에서 정한 상한금액이 포장단위로 책정된 의약품(병 · 팩 등)을 지급하는 경우에는 1일 분의 소정점수를 산정한다.
라-4	J0041 ~J0043	주사제 무균 조제료 (1일당)	1. 의사의 처방에 따라 무균조제대에서 약사가 직접 조제한 경우에 한하여 산정한다. 2. 신생아중환자실에 입원중인 경우에는 소정점수의 100%를, 소아중환자실에 입원중인 경우에는 소정 점수의 50%를 가산한다(산정코드 세 번째 자리에 신생아중환자실은 2, 소아중환자실은 3으로 기재).

분류 번호	코드	분류	산정지침
			3. 평일 18시(토요일은 13시)~익일 09시 또는 관공서의 공휴일에 관한 규정에 의한 공휴일에 조제하는 경우 에는 소정점수의 50%를 가산한다. 단, 신생아중환자실 또는 소아중환자실에 입원중인 경우에 한한다(산정 코드 두 번째 자리에 야간은 1, 공휴일은 5로 기재).
라-5		퇴장방지의약품 사용장려비	"약제 급여 목록 및 급여 상한금액표"에 별도로 명시된 금액을 산정한다.
라-6	30010 ~30190	한방 외래 · 퇴원환자 조제료(1회당)	만1세 미만의 소아에 대하여는 소정점수의 50%를, 만 1세 이상 만6세 미만의 소아에 대하여는 소정점수의 30%를 가산한다(산정코드 첫 번째 자리에 만1세 미만은 1, 만1세 이상~만6세 미만은 6으로 기재).
라-7	30200	한방 입원환자 조제 · 복약지도료	1일당 산정한다.

5. 주사료

(1) 주사시 사용된 주사재료대(1회용 주사기, 1회용 주사침, 나비침, 정맥내유치침, 수액세트, 혈액Bag 등)와 수혈에 소요된 약제 및 재료대는 소정점수에 포함되므로 별도 산정하지 아니한다. 다만, 다음의 경우에는 "약제 및 치료재료의 비용에 대한 결정기준"에 의하여 별도 산정한다.

(가) 치료적 성분채집술에 사용된 약제 및 재료대(요양기관이 대한적십자사 혈액원 등으로부터 성분채집에 의한 혈액성분제제를 구입한 경우 포함)

(나) 조혈모세포이식 시 사용된 골수, 말초혈액, CD34+ Collection Kit, Cryo Bag, TCR α/β Depletion Kit

(다) 적혈구수집기(Cell Salvage)를 이용한 자가수혈에 사용된 재료대

(라) 기타 장관이 별도로 인정한 약제 및 재료대

(2) 제1절 주사료를 산정하는 경우 만1세 미만의 소아에 대하여는 주사료 소정점수의 50%를, 만1세 이상 만6세 미만의 소아에 대하여는 주사료 소정점수의 30%를 가산한다(산정코드 첫 번째 자리에 만1세 미만은 1, 만1세 이상~만6세 미만은 6으로 기재). 다만, 피하 또는 근육내주사(마-1), 생물학적제제주사(마-4), 수액제주입로를 통한 주사(마-5-1), 항암제 피하내주사(마-15-가), 항암제 근육내 주사(마-15-마),

급속항온주입(마-16)은 그러하지 아니한다.

[표 3-3] 주사주입 방법별 산정기준

분류번호	코드	분류	산정지침
마-1	KK010	피하 또는 근육주사 (Subcutaneous or Intramuscular Injection)	외래는 1일 1회, 입원은 1일 2회 이내만 산정한다. 다만, 응급을 요하거나 진료상 반드시 필요한 경우에는 예외로 한다.
마-5	kk059 ~kk053	정맥내 점적주사 (1병 또는 포장단위당) (Continuous Intravenous Injection)	1. "제5장[산정지침](1) 및 제16장[산정지침](2)"에도 불구하고 정맥내유치침을 사용한 경우 개당 5.42점을 산정한다. 2. 정밀 지속적 점적주입을 위해 Infusion Pump를 사용한 경우에는 기기당 27.08점을 1일 1회 산정한다. 3. 목표혈당을 설정하여 인슐린을 자동 점적 주입하는 경우 27.08점을 1일 1회 산정한다. 4. "제5장 [산정지침](1) 및 제16장 [산정지침](2)"에도 불구하고 안전정맥내유치침을 사용하여 관리하는 경우 13.39점을 산정한다.
마-5-1	kk054	수액제 주입로를 통한 주사 (IV Side Injection)	외래는 1일 1회, 입원은 1일 2회 이내만 산정한다.
마-6	kk061 ~kk062	신경간내주사 (Perineural Injection)	건초내주사를 실시한 경우에는 122.88점을 산정한다.
마-16	kk160 ~kk166	급속항온주입(1회당) (Rapid and Warming Blood(Fluid) Infusion)	장비를 이용하여 다량의 혈액 또는 수액제제를 가온 및 급속 주입한 경우에 산정하되, 사용된 주입용 Disposable Set는 별도 산정한다.

6. 마취료

(1) 마취약제 주사 시 사용한 1회용 주사기 및 주사침 등의 재료대는 마취료 소정점수에 포함되므로 별도 산정하지 아니한다.

(2) 신생아 마취시에는 마취료 소정점수의 100%를 가산하며, 만1세 미만의 소아의 경우에는 마취료 소정점수의 50%를, 만1세 이상 만6세 미만의 소아 또는 만70세 이상의 노인의 경우에는 마취료 소정점수의 30%를 가산한다(산정코드 첫 번째 자리에 신생아는 1, 만1세 미만은 A, 만1세 이상~만6세 미만은 B, 만70세 이상은 4로 기재). 단,

상급종합병원 · 종합병원은 신생아 마취시 120%, 만1세 미만의 소아의 경우 100%, 만1세 이상 만6세 미만의 소아의 경우 50%를 가산한다(산정코드 첫 번째 자리에 신생아는 D, 만1세 미만은 E, 만1세 이상~만6세 미만은 F로 기재).

(3) 장기이식수술마취, 심폐체외순환법마취, 일측폐환기법마취, 고빈도제트환기법 마취, 개흉적 심장수술마취, 뇌종양, 뇌혈관질환에 대한 개두술마취, 중증외상 환자에 대한 수술 마취시에는 마취료 소정점수의 50%를 가산한다(산정코드 세 번째 자리에 각각 4, 5, 6, 7, 8, 9, A로 기재). 단, 만70세 이상의 노인과 중복 가산하지 아니한다.

(4) 18시~09시 또는 공휴일에 응급진료가 불가피하여 마취를 행한 경우에는 소정점수의 50%를 가산한다(산정코드 두 번째 자리에 18시~09시는 1, 공휴일은 5로 기재). 이 경우 해당 마취를 시작한 시각을 기준으로 산정한다.

(5) 수술 중에 발생하는 우발사고에 대한 처치(산소흡입, 응급적 인공호흡) 또는 주사(강심제) 등의 비용은 별도 산정할 수 있으나, 그 밖의 경우에는 산소흡입, 응급적 인공호흡비용 및 EKG monitoring료는 산정하지 아니한다.

(6) 동일 목적을 위하여 2 이상의 마취를 병용한 경우 또는 마취 중에 다른 마취법으로 변경한 경우에는 주된 마취의 소정점수만 산정한다.

(7) 제6장에 분류되지 아니한 표면마취, 침윤마취 및 간단한 전달마취의 비용은 제2장, 제9장 또는 제10장에 분류한 소정 시술료에 포함되므로 별도 산정하지 아니한다.

(8) 마취통증의학과 전문의 초빙료를 산정하는 경우에는 초빙된 마취통증의학과 전문의의 면허종류, 면허번호를 요양급여비용 청구명세서에 기재하고, 마취통증의학과 전문의가 서명 또는 날인한 마취기록지를 비치하여야 한다.

(9) 18시~09시, 토요일 및 공휴일에 의원(보건의료원 포함) · 치과의원(보건의료원 포함) 외래에서 제9장(별표8)에 열거한 항목 또는 제10장(별표2)에 열거한 항목에 대하여 마취를 행한 경우에는 소정점수의 30%를 가산한다(산정코드 두 번째 자리에 8로 기재). 이 경우 해당 마취를 시작한 시각을 기준하여 산정하며, 산정지침 (4)와 중복 가산하지 아니한다.

(10) 미국마취과학회 신체상태 분류(ASA-PS) 3 이상 환자에 대한 수술 마취시에는 마취료 소정점수의 50%를 가산한다(산정코드 세 번째 자리에 B로 기재). 단, 산정 지침 (2), (3)과 중복 가산하지 아니한다.

(11) 입원 중인 수술 시행일 체중이 1,500g 미만 소아에게 제9장(별표 12)에 열거한 항목에 대하여 제1절 마취료를 행한 경우에는 마취료 소정점수의 300%를 가산한다(산정

코드 첫 번째 자리에 G로 기재). 단, 산정지침 (2)와 중복 가산하지 아니한다.

(12) 입원 중인 신생아 및 만1세 미만 소아에게 제9장(별표 12)에 열거한 항목에 대하여 제1절 마취료를 행한 경우에는 마취료 소정점수의 200%를 가산한다(산정코드 첫 번째 자리에 H로 기재). 단, 산정지침 (2)와 중복 가산하지 아니한다.

[표 3-4] 마취분류번호별 산정기준

분류번호	코드	분류	산정지침
바-2	L7990 ~L1225	1. 마취관리기본(Basic Anesthetic Management for 1hr) 2. 마취 유지(Maintenance of Anesthesia for 15min)	1. 1시간 기준 2. 1시간을 초과하여 마취관리를 지속시킨 경우에 매 15분 증가할 때마다 산정한다.
바-9	L0901 ~L0905	치과전달마취 (Dental Block Anesthesia)	1. 상 · 하악, 양측으로 각각 산정한다. 2. 동일부위에 동시 2개 블록 이상 실시하더라도 주된 블록 1회만 산정한다.

7. 이학요법료

7.1 기본물리치료료

주: 1. 해당 항목의 물리치료를 실시할 수 있는 일정한 면적의 해당 치료실과 실제 사용할 수 있는 장비를 보유하고 있는 요양기관에서 의사의 처방에 따라 상근하는 물리치료사가 실시하고 그 결과를 진료기록부에 기록한 경우에 산정한다.

2. 표층열치료, 한냉치료, 경피적전기신경자극치료, 간섭파전류치료는 1일 2회 이상 실시한 경우에도 외래는 1일 1회, 입원은 1일 2회만 산정한다.

7.2 단순재활치료료

주: 1. 해당 항목의 물리치료를 실시할 수 있는 일정한 면적의 해당 치료실과 실제 사용할 수 있는 장비를 보유하고 있는 요양기관에서 재활의학과, 정형외과, 신경외과, 신경과, 외과, 흉부외과, 마취통증의학과 또는 성형외과 전문의가 상근하여야 하며, 해

당 전문의 또는 전공의의 처방에 따라 상근하는 물리치료사가 실시하고 그 결과를 진료기록부에 기록한 경우에 산정한다.

2. 간헐적 견인치료, 전기자극치료는 1일 2회 이상 실시한 경우에도 외래는 1일 1회, 입원은 1일 2회만 산정한다.

7.3 전문재활치료료

주: 1. 해당 항목의 물리치료를 실시할 수 있는 일정한 면적의 해당 치료실과 실제 사용할 수 있는 장비를 보유하고 있는 요양기관에서 재활의학과 전문의가 상근하고, 해당 전문의 또는 전공의의 처방에 따라 상근하는 물리치료사(작업치료, 일상생활동작 훈련치료, 재활사회사업, 연하장애재활치료, 연하재활 기능적전기자극치료 제외) 또는 해당분야 전문치료사(작업치료사는 작업치료, 일상생활동작 훈련치료, 연하장애재활치료, 연하재활 기능적전기자극치료에 한하고, 사회복지사는 재활사회사업에 한함)가 실시하고 그 결과를 진료기록부에 기록한 경우에 산정한다.

2. 중추신경계발달재활치료, 작업치료, 신경인성방광훈련치료, 기능적전기자극치료, 재활기능치료는 1일 2회 이상 실시한 경우에도 외래는 1일 1회, 입원은 1일 2회만 산정한다.

3. 위 "주1"의 규정에도 불구하고 단순작업치료와 복합작업치료는 정형외과 또는 신경외과 또는 신경과 전문의가 상근하고, 해당 전문의 또는 전공의의 처방에 따라 작업치료사가 실시하고 그 결과를 진료기록부에 기록한 경우에도 산정할 수 있다.

4. 위 "주1"의 규정에도 불구하고 근막동통유발점주사자극치료는 재활의학과 전문의 또는 동통재활분야 교육을 이수한 의사가 직접 실시한 경우에 산정한다.

8. 정신요법료

(1) 정신요법료는 정신건강의학과 전문의가 정신건강의학과 환자에게 행한 경우에 산정하되, 반드시 분류항목별 치료행위에 관한 내용을 진료기록부 등에 기록한 경우에 산정할 수 있다.

(2) 위 "(1)"의 규정에도 불구하고 다음의 분류항목은 정신건강의학과 전문의 지도하에 정신건강의학과 전공의가 실시한 경우에도 산정할 수 있다. 다만, "(가)"는 3년차 이상

전공의가 실시한 경우에 산정할 수 있다.

(가) 개인정신치료Ⅴ(아-1-마), 역동상호작용적 집단정신치료(아-2-나), 약물이용면담(아-5), 인지행동치료 개인(아-6-가)

(나) 개인정신치료Ⅰ(아-1-가), 개인정신치료Ⅱ(아-1-나), 개인정신치료Ⅲ(아-1-다), 개인정신치료Ⅳ(아-1-라), 가족치료(아-3), 전기충격요법(아-7), 지속적 수면 요법(아-8)

(3) 위 "(2)"에서 규정한 분류항목 이외는 정신건강의학과 전문의 지도하에 정신건강의학과 전공의 또는 상근하는 정신건강전문요원이 실시한 경우에도 산정할 수 있다. 다만, 정신의학적 사회사업(아-11)은 사회복지사가 직접 실시한 경우에만 산정한다. (※ 부칙 [산정지침](3)의 개정규정은 2021년 7월 1일부터 시행)

9. 처치 및 수술료 등

9.1 처치 및 수술료

(1) 18시~09시 또는 공휴일에 응급진료가 불가피하여 처치 및 수술을 행한 경우에는 소정점수의 50%를 가산한다(산정코드 두 번째 자리에 18시~09시는 1, 공휴일은 5로 기재). 다만, 22~06시에 분만(자-435, 자-436, 자-438, 자-450, 자-451)을 시행한 경우에는 소정점수의 100%를 가산한다(산정코드 두 번째 자리에 6 으로 기재). 이 경우 해당 처치 및 수술을 시작한 시각을 기준하여 산정한다.

(2) 「제1절에 기재되지 아니한 처치 및 수술로서 간단한 처치 및 수술의 비용은 기본 진료료에 포함되므로 산정하지 아니한다.

(3) 제1절에 기재되지 아니한 처치 및 수술로서 위 "(2)"에 해당되지 아니하는 처치 및 수술료는 제1절에 기재되어 있는 처치 및 수술 중에서 가장 비슷한 처치 및 수술 분류항목의 소정점수에 의하여 산정한다.

(4) 대칭기관에 관한 처치 및 수술 중 "양측"이라고 표기한 것은 "양측"을 시술할지라도 소정점수만 산정한다.

(5) 동일 피부 절개 하에 2가지 이상 수술을 동시에 시술한 경우 주된 수술은 소정점수에 의하여 산정하고, 제2의 수술부터는 해당 수술 소정점수의 50%(산정코드 세 번째 자리에 1로 기재), 상급종합병원 · 종합병원은 해당 수술 소정점수의 70%(산정코드 세

번째 자리에 4로 기재)를 산정한다. 다만, 주된 수술 시에 부수적으로 동시에 실시하는 수술의 경우에는 주된 수술의 소정점수만 산정한다.

(6) 제1절에 기재된 분류항목 중 상 · 하악골 악성종양 절제술(자-40-나, 자-43-나), 비강, 부비동악성종양적출술(자-96), 비인강 악성종양적출술(자-104-1), 후두 전적출술 (자-122-1-다), 후두 및 하인두 전적출술(자-125), 후두 전적출 및 하인두 부분적출술 (자-125-1), 구순암적출술(자-215), 설암수술(자-218), 구강내악성종양적출술 (자-220-다), 이하선악성종양적출술(자-223-나), 인두악성종양수술(자-229-1), 부갑상선악성종양절제술(자-454-나), 갑상선악성종양근치수술(자-456) 시행시 경부의 림프절 청소술을 병행한 경우에는 위 "(5)"에도 불구하고 경부림프절청소술(자-211) "주"의 소정점수를 별도 산정한다.

(7) 근접하고 있는 다발성 절종을 수개 처에서 절개한 경우나 동일 검내에 존재하는 맥립종, 산립종의 수술 등은 1회 절개로 간주한다.

(8) 수술은 개시하였으나 병상의 급변 등 부득이한 사유로 인하여 그 수술을 중도에서 중단하여야 할 경우에는 수술의 중단까지와 시술상태가 가장 비슷한 항목의 수술료를 산정한다.

(9) 각 분류항목의 처치 및 수술 등에 레이저를 이용한 경우에도 각 분류항목의 소정점수만을 산정한다.

(10) 각 분류항목의 처치 및 수술 등에 내시경을 이용한 경우 내시경료는 소정 시술료에 포함되므로 별도 산정하지 아니한다.

(11) 처치 및 수술시에 사용된 약제 및 치료재료대는 소정점수에 포함되므로 별도 산정하지 아니한다. 다만, 다음에 열거한 약제 및 치료재료대는 "약제 및 치료재료의 비용에 대한 결정기준"에 의하여 별도 산정한다.

① 인공식도

② 인공심장판막

③ 인공심폐회로

④ 인공심박기

⑤ 인조혈관

⑥ 인공관절

⑦ 골, 관절의 수복 또는 결손보철용 인공재료 [체내유치]

⑧ 인공수정체

⑨ 조직대용인조섬유포

⑩ 1회용 혈산화기

⑪ 동정맥간도회로

⑫ 경정맥용 심박기도선전극

⑬ 심근부착용 심박기도선전극

⑭ 심장수술용 카테터

⑮ 혈관내수술용 카테터

⑯ 담석제거용 카테터

⑰ 뇌동맥류 수술용 클립

⑱ 체내고정용 나사, 고정용 금속핀, 고정용 금속선, 고정용 못

⑲ 지속적주입, 지속적배액 및 지속적 배기용도관 [체내유치]

⑳ 폴리비니루, 호루말 등 충전술 사용재료

㉑ 고주파신경자극기 [수술삽입시만 산정]

㉒ 고정용 신축성 붕대

㉓ 개심술, 안면수술 등 장관이 별도로 정한 처치 및 수술시 사용된 봉합사

㉔ 일반처치 또는 수술후처치(자-2-1), 피부과처치(자-18), 화상처치(자-18-1), 위세척(자-590)에 사용된 생리식염수 [단, 총사용량이 500ml 이상인 경우에 한함]

㉕ 피부과처치(자-18) 또는 화상처치(자-18-1)시 사용된 연고, 처치 및 수술시 사용된 인체주입용 약제(단, KMnO4 등의 소독약제는 소정 처치 및 수술료에 포함되므로 별도 산정하지 아니한다.)

㉖ 산정지침 (9)에 해당되는 레이저시술 중 장관이 별도로 인정한 "레이저 시술"에 소요된 레이저 재료대

㉗ 제1절 및 제2절 분류항목에 별도로 표기한 경우

㉘ 기타 장관이 별도로 인정한 약제 및 치료재료(인체조직 포함)

(12) (별표 1) 및 (별표 2)에 열거한 항목을 외과 전문의가 시행한 경우에는 해당 항목 소정점수의 (별표 1)은 20%, (별표 2)는 30%를 가산한다(산정코드 첫 번째 자리에 1로 기재).

(13) (별표 3), (별표 4), (별표 5) 및 (별표 6)에 열거한 항목을 흉부외과 전문의가 시행한 경우에는 해당 항목 소정점수의 (별표 3)은 20%, (별표 4)는 30%, (별표 5)는 70%, (별표 6)은 100%를 가산한다(산정코드 첫 번째 자리에 2로 기재).

(14) 입원중인 신생아에게 처치 및 수술을 행한 경우에는 해당 항목 소정점수의 100%를 가산(산정코드 첫 번째 자리에 6으로 기재)하되, 상급종합병원 · 종합병원은 120%를 가산한다(산정코드 세 번째 자리에 2로 기재하되, (5)와 동시 적용되는 경우에는 산정코드 세 번째 자리에 6으로 기재).

(15) 입원중인 만1세 미만 소아에게 처치 및 수술을 행한 경우에는 해당 항목 소정점수의 50%를 가산(산정코드 첫 번째 자리에 A로 기재)하되, 상급종합병원 · 종합병원은 100%를 가산한다(산정코드 세 번째 자리에 3으로 기재하되, (5)와 동시 적용되는 경우에는 산정코드 세 번째 자리에 7로 기재).

(16) 입원중인 만1세 이상 만6세 미만 소아에게 처치 및 수술을 행한 경우에는 해당 항목 소정점수의 30%를 가산(산정코드 첫 번째 자리에 B로 기재)하되, 상급종합 병원 · 종합병원은 50%를 가산한다(산정코드 세 번째 자리에 5로 기재하되, (5)와 동시 적용되는 경우에는 산정코드 세 번째 자리에 8로 기재).

(17) 상급종합병원과 종합병원 이외의 요양기관에서 한 가지 항목에 (12)와 (14)[U)], (13)과 (14)[V)], (21)과 (14)[E)] '화상치료 가산'과 (14)[W)], (12)와 (15)[N)], (13)과 (15)[P)], (21)과 (15)[G)], '화상치료 가산'과 (15)[Q)], (12)와 (16)[K)], (13)과 (16)[L)], (21)과 (16)[H)] 또는 '화상치료 가산'과 (16)[M)]의 두 가지 가산이 동시 적용되는 경우에는 산정코드 첫 번째 자리에 각각 E, G, H, K, L, M, N, P, Q, U, V 또는 W로 기재하여 산정한다.

(18) (별표 7)에 열거한 항목을 성형외과 전문의가 시행한 경우 소정점수의 50%를 가산한다(산정코드 첫 번째 자리에 4로 기재).

(19) [기관, 기관지 및 폐], [소화기내시경 하 시술]의 항목 중 진정내시경 환자관리료의 「요양급여의 적용기준 및 방법에 관한 세부사항」에 따라 진정내시경을 실시한 경우 제2장 제4절 [내시경]의 진정내시경 환자관리료의 소정점수 및 주항의 가산율을 적용한다.

(20) 18시~09시, 토요일 및 공휴일에 의원(보건의료원 포함) · 치과의원(보건의료원 포함) 외래에서 (별표8)에 열거한 항목을 행한 경우에는 소정점수의 30%를 가산한다(산정코드 두 번째 자리에 8로 기재). 이 경우 해당 항목을 시작한 시각을 기준하여 산정하며, 산정지침 (1)과 중복 가산하지 아니한다.

(21) (별표9), (별표10) 및 (별표11)에 열거한 항목을 신경외과 전문의가 시행한 경우에는 해당 항목 소정점수의 (별표9)는 5%, (별표10)은 10%, (별표11)은 15%를 가산한다(산정코드 첫 번째 자리에 D로 기재).

(22) 위 "(14), (15)"에도 불구하고, 입원 중인 수술 시행일 체중이 1,500g 미만 소아에게 (별표 12)에 열거한 항목을 행한 경우에는 해당 항목 소정점수의 300%를 가산(산 정코드 세 번째 자리에 A로 기재하되, (5)와 동시 적용되는 경우에는 산정코드 세 번째 자리에 C로 기재(상급종합병원 · 종합병원은 산정코드 세 번째 자리에 E로 기재)한다.

(23) 위 "(14), (15)"에도 불구하고, 입원 중인 신생아 및 만1세 미만 소아에게 (별표 12)에 열거한 항목을 행한 경우에는 해당 항목 소정점수의 200%를 가산(산정코드 세 번째 자리에 B로 기재하되, (5)와 동시 적용되는 경우에는 산정코드 세 번째 자리에 D로 기재(상급종합병원 · 종합병원은 산정코드 세 번째 자리에 F로 기재)한다.

[기본 처치]

절개술 Incision

注: 1. 절개술의 길이는 절개창의 길이에 의한다.
2. 근접하지 아니한 여러 부위에 절개술을 시행하는 경우에는 전신을 두부, 복부, 배부, 좌·우·상·하지의 7부위별로 구분하여 각 부위별로 소정점수를 각각 산정한다.
3. "주2"의 각 부위내에 절개창이 둘 이상일때 여러 절개창이 4″×4″거즈 범위내에 포함되는 경우 에는 제1범위 분류항목을 산정하고, 4″×4″거즈 한장범위를 초과하는 경우에는 두장째 범위부터 1범위당 제2범위의 분류항목으로 각각 산정한다.

[피부 및 연부조직]

注: 화상 치료 목적으로「자-16」,「자-17」,「자-17-1」,「자-17-2」,「자-18-1」,「자-18-2」,「자-18-3」,「자-24」,「자-24-1」,「자-24-2」를 실시한 경우에는 소정점수의 30%를 가산한다(산정코드 첫 번째 자리에 9로 기재).

[기관, 기관지 및 폐]

注: 내시경 세척·소독료는 자-131-1, 자-131-2, 자-131-3, 자-133, 자-134-1, 자-147-1을 실시한 경우에 제2장 제4절에 의하여 산정한다.

[여성 생식기, 임신과 분만]

注: 1. 분만취약지 소재 요양기관에서 분만(자-435, 자-436, 자-438, 자-450, 자-451)

한 경우 소정점수의 200%를 가산한다(산정코드 첫 번째 자리에 R로 기재). 다만, 고위험 분만과 가산이 동시 적용되는 경우에는 산정 코드 첫 번째 자리에 T로 기재한다.

2. 모체 내 태아에게 실시(자-453-1, 자-453-2, 자-453-3, 자-453-4)한 경우 소정점수의 100%를 가산한다(산정코드 첫 번째 자리에 C로 기재).

9.2 캐스트료

(1) 만1세 미만의 소아에 대하여는 소정점수의 50%를 가산하며, 만1세 이상 만6세 미만의 소아에 대하여는 소정점수의 30%를 가산한다(산정코드 첫 번째 자리에 만 1세 미만은 A, 만1세 이상~만6세 미만은 B로 기재).

(2) 18시~09시 또는 공휴일에 응급진료가 불가피하여 시술을 행한 경우에는 소정점수의 50%를 가산한다(산정코드 두 번째 자리에 18시~09시는 1, 공휴일은 5로 기재).

(3) 제2절에 기재되지 아니한 시술료는 제2절에 기재되어 있는 시술 중에서 가장 비슷한 분류항목의 소정점수에 의하여 산정한다.

(4) 캐스트에 사용되는 석고붕대 또는 합성캐스트는 실사용 개수 및 규격에 불문하고 부위별 및 시술방법에 따라 정한 「부위별 석고붕대 사용기준」 또는 「부위별 합성캐스트 사용기준」에 의한다.

(5) 캐스트에 사용되는 재료 중 석고붕대, 합성캐스트, 외고정용 소모성 치료 재료(합성수지 Splint, 석고 Splint Roll), Cast heel, 고정용 신축성 붕대의 재료대는 별도 산정하되, Stockinet, Cotton bandage, Cast wire, Cast remove wire 등의 재료대는 소정 캐스트료에 포함되므로 별도 산정하지 아니한다.

(6) Cast heel, 고정용 신축성 붕대는 실사용한 개수 및 규격에 따라 산정한다.

10. 치과 처치 · 수술료

(1) 본장에 기재되지 아니한 치과진료영역의 행위에 대하여는 제2부 제1장 내지 제9장 및 제16장 내지 제20장에 의하여 산정한다.

(2) 18시~09시 또는 공휴일에 응급진료가 불가피하여 처치 및 수술을 행한 경우에는 소정점수의 50%를 가산한다(산정코드 두 번째 자리에 18시~09시는 1, 공휴일은 5로

기재). 이 경우 해당 처치 및 수술을 시작한 시각을 기준하여 산정한다.

(3) 본장 및 제9장에 기재되지 아니한 간단한 구강연조직 질환의 처치는 기본 진료료에 포함되므로 별도 산정하지 아니한다.

(4) 동일 피부절개 하에 2가지 이상 수술을 동시에 시술한 경우 주된 수술은 소정점수에 의하여 산정하고, 제2의 수술부터는 해당 수술 소정점수의 50%를 산정한다(산정코드 세 번째 자리에 1로 기재). 상급종합병원 · 종합병원 · 치과대학부속치과병원은 해당 수술 소정점수의 70%(산정코드 세 번째 자리에 4로 기재)를 산정한다. 다만, 주된 수술 시에 부수적으로 동시에 실시하는 수술의 경우에는 주된 수술의 소정점수만 산정한다.

(5) 상 · 하악골 악성종양 절제술 시행시 경부의 림프절 청소술을 병행한 경우에는 위 "(4)"에도 불구하고 제9장 제1절에 기재된 분류항목 중 경부림프절청소술(자-211) "주"의 소정점수를 별도 산정한다.

(6) 각 분류항목의 처치 및 수술 등에 레이저를 이용한 경우에도 각 분류항목의 소정점수만을 산정한다.

(7) 처치 및 수술에 사용된 약제 및 치료재료대는 소정점수에 포함되므로 별도 산정하지 아니한다. 다만, 다음에 열거하는 약제 및 치료재료대는 "약제 및 치료재료의 비용에 대한 결정기준"에 의하여 별도 산정하되, 본장에 기재되지 아니한 약제 및 치료재료대는 제2장 내지 제9장에 의한다.

(가) 충전재료(글래스아이오노머시멘트, 아말감, 복합레진)

(나) 치간고정용 재료(금속선, 아취바 등)

(다) 체내고정용 나사, 고정용 금속핀, 고정용 금속선, 고정용 못

(라) 지속적 주입, 지속적 배액 및 지속적 배기용 도관(체내유치)

(마) 고정용 신축성 붕대

(바) 안면수술 등 장관이 별도로 정한 처치 및 수술시 사용된 봉합사

(사) 인공관절

(아) 골, 관절의 수복 또는 결손보철용 인공재료(체내유치)

(자) 조직 대용 인조섬유포

(차) 기타 장관이 별도로 인정한 약제 및 치료재료(인체조직 포함)

(8) (별표1)에 열거한 항목을 상급종합병원 · 치과대학부속치과병원에서 시행한 경우에는 해당 항목 소정점수의 30%를 가산하여 산정한다(산정코드 첫 번째 자리에 1 기재).

(9) 18시~09시, 토요일 및 공휴일에 의원(보건의료원 포함) · 치과의원(보건의료원 포함) 외래에서 (별표2)에 열거한 항목을 행한 경우에는 소정점수의 30%를 가산한다(산정코드 두 번째 자리에 8로 기재). 이 경우 해당 항목을 시작한 시각을 기준하여 산정하며, 산정지침 (2)와 중복 가산하지 아니한다.

10.1 치아질환 처치

주: 1. 만8세 미만의 소아에 대하여 「차-1」, 「차-1-1」, 「차-1-2」, 「차-5」, 「차-6」, 「차-9」, 「차-10」, 「차-11」, 「차-11-1」, 「차-12」, 「차-13」, 「차-15」, 「차-18」을 실시한 경우에는 소정점수의 30%를 가산한다(산정코드 첫 번째 자리에 3으로 기재).

2. 치과에서 장애인으로 등록되어 있는 뇌병변장애인, 지적장애인, 정신장애인, 자폐성장애인에 대하여 「차-1」, 「차-1-1」, 「차-1-2」, 「차-5」, 「차-6」, 「차-9」, 「차-10」, 「차-11」, 「차-11-1」, 「차-12」, 「차-13」, 「차-15」, 「차-18」을 실시한 경우에는 소정점수의 100%를 별도 산정한다.

10.2 수술 후 처치, 치주조직의 처치 등

주: 치과에서 장애인으로 등록되어 있는 뇌병변장애인, 지적장애인, 정신장애인, 자폐성장애인에 대하여 「차-23-1」, 「차-39」를 실시한 경우에는 소정점수의 100%를 별도 산정한다.

10.3 구강악안면 수술

주: 1. 치과에서 장애인으로 등록되어 있는 뇌병변장애인, 지적장애인, 정신장애인, 자폐성장애인에 대하여 「차-41」을 실시한 경우에는 소정점수의 100%를 별도 산정한다.

10.4 보철물의 유지관리

주: 유지관리 처치 시 산정된 진찰료, 치료재료 및 약제는 별도 산정하지 아니한다.

11. 조산료

(1) 조산원에 입원하여 분만한 경우에는 해당 소정점수를 산정한다.

(2) 조산료에는 입원료, 산전 · 산후처치료 및 재료대, 지도의사의 지시하에 행한 주사 및 투약, 모자동실료 등의 비용이 포함된다. 다만, 식사를 제공한 경우 식대는 제17장에 의하여 별도 산정한다.

(3) 다태아를 분만한 경우에는 제2의 태아부터 해당점수의 50%를 산정한다(산정 코드 세 번째 자리에 1로 기재).

(4) 고위험 분만에 해당되는 경우에는 소정점수의 30%를 가산한다(산정코드 첫 번째 자리에 S로 기재).

(5) 분만취약지 소재 조산원에서 분만한 경우 소정점수의 200%를 가산한다(산정 코드 첫 번째 자리에 R로 기재). 다만, 고위험 분만과 가산이 동시 적용되는 경우 에는 산정코드 첫 번째 자리에 T 로 기재한다.

(6) 위 "(1)~(5)"에도 불구하고 조산원에서 자궁내장치삽입술 및 자궁내장치제거술을 시행한 경우에는 "제9장 제1절"에 분류된 해당 항목(자-427, 자-427-1)에 의하여 산정한다.

12. 보건기관의 진료수가

(1) 보건기관의 진료수가는 방문당으로 한다.

(2) 방문당이란 수진자가 보건기관을 방문하여 진료를 받는 경우 또는 진료 요청에 의해서 의료인력이 환자 가정을 방문하여 진료를 행하는 경우를 말하며 환자의 성별 · 연령 · 특성, 질병의 종류, 합병증의 유무, 진료소요시간 등을 불문한다.

(3) 1회 방문당 수가에는 초 · 재진 불문하고 진찰, 처방, 각종 검사, 처치 · 수술 등의 비용이 포함되어 있다.

(4) 방문당 수가는 초진 또는 재진을 구분하지 아니하며, 동시에 2가지 이상의 상병에 대하여 각각 진료를 행한 경우에도 방문당 수가는 1회만 산정한다.

(5) 의과 · 치과 · 한방과별로 각각 진료를 행한 경우에는 방문당 수가를 각각 산정한다. 다만, 진료담당의사(한의사)가 진료상 필요에 의하여 한방진료(양방진료)를 의뢰하여 한 · 양방진료를 같이 받았을 때는 의과방문당 수가(한방방문당 수가)를 1회만 산정한다.

(6) 조산료는 보건기관에 방문하거나 조산 요청에 의하여 의료인력이 환자 가정을 방문하여 조산한 경우에 산정한다.

(7) 조산료에는 입원료, 투약 및 주사료, 간단한 봉합 등의 처치, 검사, 약제 및 소모품의 비용이 포함되어 있으므로 별도 산정하지 아니한다.

(8) 퇴원후 산후치료를 위한 진료는 퇴원익일부터 1회 방문당 수가를 산정한다.

(9) 보건소 또는 보건지소에서 입원진료를 행한 경우 입원료는 제1장 의원급입원료를 산정하되, 입원료를 제외한 입원진료비는 입원 1일당 해당 의과 또는 치과진료비의 1회 방문당 수가와 1일 투약시 수가를 산정하며, 퇴원시 투약분은 투약일수에 따른 소정점수를 산정한다.

(10) 피임시술(정관절제술 또는 결찰술, 자궁내장치삽입술, 난관결찰술)을 시행한 경우에는 "제9장 제1절"에 분류된 해당 항목(자-389-1-라, 자-427, 자-434)에 의하여 산정한다. 다만, 보건진료소는 자궁내장치삽입술(자-427)만 산정할 수 있다.

(11) 보건지소에 방사선진단과 임상병리검사를 실시할 수 있는 시설 및 장비를 보유하고 방사선사와 임상병리사가 상근하면서 해당 의료기사 업무에 종사하는 경우에는 보건소의 수가를 산정한다.

(12) 보건소 및 보건지소를 방문하여 의약분업에 따른 처방전을 발급받아 약국 또는 한국희귀의약품센터에서 주사제 등의 약품을 구입한 후 투약을 위하여 당일에 재방문한 경우에는 당초 방문진료행위에 포함되므로 별도의 방문당 수가를 산정하지 아니한다.

[표 3-5] 보건기관 진료수가 세부 산정기준

분류번호	코드	분류	산정지침
타-2	w0203	보건진료소	조산료 : 18시~09시 또는 공휴일에 조산한 경우에는 소정점수의 50%를 가산한다.
타-3	w0333	보건지소	
타-4	w0433	보건소	
타-3	w0311 ~w0313	보건지소	진료비(의과진료비 : 1회 방문당) : 물리치료사가 상근하면서 물리치료를 실시한 경우에는 물리치료의 종류 및 실시횟수, 소요시간을 불문하고 1일당 1,500원을 산정한다.
타-4	w0411 ~w0412	보건소	
타-6	80621 ~80634	보건(지)소 한방진료비	4일분 이상 투약시 4일분부터는 매 3일분 이내당 1,300원을 가산한다.

13. 한방 검사료(檢査料)

(1) 검사에 소요된 재료대(Roll Paper 등)는 검사료의 소정점수에 포함되므로 별도 산정하지 아니한다.

(2) 최초 진단시와 최종 치료여부 확인시 실시한 경우에는 외래 · 입원, 실시 횟수를 불문하고 각 1회 산정할 수 있다.

(3) 염좌 · 골절 · 탈구 등과 같이 상병 원인이 확실하고 내과적 진찰을 필요로 하지 않는 경우에는 산정하지 아니한다.

14. 한방 시술(施術) 및 처치료(處置料)

(1) 침, 구, 부항술은 1일 2회 이상 시술한 경우에도 외래는 1일 1회, 입원은 1일 2회 산정한다.

(2) 침술은 1일 3종 이내로 산정하되 「하-3」 내지 「하-8」, 「하-10」의 침술은 2종까지만 산정한다.

(3) 같은 날에 「하-51」과 「하-53」 또는 「하-53」과 「하-54」를 실시한 경우에는 「하-53」의 소정점수만을 산정한다.

(4) 경혈침술(하-1)에 자락술 또는 도침술, 산침술(산자법)을 시술한 경우에는 경혈침술(하-1) 소정점수의 20%를 가산한다(산정코드 세 번째 자리에 2로 기재).

(5) 경혈침술(하-1)에 사암침법, 오행침법, 체질침법을 시술한 경우에는 경혈침술(하-1) 소정점수의 50%를 가산한다(산정코드 세 번째 자리에 4로 기재).

(6) 경혈침술(하-1)에 화침 또는 온침을 시행한 경우에는 경혈침술(하-1) 소정점수의 50%를 가산한다(산정코드 세 번째 자리에 6으로 기재).

(7) 신생아(생후 4주 이내)에게 침술을 시술한 경우에는 소정점수의 100%를 가산하고(산정코드 첫 번째 자리에 1로 기재), 만1세 미만의 소아에게 침 · 구 · 부항술을 시술한 경우에는 소정점수의 50%를 가산한다(산정코드 첫 번째 자리에 3로 기재). 만1세 이상 만6세 미만의 소아에게 침 · 구 · 부항술을 시술한 경우에는 소정점수의 30%를 가산한다(산정코드 첫 번째 자리에 6으로 기재).

(8) 18~09시 또는 공휴일에 응급진료가 불가피하여 시술 및 처치를 행한 경우에는 소정점수의 50%를 가산한다(산정코드 두 번째 자리에 18~09시는 1로, 공휴일은 5로 기

재). 이 경우 해당 시술 및 처치를 시작한 시각을 기준하여 산정한다.

(9) 제1절 시술료의 시술시 사용된 재료대는 소정 시술료에 포함되므로 별도 산정하지 아니하나, 부항술-자락관법(하-31-나)에 사용된 1회용 부항컵과 고정용 신축성붕대 및 제2절 처치료의 처치시 사용된 재료대는 "약제 및 치료재료의 비용에 대한 결정기준"에 의하여 별도 산정한다.

10.1 한방 정신요법료

주: 1. 한방신경정신과 전문의(전속지도 전문의) 또는 한방신경정신과 전공의가 정신건강의학과 환자에게 행한 경우에 산정하되 반드시 분류항목별 치료행위에 관한 내용을 진료기록부 등에 기록한 경우에 산정할 수 있다.

2. 경자평지요법 및 오지상승위치료법은 한방신경정신과 전문의(전속지도 전문의) 또는 3년차 이상 한방신경정신과 전공의가 실시한 경우에 산정할 수 있다.

15. 약국 약제비

(1) 투약시 사용된 용기(투약병, 연고곽, 안약병, 포장지 등 포함)의 재료대는 조제료 소정 점수에 포함되므로 별도 산정하지 아니한다.

(2) 약사법 제23조 제3항 제1호에 해당하는 약국에서 의사 또는 치과의사의 처방전에 의하지 아니하고 조제하는 경우에는 약국관리료(약-1), 조제기본료(약-2), 복약지도료(약-3), 처방전에 의하지 아니한 조제료(약-4-나), 의약품관리료(약-5) 및 퇴장방지의약품 사용장려비(약-6)를 산정할 수 있으며, 퇴장방지의약품사용장려비는 장관이 별도로 정하는 "퇴장방지의약품 목록"에 해당하는 의약품을 사용하여 조제한 경우에 산정한다.

(3) 약국 또는 한국희귀의약품센터에서 의사 또는 치과의사의 처방전에 의하여 조제하는 경우에는 약국관리료(약-1), 조제기본료(약-2), 복약지도료(약-3), 처방전에 의한 조제료(약-4-가), 의약품관리료(약-5)를 산정할 수 있다. 다만, 주사제 대해서는 다음과 같이 한다.

(가) 주사제 단독투약시에는 의약품관리료(약-5)만 산정한다.

(나) (가)의 규정에도 불구하고 자가투여주사제를 단독 투약하는 경우에는 약국관리

료(약-1), 조제기본료(약-2), 복약지도료(약-3), 처방전에 의한 조제료 (약-4-가), 의약품관리료(약-5)를 산정할 수 있다.

(4) 동일환자에 대하여 2매 이상의 처방전에 의하여 조제하는 경우에는 약국 관리료(약-1), 조제기본료(약-2), 복약지도료(약-3), 조제료(약-4-가) 및 의약품관리료(약-5)는 각각 산정한다.

(5) 의약분업 예외지역에서 동일환자에 대하여 동일 요양기관에서 1일 2회 이상 직접조제 · 투약하는 경우에는 약국관리료(약-1), 조제기본료(약-2)는 1회만 산정하고 복약지도료(약-3), 조제료(약-4-나), 의약품관리료(약-5) 및 퇴장방지의약품사용장려비(약-6)는 각각 산정한다.

(6) 처방전에 의하지 아니한 조제료(약-4-나)는 약사법 시행규칙 제44조 제3항 제2호에 따라 다음과 같이한다.

(가) 전문의약품을 포함하여 조제하는 경우에는 1회 3일분을 초과할 수 없다.

(나) 마약, 향정신성의약품, 한외마약, 보건복지부장관이 의약품의 안전한 사용을 위하여 고시하는 품목과 식품의약품안전처장이 오남용의 우려가 현저하다고 인정하여 고시하는 품목에 대해서는 산정할 수 없다.

(7) 약국관리료(약-1) 및 의약품관리료(약-5)에는 의약품의 구입, 재고관리 등에 관한 비용이 포함된 바, 의사 또는 치과의사가 처방한 의약품이 없어 다른 약국 또는 의약품도매상 등으로부터 해당 의약품을 긴급하게 구입하거나 배송 받아 조제하는 경우에도 별도의 비용을 산정할 수 없다.

(8) 평일 18시(토요일은 13시)~익일 09시 또는 관공서의 공휴일에 관한 규정에 의한 공휴일에 조제투약하는 경우에는 조제기본료(약-2), 복약지도료(약-3) 및 조제료(약-4) 소정점수의 30%를 가산한다(산정코드 두 번째 자리에 야간은 1, 공휴일은 5로 기재).

(9) 위 "(8)"의 규정에도 불구하고, 만 6세 미만의 소아에 대하여 20시~익일 07시에 조제투약하는 경우에는 조제기본료(약-2), 복약지도료(약-3) 및 조제료(약-4) 소정점수의 100%를 가산한다(산정코드 두 번째 자리에 2로 기재).

(10) 토요일 09시 후~13시 전에 조제투약하는 경우에는 조제기본료(약-2), 복약지도료(약-3) 및 조제료(약-4) 소정점수의 30%를 별도 산정한다(산정코드 두 번째 자리에 3으로 기재).

(11) 만6세 미만의 소아에 대하여 조제투약하는 경우에는 조제기본료(약-2)에 6.67점을

가산한다(산정코드 첫 번째 자리에 6으로 기재). 다만, 제형변경이 불가피하여 가루약으로 조제투약하는 경우(약-4-가(1)「주1」 및 약-4-나(1)「주2」)와 중복하여 산정하지 아니한다.

(12) 평일 18시~익일 09시에 차등수가 적용대상에서 제외하는 경우는 산정코드 세 번째 자리에 1을 기재한다.

16. 전혈 및 혈액성분제제료

(1) "혈액관리법 제11조"의 규정에 의하여 장관이 별도 고시한 항목과 금액으로 산정한다.

(2) 수혈에 소요되는 약제 및 재료대(1회용 주사기, 1회용 주사침, 나비침, 정맥내유치침, 수액세트, 혈액 Bag 등)는 소정금액에 포함되므로 별도 산정하지 아니한다. 다만, 다만, 다음의 경우에는 "약제 및 치료재료의 비용에 대한 결정기준"에 의하여 별도 산정한다.

(가) 백혈구여과제거적혈구 및 백혈구여과제거혈소판의 경우에 사용된 약제 및 재료대

(나) 혈액성분채집술(복합성분채집 혈장은 제외)에 사용된 약제 및 재료대(요양기관이 대한적십자사혈액원 등으로부터 성분채집에 의한 혈액 성분제제를 구입한 경우 포함)

(다) 기타 장관이 별도로 인정한 약제 및 재료대

(3) 혈액성분채집술에 의한 혈액성분채혈시 공혈자에 대한 공혈적합성 여부를 판정하기 위한 검사비용은 소정금액에 포함되므로 별도 산정하지 아니한다.

17. 치과의 보철료

(1) 치과에서 치아의 보철을 장착한 경우에는 본 장의 해당 소정점수를 산정한다.

(2) 본 장에 기재된 치과의 보철은 처치 시 사용된 치료재료, 약제, 진찰료가 해당 소정점수에 포함되어 별도 산정하지 아니한다. 다만, 분리형 식립재료의 고정체(Fixture), 지대주(Abutment)는 "약제 및 치료재료의 비용에 대한 결정기준"에 의하여 별도 산정한다.

18. 응급의료수가

18.1 응급 기본진료료

1. 응급의료관리료

가. 「응급의료에 관한 법률」에 의한 응급의료기관이 응급실에서 응급환자 또는 응급실에 내원한 환자에게 응급처치 및 응급의료를 행한 경우에는 초일에 한하여 응급의료관리료를 산정한다.

나. 「응급의료에 관한 법률」 에 따른 응급의료기관 평가결과에 따라 응급의료 관리료는 기관등급별로 다음과 같이 가감한다. (단, 지역응급의료기관은 가감 대상에서 제외한다.)

(1) A등급 : 응급의료관리료 소정점수의 10% 가산[코드는 권역 VA210, 지역 VA310, 권역외상(권역) VA510, 권역외상(지역) VA810 사용]

(2) B등급 : 응급의료관리료 소정점수로 산정[코드는 권역 VA200, 지역 VA300, 권역외상(권역) VA500, 권역외상(지역) VA800 사용]

(3) C등급 : 응급의료관리료 소정점수의 10% 감산[코드는 권역 VA220, 지역 VA320, 권역외상(권역)VA520, 권역외상(지역) VA820 사용]

2. 응급진료 전문의 진찰료 등(응급진료 전문의 진찰료, 권역외상센터 전문의 진찰료)

가. 응-2 응급진료 전문의 진찰료는 중증응급환자 또는 중증응급의심환자를 중앙응급의료센터, 권역응급의료센터, 소아전문응급의료센터, 지역응급의료센터 응급실에서 전문의가 직접 진료한 경우에 산정하며, 「응급의료에 관한 법률」에 따른 응급의료기관 평가결과에 따라 응급진료 전문의 진찰료 가산은 등급별로 다음과 같이 산정한다.

(1) 1등급: 응급진료 전문의 진찰료 소정점수의 50% 가산
(기본코드 다섯 번째 자리에 1로 기재)

(2) 2등급: 응급진료 전문의 진찰료 소정점수의 40% 가산
(기본코드 다섯 번째 자리에 2로 기재)

나. 응-2-1 권역외상센터 전문의 진찰료는 「응급의료에 관한 법률」 시행규칙에 의한 권역외상센터 외상소생구역에서 손상중증도점수 9점 이상이거나, 중증응급환자 또는 중증응급의심환자에 해당되는 외상환자를 전문의가 직접 진료한 경우에 산정한다.

다. 해당 항목의 소정점수만을 산정하고 공휴 · 야간 가산 등을 포함한 모든 가산은 적용

하지 아니한다. 다만, 정신질환자에 대한 가산과 소아전문응급의료센터에 내원한 만6세 미만의 소아에 대한 가산은 별도 산정한다.

3. 중증응급환자 진료구역 관찰료

가. 중증응급환자 진료구역관찰료는 중증응급환자 또는 중증응급의심환자가 「응급의료에 관한 법률」 시행규칙에 의한 권역응급의료센터, 소아전문응급의료 센터의 중증응급환자 진료구역 병상을 배정받아 진료받은 경우 1회에 한하여 산정한다.

나. 「응급의료에 관한 법률」 에 따른 응급의료기관 평가결과에 따라 중증응급환자 진료구역 관찰료는 기관등급별로 다음과 같이 가감한다.

(1) A등급 : 중증응급환자 진료구역 관찰료 소정점수의 20% 가산[코드는 권역 V3210, 소아전문 V3610 사용]

(2) B등급 : 중증응급환자 진료구역 관찰료 소정점수로 산정[코드는 권역 V3200, 소아전문 V3600 사용]

(3) C등급 : 중증응급환자 진료구역 관찰료 소정점수의 20% 감산[코드는 권역 V3220, 소아전문 V3620 사용]

다. 간호인력확보수준에 따른 중증응급환자 진료구역관찰료 차등제

(1) 간호인력확보수준에 따른 등급은 2016년 진료분부터 적용하며, 「응급의료에 관한 법률」 에 따른 전년도 응급의료기관 평가결과에 따라 다음 년도에 1년간 적용한다.

(2) 간호인력확보수준에 따라 등급별로 중증응급환자 진료구역 관찰료를 다음과 같이 가감한다.

(가) 1등급 : 중증응급환자 진료구역 관찰료 소정점수의 40% 가산
(기본코드 다섯 번째 자리에 1로 기재)

(나) 2등급 : 중증응급환자 진료구역 관찰료 소정점수의 30% 가산
(기본코드 다섯 번째 자리에 2로 기재)

(다) 3등급 : 중증응급환자 진료구역 관찰료 소정점수의 20% 가산
(기본코드 다섯 번째 자리에 3으로 기재)

(라) 4등급 : 중증응급환자 진료구역 관찰료 소정점수의 15% 가산
(기본코드 다섯 번째 자리에 4로 기재)

(마) 5등급 : 중증응급환자 진료구역 관찰료 소정점수의 10% 가산

(기본코드 다섯 번째 자리에 5로 기재)

(바) 6등급 : 중증응급환자 진료구역 관찰료 소정점수의 5% 가산
(기본코드 다섯 번째 자리에 6으로 기재)

(사) 7등급 : 중증응급환자 진료구역 관찰료 소정점수로 산정

(아) 8등급 : 중증응급환자 진료구역 관찰료 소정점수의 10% 감산
(기본코드 다섯 번째 자리에 8로 기재)

(자) 9등급 : 중증응급환자 진료구역 관찰료 소정점수의 20% 감산
(기본코드 다섯 번째 자리에 9로 기재)

4. 응급환자 진료구역 관찰료

가. 응급환자 진료구역 관찰료는 중증응급환자 또는 중증응급 의심환자가 「응급의료에 관한 법률」 시행규칙에 의한 중앙응급의료센터, 권역응급의료센터, 소아전문응급의료센터, 권역외상센터, 지역응급의료센터의 응급환자 진료구역 병상을 배정받아 진료받은 경우 1회에 한하여 산정한다.

나. 「응급의료에 관한 법률」 에 따른 응급의료기관 평가결과에 따라 응급환자 진료구역 관찰료는 기관등급별로 다음과 같이 가감한다.

(1) A등급 : 응급환자 진료구역 관찰료 소정점수의 20% 가산[코드는 권역 V4210, 지역 V4310, 소아전문 V4610, 권역외상(권역) V4510, 권역외상(지역) V4810 사용]

(2) B등급 : 응급환자 진료구역 관찰료 소정점수로 산정[코드는 권역 V4200, 지역 V4300, 소아전문 V4600, 권역 외상(권역) V4500, 권역외상(지역) V4800 사용]

(3) C등급 : 응급환자 진료구역 관찰료 소정점수의 20% 감산[코드는 권역 V4220, 지역 V4320, 소아전문 V4620, 권역외상(권역) V4520, 권역외상(지역) V4820 사용]

다. 간호인력확보수준에 따른 응급환자 진료구역 관찰료 차등제

(1) 간호인력확보수준에 따른 등급은 2016년 진료분부터 적용하며, 「응급의료에 관한 법률」에 따른 전년도 응급의료기관 평가결과에 따라 다음년도에 1년간 적용한다.

(2) 간호인력확보수준에 따라 등급별로 응급환자 진료구역 관찰료를 다음과 같이 가감한다.

(가) 1등급 : 응급환자 진료구역 관찰료 소정점수의 40% 가산

(기본코드 다섯 번째 자리에 1로 기재)

(나) 2등급 : 응급환자 진료구역 관찰료 소정점수의 30% 가산
(기본코드 다섯 번째 자리에 2로 기재)

(다) 3등급 : 응급환자 진료구역 관찰료 소정점수의 20% 가산
(기본코드 다섯 번째 자리에 3으로 기재)

(라) 4등급 : 응급환자 진료구역 관찰료 소정점수의 15% 가산
(기본코드 다섯 번째 자리에 4로 기재)

(마) 5등급 : 응급환자 진료구역 관찰료 소정점수의 10% 가산
(기본코드 다섯 번째 자리에 5로 기재)

(바) 6등급 : 응급환자 진료구역 관찰료 소정점수의 5% 가산
(기본코드 다섯 번째 자리에 6으로 기재)

(사) 7등급 : 응급환자 진료구역 관찰료 소정점수로 산정

(아) 8등급 : 응급환자 진료구역 관찰료 소정점수의 10% 감산
(기본코드 다섯 번째 자리에 8로 기재)

(자) 9등급 : 응급환자 진료구역 관찰료 소정점수의 20% 감산
(기본코드 다섯 번째 자리에 9로 기재)

5. 응급전용 중환자실 관리료

가. 응급전용 중환자실 관리료는 중증응급환자 또는 중증응급의심환자가 「응급의료에 관한 법률」 시행규칙에 의한 중앙응급의료센터, 권역응급의료센터, 권역외상센터, 전문응급의료센터 응급전용 중환자실 병상에 입원하는 경우에 산정한다.

나. 「응급의료에 관한 법률」 에 따른 응급의료기관 평가결과에 따라 기관등급별로 응급전용 중환자실 관리료는 다음과 같이 가감한다.

(1) A등급 : 응급전용 중환자실 관리료 소정점수의 20% 가산[코드는 권역 V5210, 권역외상 V5510, 소아전문 V5610, 화상전문 V5710 사용]

(2) B등급 : 응급전용 중환자실 관리료 소정점수로 산정[코드는 권역 V5200, 권역외상 V5500, 소아전문 V5600, 화상전문 V5700 사용]

(3) C등급 : 응급전용 중환자실 관리료 소정점수의 20% 감산[코드는 권역 V5220, 권역외상 V5520, 소아전문 V5620, 화상전문 V5720 사용]

6. 외상환자 관리료

가. 「응급의료에 관한 법률」 시행규칙에 의한 권역외상센터 외상소생실에서 손상중증도점수 9점 이상이거나, 중증응급환자 또는 중증응급의심환자에 해당되는 외상환자에게 진료가 이루어진 경우 초일에 한하여 1회 산정한다.

나. 「응급의료에 관한 법률」 에 의한 권역외상센터 평가결과에 따라 기관등급별로 외상환자 관리료는 다음과 같이 가감한다.

(1) A등급: 외상환자 관리료 소정점수의 20% 가산[코드는 V8110, V8210사용]

(2) B등급: 외상환자 관리료 소정점수로 산정[코드는 V8100, V8200사용]

(3) C등급: 외상환자 관리료 소정점수의 20% 감산[코드는 V8120, V8220사용]

7. 상기 1, 3, 4, 5, 6항의 기관등급은 전년도 응급의료기관 평가결과에 따라 다음년도 1년간 적용하며, 전년도 미평가 기관에 대해서는 기본등급으로 산정한다.

8. 제1절에 기재하지 아니한 진료영역의 행위에 대하여는 제2부 제1장 내지 제18장에 의하여 산정한다.

18.2 응급의료행위

1. 「응급의료에 관한 법률」에 의한 응급의료기관 중 권역응급의료센터, 전문응급의료 센터, 지역응급의료센터, 지역응급의료기관에서 산정한다.
2. 제2절에 기재하지 아니한 진료영역의 행위에 대하여는 제2부 제1장 내지 제18장에 의하여 산정한다.
3. 「응급의료에 관한 법률」 에 의한 응급의료기관에 내원한 응급환자에게 응급실에서의 행위를 실시한 경우 소정점수의 50%를 가산한다(산정코드 두 번째 자리에 2로 기재, 단, 2장 검사료는 산정코드 첫 번째 자리에 7기재).
4. 권역응급의료센터, 전문응급의료센터, 지역응급의료센터에서 중증응급환자 또는 중증응급 의심환자에 대해 응급실 내원 후 응급실에서 24시간 이내의 행위를 실시하는 경우 소정점수의 50%를 가산한다(산정코드 두 번째 자리에 2로 기재, 단, 2장 검사료는 산정코드 첫 번째 자리에 7기재).
5. 권역응급의료센터, 전문응급의료센터에서 중증응급환자 또는 중증응급 의심환자에 대해 응급실 내원 후 24시간 이내의 행위를 실시하는 경우 소정점수의 50%를 가산한다

(산정코드 두 번째 자리에 2로 기재, 단, 2장 검사료 및 제3장 영상진단 및 방사선치료료는 산정코드 첫 번째 자리에 7기재).

6. (별표1), (별표2), (별표3)에 열거한 항목 중 야간과 응급, 공휴와 응급 가산이 동시 적용되는 경우에는 산정코드 두 번째 자리에 각각 3, 4를 기재한다. 또한 2장 및 3장에서 만1세 미만 소아와 응급, 만6세 미만 소아와 응급, 가산이 동시 적용되는 경우에는 산정코드 첫 번째 자리에 각각 4, 5를 기재하여 산정한다.
7. 분만과 관련하여 심야(22-06시)분만(자-435, 자-438, 자-450, 자-451) 가산과 고위험 분만(자-435, 자-438)가산은 응급가산과 동시적용 가능하며, 심야분만 가산과 응급 가산이 동시에 적용되는 경우에는 산정코드 두 번째 자리에 7을 기재한다.

18.3 권역외상센터 응급의료행위

1. 「응급의료에 관한 법률」에 의한 권역외상센터에 한하여 산정한다.
2. 제3절에 기재하지 아니한 진료영역의 행위에 대하여는 제2부 제1장 내지 제18장에 의하여 산정한다.
3. 「응급의료에 관한 법률」에 의한 권역외상센터에 내원한 응급환자에게 응급실에서 (별표1)의 행위를 실시한 경우 소정점수의 50%를 가산한다(산정코드 두 번째 자리에 2로 기재, 단, 2장 검사료는 산정코드 첫 번째 자리에 7기재).
4. 권역외상센터에 중증응급환자 또는 중증응급의심환자가 내원 후 응급실에서 24시간 이내 (별표2)의 행위를 실시하는 경우 소정점수의 50%를 가산한다(산정코드 두 번째 자리에 2로 기재, 단, 2장 검사료는 산정코드 첫 번째 자리에 7기재).
5. 권역외상센터에 중증응급환자 또는 중증응급의심환자가 내원 후 24시간 이내 (별표3)의 행위를 실시하는 경우 소정점수의 50%를 가산한다(산정코드 두 번째 자리에 2로 기재, 단, 2장 검사료 및 제3장 영상진단 및 방사선치료료는 산정코드 첫 번째 자리에 7기재).
6. 다만, 권역외상센터에 내원한 중증외상환자에게 (별표2), (별표3), (별표4)에 열거한 항목을 실시한 경우에 소정점수의 100%를 가산할 수 있다(산정코드 두 번째 자리에 9로 기재, 단, 2장 검사료 및 제3장 영상진단 및 방사선치료료는 산정코드 첫 번째 자리에 9기재).
7. 권역외상센터 전담전문의가 중증외상환자에게 (별표4)에 열거한 항목을 실시한 경우

에 소정점수의 100%를 가산할 수 있다(산정코드 첫 번째 자리에 F로 기재). 다만, 제9장 제1절의 (별표1) 내지 (별표7), (별표9) 내지 (별표11)에 대한 전문의 가산은 중복하여 산정하지 아니한다.

8. (별표1), (별표2), (별표3) 열거한 항목 중 야간과 응급, 공휴와 응급 가산이 동시 적용되는 경우에는 산정코드 두 번째 자리에 각각 3, 4를 기재한다. 또한 2장 및 3장에서 만1세 미만 소아와 응급, 만6세 미만 소아와 응급가산이 동시 적용되는 경우에는 산정코드 첫 번째 자리에 각각 4, 5를 기재하여 산정한다.
9. 중증외상환자에게 (별표2), (별표3), (별표4) 열거한 항목 중 야간과 응급A), 공휴와 응급B) 가산이 동시 적용되는 경우에는 산정코드 두 번째 자리에 각각 A, B를 기재한다. 또한 2장 및 3장에서 만1세 미만 소아와 응급D), 만6세 미만 소아와 응급E) 가산이 동시 적용되는 경우에는 산정코드 첫 번째 자리에 각각 D, E를 기재하여 산정한다.
10. 분만과 관련하여 심야(22-06시)분만(자-435, 자-438, 자-450, 자-451) 가산과 고위험 분만(자-435, 자-438)가산은 응급가산과 동시적용 가능하며, 심야분만 가산과 응급C) 가산이 동시에 적용되는 경우에는 산정코드 두 번째 자리에 C를 기재한다.

19. 치과의 교정치료료

(1) 치과에서 치과교정 및 악정형 치료를 실시한 경우에는 본 장의 해당 소정점수를 산정한다.

(2) 본 장에 기재된 치과교정 및 악정형 치료는 처치 시 사용된 치료재료, 약제, 진찰료가 해당 소정점수에 포함되어 별도 산정하지 아니한다.

제2절 요양병원 급여 목록 및 상대가치점수

1. 요양병원 급여 일반원칙

1. 의료법 제3조제2항제3호에 의한 요양병원(단, 「장애인복지법」 제58조제1항 제4호에

따른 의료재활시설은 제외)이 국민건강보험법령의 규정에 의하여 입원 · 퇴원 일시 등 입원진료 현황을 고지하고, 입원진료에 대한 요양급여를 실시한 경우에 적용한다.

2. 국민건강보험법 시행령 제21조제3항제1호 및 국민건강보험 요양급여의 기준에 관한 규칙 제8조제4항의 규정에 의하여 포괄적인 행위가 적용되는 환자(이하 "장기환자"라 함)는 제2부에 의하여 산정하고, 포괄적인 행위가 적용되지 않는 다음의 환자(이하 "제외환자"라 함)는 제3부에 의하여 산정한다.
   가. 입원 6일 이내에 퇴원한 환자
   나. 낮병동 입원환자
   다. 한의과 입원환자
   라. 치과 입원환자
3. 장기환자가 입원기간 중 다음에 해당하는 경우 동 기간(이하 "특정기간"이라 함) 동안에는 제3부에 의하여 산정할 수 있다.
   가. 폐렴 치료기간
   나. 패혈증 치료기간
   다. 체내출혈 치료기간
   라. 중환자실 입원기간
   마. 격리실 입원기간
   바. 외과적 수술 및 동 수술에 따른 관련된 치료기간
4. 요양급여비용 산정과 각종 가감률에 의하여 산출된 금액에 대하여는 제1편 제1부 Ⅰ. 일반기준 1. 및 2.에 의한다.

2. 요양병원 환자군 급여목록 · 상대가치점수 및 산정지침

1. 환자군별 상대가치점수(이하 "점수"라 한다)는 입원일당 정액(이하 "정액수가"라 함)으로 한다. 정액수가는 행위점수에 국민건강보험법 제45조제3항과 같은 법 시행령 제21조제1항에 따른 점수당 단가를 곱한 금액과 약제 · 치료재료 금액을 합하여 10원 미만은 4사5입한 금액으로 산정한다.
2. 정액수가는 다음 각목의 행위 · 약제 및 치료재료 등을 포함한다.
   가. 제1편 제1부 Ⅱ. 요양기관 종별 가산율의 금액, 제2부 각 장에서 분류된 분류 항목의 점수와 각종 가산제도에 의해 가산한 금액 및 제3편 요-51 요양병원 입원료

나. 국민건강보험 요양급여의 기준에 관한 규칙(이하 "요양급여기준"이라 함) 제8조 제2항의 규정에 의하여 고시된 약제 · 치료재료 급여목록에 해당하는 약제 및 치료재료

다. 다음 항목 중 위 가목 및 나목에 해당하는 경우

(1) 요양급여기준 [별표 1] 제1호마목 단서규정에 의하여 장관이 정하는 바에 따라 다른 기관에 검사를 위탁하거나 당해 요양기관에 소속되지 아니한 전문성이 뛰어난 의료인을 초빙하거나, 또는 다른 요양기관에서 보유하고 있는 양질의 시설 · 인력 및 장비를 공동 사용하는 경우 소요되는 행위 · 약제 및 치료재료

(2) 입 · 퇴원 당일에 발생한 행위 · 약제 및 치료재료로서 외래진료 및 퇴원약제 등. 다만, 입원이 결정되지 않은 상태에서 입원 당일 외래 진료를 받은 경우의 원외처방 약제비는 제외

(3) 요양기관의 요구에 의하여 가입자 등이 외부에서 직접 구입한 약제 및 치료재료

3. 위 2.에 불구하고 정액수가를 적용하는 기간(이하 "정액수가기간"이라 한다) 동안 의학적으로 필요한 경우 다음의 분류항목은 별도 산정할 수 있다.

가. 정액수가에 포함되지 않는 다음의 항목(이하 "특정항목"이라 한다)은 제1편 제2부 각장에 분류된 항목의 상대가치점수 및 약제 · 치료재료 급여목록에 의하여 산정한다(별표1 참조). 이 때 분류항목별 산정기준 등은 제1편을 따른다.

(1) 식대

(2) CT, MRI

(3) 전문재활치료

(4) 혈액투석 및 혈액투석액, 복막투석액

(5) 다음의 전문의약품

(가) Erythropoietin 주사제(품명 : 에포론주 등), Darbepoetin Alpha 주사제 (품명 : 네스프프리필드주 등), Methoxy polyethylene glycol - epoetin β 주사제(품명 : 미쎄라프리필드주)

(나) Recombinant Human Epidermal Growth Factor(품명 : 이지에프외용액)

(다) Riluzole(품명 : 리루텍정 등)

(라) Interferon β – 1a(품명 : 레비프프리필드주 등)

(6) 전혈 및 혈액성분제제

(7) 제1편 제3부 행위 비급여 목록과 치료재료 급여 · 비급여 목록 및 급여 상한금액표의 비급여 목록 중 '19년 1월 이후 급여로 변경 고시된 항목

(8) 「선별급여 지정 및 실시 등에 관한 기준」 제3조제2항의 규정에 의한 행위 · 치료재료

나. 다음에 분류된 항목의 산정기준 등은 제3부에서 정한 바에 따른다.

(1) 요양병원 입원환자 안전관리료(요–55)

(2) 요양병원 지역사회 연계료(요–56)

다. 환자를 진료하는 중에 당해 요양기관에 인력 · 시설 · 장비가 갖추어져 있지 아니하거나 기타 부득이한 사유로 해당 진료가 가능한 다른 요양기관으로 적정하게 의뢰한 경우 또는 입원 중인 환자의 특별한 문제에 대한 평가 및 관리를 위하여 그 주치의가 아닌 동일기관 내 치과의사 · 한의사의 견해나 조언을 얻는 경우 발생한 행위 · 약제 및 치료재료

라. 연명의료중단등결정은 건강보험 행위 급여 · 비급여 목록표 및 급여 상대가치 점수 제4편 제5부에 의하여 산정한다

4. 정액수가는 1일당으로 다음과 같이 산정한다.

가. 1일이라 함은 12시(정오)부터 다음 날 12시(정오)까지를 의미한다.

나. 0~6시 사이에 입원하거나(산정코드 첫 번째 자리에 1로 기재), 18~24시 사이에 퇴원한 경우(산정코드 첫 번째 자리에 2로 기재)에는 정액수가 소정점수의 50%를 별도 산정한다.

다. 6~12시 사이에 입원하거나, 12~18시 사이에 퇴원한 경우에는 동 기간의 정액수가는 별도 산정하지 아니한다.

라. 정액수가 입원료는 입원기간에 따라 다음과 같이 산정한다.

(1) 입원 181일째부터 270일째까지는 정액수가 소정점수에서 요양병원입원료 소정점수의 5%를 감산하여 산정한다(산정코드 첫 번째 자리에 3으로 기재).

(2) 입원 271일째부터 360일째까지는 정액수가 소정점수에서 요양병원 입원료 소정점수의 10%를 감산하여 산정한다(산정코드 첫 번째 자리에 4로 기재).

(3) 입원 361일째부터는 정액수가 소정점수에서 요양병원입원료 소정점수의 15%를 감산하여 산정한다(산정코드 첫 번째 자리에 5로 기재).

(4) 퇴원 후 90일 이내 재입원 하는 경우에는 입원기간에 이전 요양병원 입원기간을 합산하여 적용한다(다만, 2020년 12월 31일까지는 동일 요양병원에 재입원 하는 경우에만 적용한다).

마. 9인 이상 병실에 입원한 경우 정액수가 소정점수에서 요양병원 입원료 소정점수의 30%를 감산하여 산정한다(산정코드 두 번째 자리에 9로 기재, '22.1.1.부터 적용).

5. 정액수가는 제3부 4호 마목 및 바목의 의사 및 간호 인력확보수준에 따른 입원료 차등제를 적용하여 산정한다.

6. 「의료법」 제3조의5에 따라 전문병원으로 지정받은 요양병원은 「의료질평가 지원금 등 산정을 위한 기준」의 평가결과에 따라 제1편의 전문병원(병원 · 요양병원 · 한방병원) 의료질평가지원금(가-24-1)을 산정한다. 다만, 입원료 중 외박수가를 산정하는 경우에는 제외한다.

7. 입원중인 환자가 주치의의 허가를 받은 후 연속해서 24시간을 초과하여 외박한 경우에는 외박수가를 산정한다.

8. 정액수가 환자군은 「요양급여의 적용기준 및 방법에 관한 세부사항」 I. 행위환자 평가표[별지 제25호 서식]를 사실에 근거하여 작성한 후 결정하되, 환자평가표의 각 항목별 세부인정사항은 「요양급여의 적용기준 및 방법에 관한 세부사항」에서 정한 바에 따른다.

3. 요양병원 행위 급여목록 · 상대가치점수 및 산정지침

1. 제1부에서 정한 제외환자 또는 특정기간에 적용한다.
2. 제3편에서 별도로 규정하지 않은 경우는 제1편에 의하여 산정한다.
3. 특정기간으로 적용할 수 있는 기준은 다음과 같다.

가. 흉부방사선 상 신규 또는 진행성 폐 침윤(new or progressive infiltration)의 소견이 있으면서 다음 중 2가지 이상에 해당되어 폐렴이 확진된 경우(별표2 참조)

(1) 폐렴으로 인하여 체온이 38℃를 초과하는 경우

(2) 백혈구수가 4,000/㎣ 미만 또는 12,000/㎣를 초과하는 경우

(3) 화농성 객담이 새로 발생하였거나 객담 양상이 변화된 경우, 기침이 새로 발생하였거나 악화된 경우

(4) 흉부 진찰 결과 Rale(Crackle)이 있는 경우

(5) 혈액가스 검사결과 이상이 있는 경우(PaO2가 60mmHg 미만 등)

나. 혈액 내 균 혹은 균 독소가 증명된 경우 또는 감염으로 인한 전신염증반응으로서 다음 중 2가지 이상에 해당되어 패혈증으로 확진된 경우(별표2 참조)

(1) 체온이 38℃ 초과되거나 36℃ 미만인 경우

(2) 심박동수가 90회(/분)를 초과한 경우

(3) 호흡수가 24회(/분)를 초과하거나 이산화탄소분압이 32mmHg 미만인 경우

(4) 백혈구수가 12,000/㎣ 초과되거나 4,000/㎣ 미만인 경우, 미성숙 호중성구 [Immature(band) Neutrophils] 수가 10% 초과된 경우

다. 임상적으로 문제가 되는 체내출혈 소견(기관지 출혈, 위·장관계 출혈, 비뇨·생식 기계 출혈 등)이 있으면서 지혈을 위한 처치 또는 수술을 시행한 경우(별표3 참조)

라. 중환자실에 입실하여 집중치료를 받은 기간

마. 격리실 입원치료가 필요한 경우 격리실 입원료 산정에 따른 격리기간

바. 입원 기간 중 (별표4)에 해당하는 외과적 수술을 시행한 날부터 외과적 수술과관련한 치료가 완료된 기간

사. 위 "가" 및 "나"의 기준에 적합한 경우 진단일로부터 특정기간으로 적용한다.

아. 위 "다"의 기준에 적합한 경우 시행일로부터 특정기간으로 적용한다.

4. 제외환자 및 특정기간에 산정 가능한 입원료는 요양병원입원료·낮병동입원료·중환자실입원료·격리실입원료에 한하며 다음 기준에 의한다.

가. 입원료 등의 소정점수에는 다음의 세부항목이 포함되어 있다.

(1) 요양병원입원료, 낮병동입원료, 격리실입원료

요양병원입원료, 낮병동입원료, 격리실입원료의 소정점수에는 입원환자 의학관리료(소정점수의 31%), 입원환자 간호관리료(소정점수의 16%), 입원환자 병원관리료(소정점수의 53%)가 포함되어 있다.

(2) 중환자실입원료

중환자실입원료의 소정점수에는 입원환자 의학관리료(소정점수의 40%), 입원환자 간호관리료(소정점수의 25%), 입원환자 병원관리료(소정점수의 35%)가 포함되어 있다.

나. 입원료 등을 산정하기 위해서는 국민건강보험법 제43조 및 동법 시행규칙 제12조

에 따라 요양기관의 병실 및 병상현황을 신고하여야 한다.

다. 낮병동입원료, 중환자실입원료, 격리실입원료를 산정할 수 있는 경우는 다음과 같으며 이때 입원료 등을 중복산정하지 아니한다.

(1) 낮병동 입원료

(가) 다음 각 호의 1에 해당하는 경우

1) 분만 후 당일 귀가 또는 이송하여 입원료를 산정하지 아니한 경우

2) 응급실, 수술실 등에서 처치 · 수술 등을 받고 연속하여 6시간 이상 관찰 후 귀가 또는 이송하여 입원료를 산정하지 아니한 경우

3) 정신건강의학과의 “낮병동”에서 6시간 이상 진료를 받고 당일 귀가한 경우

(나) 낮병동 입원료를 산정 하는 당일 외래 또는 응급실에서 진찰을 행한 경우에는 진찰료를 함께 산정할 수 있다. 다만, 예정된 외래 수술을 위해 내원하는 경우 또는 정신건강의학과의 “낮병동”에서 매일 또는 반복하여 진료를 받는 경우에는 진찰료를 산정하지 아니한다.

(다) 낮병동 입원료를 산정하는 당일의 본인일부부담금은 입원진료 본인 일부 부담률에 따라 산정한다.

(2) 중환자실 입원료 :「의료법」 시행규칙 제34조 [별표4]에서 정한 중환자실의 시설 · 장비를 갖춘 중환자실(ICU)이 설치된 요양병원에서 지극히 심각한 질환이나 손상을 입어 집중적인 치료 및 간호가 필요한 환자를 중환자실에서 진료한 경우

(3) 격리실 입원료 : 다음 각 호의 1에 해당하는 경우

(가) 면역이 억제된 환자를 보호하기 위하여 일반 환자와 격리하여 치료한 경우

(나) 일반 환자를 보호하기 위하여 전염력이 강한 전염성 환자를 일반 환자와 격리하여 치료한 경우

(다) 기타 보건복지부장관이 반드시 격리가 필요하다고 인정하여 고시하는 경우

라. 입원료 등(요양병원입원료 · 중환자실입원료 · 격리실입원료)은 1일당으로 다음과 같이 산정한다.

(1) 1일이라 함은 12시(정오)부터 다음 날 12시(정오)까지를 의미한다.

(2) 0~6시 사이에 입원하거나(산정코드 첫 번째 자리에 1로 기재), 18~24시 사

이에 퇴원한 경우(산정코드 첫 번째 자리에 2로 기재)에는 입원료 소정점수의 50%를 별도 산정한다.

(3) 6~12시 사이에 입원하거나, 12~18시 사이에 퇴원한 경우에는 동기간의 입원료 등은 별도 산정하지 아니한다.

(4) 입원과 퇴원이 24시간 이내에 이루어진 경우에는 전체 입원 시간이 6시간 이상인 경우에 한하여 1일의 입원료 등을 산정한다.

(5) 요양병원 입원료는 입원기간에 따라 다음과 같이 산정한다.

(가) 입원 181일째부터 270일째까지는 해당점수의 95%를 산정한다(산정코드 첫 번째 자리에 3로 기재).

(나) 입원 271일째부터 360일째까지는 해당점수의 90%를 산정한다(산정코드 첫 번째 자리에 4로 기재).

(다) 입원 361일째부터는 해당점수의 85%를 산정한다(산정코드 첫 번째 자리에 5로 기재).

(라) 퇴원 후 90일 이내 재입원 하는 경우에는 입원기간에 이전 요양병원 입원기간을 합산하여 적용한다(다만, 2020년 12월 31일까지는 동일 요양병원에 재입원 하는 경우에만 적용한다).

(6) 중환자실 입원료, 격리실 입원료는 입원 16일째부터 30일째까지는 해당 점수의 90%를 산정하고(산정코드 첫 번째 자리에 8로 기재), 입원 31일째부터는 해당점수의 85%를 산정한다(산정코드 첫 번째 자리에 9로 기재).

(7) 요양병원입원료는 9인 이상 병실에 입원한 경우 해당점수의 70%를 산정한다(산정코드 두 번째 자리에 9로 기재, '22.1.1.부터 적용).

마. 의사인력확보수준에 따른 입원료 차등제

(1) 요양병원입원료, 낮병동 입원료, 정액수가 산정시 적용한다.

(2) 직전 분기 평균 환자 수 대비 당해 요양기관에 상근하는 의사 수(환자 수 대 의사 수의 비)와 「전문의의 수련 및 자격 인정 등에 관한 규정」 제3조에 따른 전문과목의 전문의 비율이 50% 이상인 경우와 50% 미만인 경우에 따라 의사인력확보수준을 다음 각 호의 1과 같이 1등급 내지 4등급으로 구분한다.

(가) 1등급 – 35:1 이하이면서 전문의 비율이 50% 이상인 경우

(나) 2등급 – 35:1 이하이면서 전문의 비율이 50% 미만인 경우

(다) 3등급 – 35:1 초과 40:1 이하인 경우

(라) 4등급 – 40:1 초과인 경우

(3) 환자 수는 낮병동 입원환자를 포함한 요양병원 입원환자 전체를 말하며, 다만, 중환자실 입원환자, 별도의 병동으로 구분 운영하는 격리실 입원환자는 제외한다.

(4) 의사인력확보수준에 따른 요양병원입원료 등은 등급별로 다음과 같이 가감한다.

(가) 1등급 : 요양병원입원료 소정점수의 18% 가산(기본코드 네 번째 자리에 9로 기재)

(나) 2등급 : 요양병원입원료 소정점수의 10% 가산(기본코드 네 번째 자리에 1로 기재)

(다) 3등급: 요양병원입원료 소정점수로 산정(기본코드 네 번째 자리에 0으로 기재)

(라) 4등급: 요양병원입원료 소정점수의 50% 감산(기본코드 네 번째 자리에 5로 기재)

(마) 다만, (가) 및 (나)의 규정은 당해 요양기관에 상근하는 의사 1인 이상을 포함하여 의사 수가 2인(소수점은 반올림) 이상인 요양병원에 적용한다.

바. 간호인력확보수준에 따른 입원료 차등제

(1) 요양병원입원료, 낮병동 입원료, 정액수가 산정시 적용한다.

(2) 직전 분기 평균 환자 수 대비 간호업무에 종사하는 직전 분기 평균 간호인력(간호사 및 간호조무사) 수(환자 수 대 간호인력 수의 비)에 따라 간호인력 확보수준을 다음 각 호의 1과 같이 1등급 내지 6등급으로 구분한다.

(가) 1등급 – 4.5:1 미만인 경우

(나) 2등급 – 4.5:1 이상 5:1 미만인 경우

(다) 3등급 – 5:1 이상 5.5:1 미만인 경우

(라) 4등급 – 5.5:1 이상 6:1 미만인 경우

(마) 5등급 – 6:1 이상 6.5:1 미만인 경우

(바) 6등급 – 6.5:1 이상인 경우

(3) 환자 수는 낮병동 입원환자를 포함한 요양병원 입원환자 전체를 말하며, 다만, 중환자실 입원환자, 별도의 병동으로 구분 운영하는 격리실 입원환자는 제외한다.

(4) 간호인력확보수준에 따른 요양병원입원료 등은 등급별로 다음과 같이 가감한다.

(가) 1등급 : 요양병원입원료 소정점수의 60% 가산(기본코드 다섯 번째 자리에 1로 기재)

제3편 요양병원 급여 목록 및 상대가치점수

(나) 2등급 : 요양병원입원료 소정점수의 50% 가산(기본코드 다섯 번째 자리에 2로 기재)

(다) 3등급 : 요양병원입원료 소정점수의 35% 가산(기본코드 다섯 번째 자리에 3으로 기재)

(라) 4등급 : 요양병원입원료 소정점수의 20% 가산(기본코드 다섯 번째 자리에 4로 기재)

(마) 5등급 : 요양병원입원료 소정점수로 산정(기본코드 다섯 번째 자리에 0으로 기재)

(바) 6등급 : 요양병원입원료 소정점수의 50% 감산(기본코드 다섯 번째 자리에 8로 기재)

(사) 다만, 환자 수 대 간호사 수의 비가 18:1을 초과하는 경우 1등급 내지 5등급에 해당하는 요양병원은 요양병원 입원료 소정점수의 15%를 감산한 점수로 산정한다(기본코드 세 번째 자리 6으로 기재. 다만, 정액수가(외박제외)에 대해서는 기본코드 세 번째 자리를 5로 기재).

(5) 1등급 내지 5등급에 해당하는 요양병원 중 간호사 비율이 간호인력의 3분의2 이상인 경우는 1일당 2,000원을 별도 산정한다(코드는 의 · 치과 AB001, 한의과 15001).

사. 간호인력확보수준에 따른 중환자실 입원환자 간호관리료 차등제

제1편 제2부 제1장 기본진료료 [산정지침] 2. 입원료 등 '바. 간호인력 확보수준에 따른 일반 중환자실 입원환자 간호관리료 차등제'의 (1)의 (나)항, (2)의 (나)항의 등급별 산정방법에 따른다[코드는 S등급: AJ5BS, 195BS, A등급: AJ5BA, 195BA, 1등급: AJ5B1, 195B1, 2등급: AJ5B2, 195B2, 3등급: AJ5B3, 195B3, 4등급: AJ5B4, 195B4, 5등급: AJ5B5, 195B5, 6등급: AJ5B6, 195B6, 7등급: AJ5B7, 195B7 사용].

아. 필요인력 확보에 따른 별도 보상제

(1) 직전 분기 당해 요양기관에 약사가 상근하고, 의무기록사, 방사선사, 임상병리사, 물리치료사, 사회복지사 중 상근자가 1명 이상인 직종이 4개 이상인 경우, 일당 1,710원을 별도 산정한다. 다만, 약사는 환자 수가 200명 미만인 경우, 약사가 주 16시간 이상 근무한 경우에도 산정할 수 있다(코드는 의 · 치과 AB002, 한의과 15002).

(2) 필요인력의 경우, 해당 치료를 실시할 수 있는 일정한 면적의 물리치료실, 임상병리실, 방사선실을 갖추고 실제 사용할 수 있는 해당 장비를 보유하고 있는 요양기관에 한하여 산정할 수 있다.

자. 요양병원 입원급여 적정성 평가결과 환류

위 '마~아'의 규정에도 불구하고 '요양병원 입원급여 적정성 평가'결과 평가영역이 전체 하위 20% 이하에 해당하는 요양병원은 평가결과 발표 직후 2분기 동안 위 '마' 및 '바'의 입원료 가산과 '아'의 필요인력 확보에 따른 별도 보상을 적용하지 아니한다(단, 동 규정은 2011년 평가결과 발표 분부터 적용한다).

차. 요양병원 인증조사에 따른 가산 배제

의료법 제58조의4에 따른 인증을 정해진 기간 내 신청하지 아니한 인증조사 미신청기관 및 인증조사 신청 후 정당한 사유 없이 인증비용 미납 등 인증조사에 협조하지 않거나 인증조사결과 전체 조사항목 평균점수가 5점 미만인 요양병원은 통보 시점이 속한 분기의 직후 1분기동안 위 '마~아'의 규정에도 불구하고 '마' 및 '바'의 입원료 가산과 '아'의 필요인력 확보에 따른 별도보상을 적용하지 아니한다.

카. 「의료법」 제3조의5에 따라 전문병원으로 지정받은 요양병원은 「의료질평가지원금 등 산정을 위한 기준」의 평가결과에 따라 제1편의 전문병원(병원 · 요양병원 · 한방병원) 의료질평가지원금(가-24-1)을 산정한다. 다만, 입원료 중 병원관리료만을 산정하는 경우에는 제외한다.

5. 의약품관리료

의약품관리료는 특정기간 중 투약한 경우 특정기간이 종료되는 시점마다 투약일수에 따라 제1편 제2부 제1장 가-11 의약품관리료 나-(3)의 수가를 산정한다.

6. 요양병원 지역사회 연계 관리료Ⅱ를 산정한 경우 교통비는 소요시간, 방문지역 등에 불문하고 1회 방문당 108.30점(코드는 의 · 치과 AW004, 한의과 16004)을 환자 본인이 100분의 100을 부담한다.

7. 연명의료중단등결정은 건강보험 행위 급여 · 비급여 목록표 및 급여 상대가치점수 제4편 제5부에 의하여 산정한다

제4장

질병군별(DRG) 지불제도와 신포괄수가제도

학습목표	
	1. DRG 수가제도에 대해 이해하고, 대상 질병군을 설명할 수 있다. 2. DRG 급여 일반원칙에 대해 설명할 수 있다. 3. 질병군 분류번호의 개념과 과정을 설명하고, 질병군 요양급여비용을 청구할 수 있다. 4. 신포괄수가제의 개념을 설명할 수 있다.

제1절 DRG 수가제도 개념 및 대상질병군

1. DRG의 개념

진료비 지불방법은 건강보험이 제공하는 의료서비스의 질과 의료비의 크기에 영향을 주어 비용절감 효과에 차이를 주고, 관련 행정의 효율성에도 영향을 주기 때문에 보건의료시스템에서 중요한 역할을 담당하고 있다. 진료비를 지불하는 방법은 수가결정 시기에 따라 구분할 수 있는데, 진료가 시작하기 전 수가가 결정되는 경우를 전향적 수가결정(prospective rate setting)이라 하고 포괄수가제(Diagnosis Related Group, 이하 "DRG"[1]이라 함)가 대표적이다. 반면 후향적 수가결정(retrospective rate setting)은 진료가 종료된 이후 수가가

1) DRG는 미국의 예일대학 팀에 의하여 병원의 산출물을 정의하기 위하여 개발된 입원환자 분류체계로 모든 입원환자들이 주진단명, 기타진단명, 수술처치명, 연령, 성, 진료결과 등에 따라 진료내용이 유사한 질병군으로 분류되는데, 이때 하나의 입원환자 분류군을 DRG라 부른다. 1983년부터 미국의 메디케어에서 병원에 대한 진료비 지불제도로 사용하였으며, 미국 이외의 국가에서도 진료비 지불제도, 의료서비스 이용분석, 의료 질 관리 프로그램 등에 사용하고 있다.

결정되는 경우로, 국내의 주된 지불제도인 행위별 수가제도가 해당된다.

우리나라는 1977년부터 행위별 수가제도를 주된 진료비 지불제도로 사용하고 있으며, 이후 의료비 증가의 원인 중 하나로 행위별수가제를 지목하고, 행위별수가제에 대한 대안으로 7개 질병군을 대상으로 DRG를 시행하고 있다. DRG는 환자분류체계를 이용하여 질병군별로 입원환자의 진료비를 보상하는 제도이다. 입원기간 동안 제공된 검사, 수술, 투약 등 의료서비스의 종류나 양에 관계없이 어떤 질병의 진료를 위해 입원했었는가에 따라 미리 책정된 일정 금액을 보상한다.

환자 유인수요 억제효과가 있고, 진료비 심사와 청구 등의 행정업무를 간소화시켜 병원 운영의 효율성을 제고할 수 있다는 장점이 있는 반면, 중증도가 더 높은 진단명으로 표기하거나 한 질병을 여러 질병군에 표기할 수 있어 정교한 심사가 필요하다는 문제가 있다.

2. DRG의 발전 과정과 대상질병군

정부는 행위별 수가제 하에서 의료비 증가가 가속된다는 의료보장개혁위원회의 건의에 따라 1995년 DRG 지불제도 도입검토협의회를 구성하였으며, 1997년 2월부터 5년여 간 포괄수가제(DRG) 시범사업을 시작하였다. 2001년 12월까지 총 세 차례의 시범사업을 거친 후 2002년 1월부터 8개 질병군을 대상으로 본 사업을 실시하였으며, 2003년 9월부터 질식분만을 제외한 총 7개 질병군을 대상으로 적용 · 실시하게 되었다. 당초 전면 확대 실시를 목표로 시작하였으나 시행상의 어려움과 의료계의 반대로 인해 의료기관이 참여여부를 선택할 수 있었던 '선택제'로 운영하다가 2013년 7월부터 이후 모든 의료기관이 '당연적용'되어 모든 의료기관이 참여하게 되었다.

이후 2021년 기준 아래와 같이 4개 진료과 7개 질병군을 대상으로 하고 있다.

- 안과 : 백내장수술(수정체수술)
- 이비인후과 : 편도수술 및 아데노이드 수술
- 외과 : 항문수술(치질 등), 탈장수술(서혜 및 대퇴부), 맹장수술(충수절제술)
- 산부인과 : 제왕절개분만, 자궁 및 자궁부속기(난소, 난관 등)수술(악성종양 제외)

3. 근거 법령

「국민건강보험법」과 「국민건강보험 요양급여의 기준에 관한 규칙」에서는 입원환자를 대상으로 DRG 질병군에 해당하는 경우 포괄적으로 진료비를 산정할 수 있도록 규정하고 있다.

의원, 병원·요양병원·정신병원·종합병원, 상급종합병원, 보건의료원에서 보건복지부장관이 정하여 고시하는 질병군[진단명, 시술명, 중증도, 나이 등을 기준으로 분류한 환자집단을 말한다]에 대하여 입원진료를 받는 경우에는 해당 진료에 필요한 요양급여 각 항목의 점수와 약제·치료재료의 비용을 포괄하여 입원 건당 하나의 상대가치점수로 산정할 수 있다(국민건강보험법 시행령 제21조 제3항 제2호).

보건복지부장관은 「국민건강보험법 시행령」 제21조제3항제2호에 따라 보건복지부장관이 정하여 고시하는 질병군에 대한 입원진료의 경우에는 해당 질병군별로 [별표 2] 제6호에 따른 비급여대상, 규칙 [별표 6] 제1호 다목에 따른 요양급여비용의 본인부담 항목 및 같은 표 제1호사목에 따른 이송처치료를 제외한 모든 행위·약제 및 치료재료를 묶어 하나의 포괄적인 행위로 정하여 고시할 수 있다. 이 경우 하나의 포괄적인 행위에서 제외되는 항목은 보건복지부장관이 정하여 고시할 수 있다(국민건강보험 요양급여의 기준에 관한 규칙(약칭 : 건강보험요양급여규칙) 제8조 3항).

제2절 질병군 급여 일반원칙

질병군 급여 일반원칙은 건강보험심사평가원에서 매년 발간·배포하고 있는 「질병군(DRG) 포괄수가제도 요양급여비용 및 실무안내」에 자세하게 수록되어 있으며, 본 장에서는 아래의 중요한 내용만 다루고자 한다.

1. 상급종합병원, 종합병원, 병원(요양병원 포함), 의원(보건의료원 포함)에서 포괄적인 행위가 적용되는 질병군에 대한 입원진료를 하는 경우에는 질병군 적용을 하여야 하나, 다음의 경우에는 행위별 수가를 적용하여야 한다.
   가. 혈우병환자, HIV감염자
   나. 입원일수가 30일을 초과할 경우 31일째부터 발생하는 진료분
   다. 차상위 본인부담경감대상자로서 제3호 나목에 해당하는 경우
   라. 질병군 진료 이외의 목적으로 입원하여 입원일수가 6일을 초과한 시점에 예상치 못하게 질병군 수술이 이루어진 경우 입원일로부터 수술시행일 전일까지의 진료분

마. 신생아(생후 4주 이내)가 질병군으로 입원진료를 받는 경우

바. 질병군 진료시 로봇 보조 수술을 실시한 경우

2. 질병군 입원진료에는 다음의 각 항목을 포함한다.

가. 질병군으로 응급실 · 수술실 등에서 수술을 받고 연속하여 6시간 이상 관찰 후 귀가 또는 이송한 경우

나. 질병군 중 수정체 소절개 수술 단안, 수정체 소절개 수술 양안, 수정체 대절개 수술 단안, 수정체 대절개 수술 양안, 기타항문수술, 서혜 및 대퇴부 탈장 수술(장관절제 미동반) 단측, 서혜 및 대퇴부 탈장 수술(장관절제 미동반) 양측, 복강경을 이용한 서혜 및 대퇴부 탈장 수술(장관절제 미동반) 단측, 복강경을 이용한 서혜 및 대퇴부 탈장 수술(장관절제 미동반) 양측 질병군으로 수술을 받고 6시간 미만 관찰 후 당일 귀가 또는 이송하는 경우

3. 질병군 상대가치점수는 다음 각목의 행위 · 약제 및 치료재료를 포함한다.

가. 행위 급여 · 비급여 목록 및 급여 상대가치점수에서 정한 행위 급여목록표에 고시된 행위

나. 요양급여기준 규정에 의하여 고시된 약제 급여 목록 및 급여 상한금액표의 약제와 치료재료 급여 · 비급여 목록 및 급여 상한금액표의 치료재료

다. 질병군 비급여대상(요양급여기준 별표 2 제6호)을 제외한 행위 · 약제 및 치료재료

라. 본인이 요양급여비용의 100분의 100을 부담하는 항목(국민건강보험법 시행규칙 별표 6) 중 이송처치료를 제외한 행위 · 약제 및 치료재료

마. 다음 항목 중 위 가목 내지 라목에 해당하는 경우

(1) 요양급여기준 [별표 1] 제1호 마목에서 장관이 정하는 바에 따라 다른 기관에 검사를 위탁하거나 당해 요양기관에 소속되지 아니한 전문성이 뛰어난 의료인을 초빙하거나, 또는 다른 요양기관에서 보유하고 있는 양질의 시설 · 인력 및 장비를 공동 사용하는 경우 소요되는 행위 · 약제 및 치료재료

(2) 입 · 퇴원 당일에 발생한 행위 · 약제 및 치료재료로써 외래진료 및 퇴원 약제 등을 포함하되 다음 항목은 제외한다.

(가) 질병군 입원을 예견하지 못한 상태에서 입원 당일 외래진료를 받은 경우의 원외처방 약제비

(나) 질병군으로 퇴원 후 질병군과 관계없는 상병으로 퇴원 당일 외래진료를 받은 경우의 원외처방 약제비

(다) 질병군으로 퇴원 후 질병군 질환과 관계없는 상병으로 퇴원 당일 재입원하는 경우의 요양급여비용

(3) 요양기관의 요구에 의하여 가입자 등이 외부에서 직접 구입한 약제 및 치료재료

4. **질병군별 금액 산정과 요양급여비용열외군**

질병군에 대한 요양급여비용을 산정할 때에는 질병군 점수를 기준으로 질병군별 점수 산정요령에 의하여 산정된 점수 총합에 점수 당 단가를 곱하여 10원 미만을 절사한 금액을 요양급여비용 총액으로 산정한다. 이 경우 식대를 포함한 별도로 산정하는 비용이 있는 경우에는 각각의 산정방식에 의하여 산정된 금액을 합산한다.

그러나, 질병군별 금액 산정시 점수당 단가는 질병군 행위 및 약제 · 치료재료 구성비율에 따른 행위부분 점수와 약제 · 치료재료 금액을 점수당 단가로 나눈 점수를 합한 점수(소수점 이하 셋째 자리에서 4사5입)에 적용한다.

질병군별 금액

= 질병군별 행위 점수 + (약제 · 치료재료 금액 ÷ 점수당 단가) × 점수당 단가

이러한 과정을 거쳐 산정한 요양급여비용의 총액이 요양급여기준에 의하여 산정한 총액보다 적고 그 차액이 100만원을 초과하는 경우(요양급여비용열외군)에는 앞서 계산한 금액에 100만원을 초과하는 금액(10원 미만 절사)을 합한 금액을 요양급여비용 총액으로 산정한다.

5. 가입자 또는 피부양자가 요양기관(요양병원 제외)에서 일반입원실 및 정신과폐쇄병실의 2인실 내지 5인실을 이용한 경우에는 추가비용 계산식에 따른 금액을 추가 산정하고(별표 2의3), 상급종합병원 · 종합병원 · 병원의 일반입원실 및 정신과폐쇄병실의 1인실(보건복지부장관이 정하여 고시하는 불가피한 1인실 입원의 경우 제외)을 이용한 경우에는 1인실 이용일수에 해당하는 기본입원료를 제외하고 산정한다.

제3절 질병군 비급여 일반원칙 및 비급여 목록

1. 질병군 비급여 일반원칙

1.1 요양급여기준(별표2 비급여대상 제6호)에 의한 비급여대상은 질병군 상대가치점수에 포함되지 않는다.

1.2 요양급여기준(별표2 비급여대상 제6호)에 의한 비급여대상 중 보건복지부장관이 정하여 고시하는 비급여대상 행위 및 치료재료는 다음 비급여 목록과 같다. 다만, 2.1 치료재료는「치료재료 급여 · 비급여목록 및 급여상한 금액표」의 중분류로 구분한다.

2. 질병군 비급여 목록

2.1 행위

제2장 검사료

제1절 검체검사료

(1) 양수 아세틸콜린에스터라제(Amniotic Fluid Acetylcholinesterase)

(2) 성호르몬결합글로불린(Sex Hormone Binding Globulin)

제2절 병리검사료

(1) ABO 유전자

제3절 기능 검사료

(1) 치아우식활성도검사

(2) 하악과두위치와 운동검사 및 분석(Mandibular Position Indicator 이용)

(3) 하악과두위치와 운동검사 및 분석(Axiograph 이용)

(4) 초음파를 이용한 태아 생물리학 계수(Biophysical Profile)

(5) 초음파를 활용한 뇌혈류 기능검사

제4절 초음파 검사

(1) 횡파 탄성 초음파 영상(Shear Wave Elastography)
(2) 수술 중 초음파(Intraoperative Ultrasonography)
(3) 분만기간 초음파(Hospitalization Period Ultrasonography For Delivery)
(4) 진공보조 유방 생검시 유도 초음파(Ultrasonography During Vacuum Assisted Breast Biopsy)
(5) 기관지내시경초음파(세침흡인술 포함)(Endobronchial Ultrasonography)
(6) 내시경초음파(세침흡인술 포함)(Endoscopic Ultrasonography)
(7) 관강내초음파(Intraductal Ultrasonography)
(8) 혈관내초음파(Intravascular Ultrasonography)

제3장 영상진단 및 방사선 치료료

제1절 방사선단순영상진단료

(1) 규격화 치근단 사진공제술(Standardized Periapical Subtraction Radiography)

제2절 방사선특수영상진단료

(1) 뇌혈관 정량적 자기공명혈관조영술[동 행위를 위해 실시한 MRA 포함] Neurovascular Quantitative MRA

제3절 핵의학영상진단 및 골밀도검사료

(1) C-11 아세트산 양전자단층촬영(C-11 Acetate Positron Emission Tomography)
(2) F-18 FLT 양전자단층촬영(F-18 FLT PET)
(3) N-13 암모니아 양전자단층촬영(N-13 Ammonia PET(Positron Emission Tomography))
(4) F-18 플로르베타벤 뇌 양전자방출단층촬영
(5) F-18 플루트메타몰 뇌 양전자방출단층촬영(Positron Emission Tomography)

제5장 주사료

제2절 채혈 및 수혈료

(1) 적혈구의 동결처리, 냉동보관 및 해동료(Frozen and Deglycerolized Red Blood Cells)

제9장 처치 및 수술료 등

(1) 레이저 열응고 각막성형술(Laser Thermal Keratoplasty)

제10장 치과 처치 · 수술료

(1) 보철물 장착을 위한 전단계로 실시하는 Post Core
(2) 신속한 교정치료를 위한 피질골절단술
(3) 레진수지관스프린트
(4) 금속교합안정장치
(5) 구강보호장치
(6) 대구치직립이동
(7) 인공치은
(8) 자가치아이식술(Tooth Autotransplantation)
(9) 핀유지형 수복(Pin Retained Restoration)

2.2 치료재료

(1) 조절성 인공수정체(ACCOMMODATIVE IOL)

제4절 질병군 분류번호의 결정

1. 질병군 분류번호 결정의 이해

1.1 질병군 분류번호

가. 질병군 분류(진단명 기준 환자군)는 입원 환자를 자원소모 유사성과 임상적 유사성에 기초하여 분류하는 입원환자 분류체계이다.

나. 질병군 분류번호는 총 6자리이며, 첫 4자리는 질병군범주, 5번째 자리는 연령구분, 6번째 자리는 합병증 및 동반상병(기타진단)에 의한 분류(중증도)이다.

1.2 질병군 분류번호 과정

가. 질병군의 일반적인 분류 과정은 입원환자의 주진단에서 출발한다. 주진단에 따라 입원환자를 주진단은 23개의 MDC(Major Diagnostic Category) 중 하나로 분류된다.

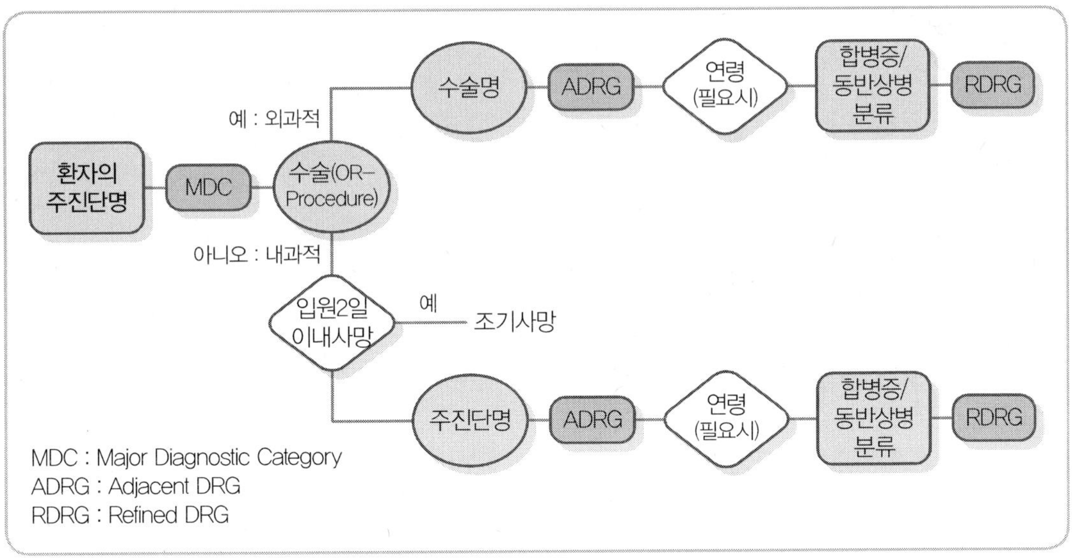

[그림 4-1] 질병군 분류과정

자료 : 건강보험심사평가원, 「질병군(DRG) 포괄수가 제도 요양급여비용 및 실무 안내(2021)」, p.178.

나. 환자가 수술을 받았는지 여부에 따라 외과계와 내과계 질병군으로 구분되며, 외과계 질병군은 환자가 받은 수술에 따라 질병군이 결정되고 내과계 질병군은 주진단명에 의해 결정된다.

다. 외과계 그룹은 시술명에 따라 세분화되며, 한 환자가 동일 입원기간 내에 여러 시술을 받은 경우 '외과적 우선순위(별표 7 질병군범주 우선순위)'에 따라 우선순위가 가장 높은 외과 질병군으로 배정된다.

라. 개복이나 내시경수술(복강경이나 흉강경)의 구분 및 단측과 양측 등 질병군 분류의 구분이 필요한 경우에는 부가코드(Analog to Digital Converter, ADC)를 이용하여 질병군을 결정한다.

마. 주진단과 수술에 따라 ADRG(Adjacent DRG, 질병군 분류번호 4째자리)까지 분류한 다음, 필요시 연령에 따라서 ADRG를 추가로 세분화한다.

바. 기타진단을 이용한 중증도 분류 과정은 3가지로 구분된다. 첫 번째 단계는 기타진단의 중증도 점수를 결정하는 것이고 외과환자의 경우 0점에서 4점까지 중증도 점수를 부여하고 있다.

사. 두 번째 단계는 한 환자가 2개 이상의 기타진단을 가질 경우 환자 단위의 중증도 점수를 결정하는 것이다. 개별 기타진단의 중증도 점수를 통합하는 공식이 있어서 이 공식을 이용해서 환자단위 중증도 점수(PCCL, Patient Clinical Complexity Level)를 결정하게 된다.

아. 환자단위 중증도 점수를 이용하여 ADRG별로 중증도 분류단계(최종 질병군 분류번호)를 결정하게 된다. 이때 결정된 중증도 분류는 ADRG별로 중증도 분류의 단계를 달리하기 때문에 환자단위 중증도 점수가 ADRG의 중증도 분류와 일치하지는 않는다.

2. 질병군 요양급여비용의 이해

2.1 질병군 포괄수가제 급여 · 비급여

가. 질병군 포괄수가제 급여범위

요양급여기준 [별표 2] 비급여대상 제6호에서 정하고 있는 질병군 비급여 대상을 제외한 모든 행위 · 약제 및 치료재료

나. 질병군 포괄수가제 요양급여비용의 100분의100 본인부담

「국민건강보험법 시행규칙」 제16조 관련 [별표 6] 제1조 자목에 따라 요양 급여의 절차에 따르지 않고 요양기관을 이용한 경우, 현역병(지원에 의하지 않고 임용된 하사를 포함한다), 전환복무된 사람 또는 무관후보생으로 군에 복무 중인 가입자 또는 피부양자가 및 교도소 또는 그 밖에 이에 준하는 시설에 수용되어 있는 가입자 또는 피부양자가 요양기관을 이용한 경우, 보험료 체납으로 급여제한을 받은 기간에 요양기관을 이용한 경우, 학교폭력 중 학생간의 폭행에 의한 부상 또는 질병으로 요양기관을 이용한 경우 등과 구급차를 이용하여 이송되었을 경우의 이송처치료

다. 질병군 포괄수가제 비급여

요양급여기준 [별표 2] 비급여대상 제6호에 따라 업무 또는 일상생활에 지장이 없는 경우에 실시 또는 사용되는 행위 · 약제 및 치료재료, 미용목적으로 실시 또는 사용되는 행위 · 약제 및 치료재료 등과 보건복지부장관이 정하여 고시하는 행위 및 치료재료, 질병군 진료 외의 목적으로 투여된 약제

2.2 질병군 급여의 별도 산정 항목

가. 식대

「국민건강보험법 시행령」 제19조제1항 관련 [별표 2] 요양급여비용 중 본인이 부담할 비용의 부담률 및 부담액 제3호에 따른 입원기간중의 식대

나. 별도 제시한 외과전문의 가산 항목

질병군(DRG) 포괄수가제도 요양급여비용 및 실무안내(건강보험심사평가원) 별표 2의2에서 제시한 항목

다. 복강경 수술 중 개복하여 수술 종결시 추가 산정 비용

복강경을 이용한 수술 중 부득이한 사유로 개복술로 전환하여 수술을 종결한 경우에는 복강경 등 내시경하 수술시 보상하는 239,000원 추가 산정

라. 초음파검사료

질병군 진료 시 초음파검사는 「요양급여의 적용기준 및 방법에 관한 세부 사항」의 세부인정기준을 적용하며, 인정기준에 의한 급여대상에 해당되는 경우에는 초음파검사료를 추가 산정

마. 2인실 내지 5인실 이용 시 추가비용

2인실 내지 5인실 이용 시 기본입원료와의 차액을 추가 산정

바. [별표 2의4]에 열거한 항목에 해당하는 행위 및 치료재료

사. [별표 2의5]에 열거한 「질병군 선별급여 항목」에 따른 행위 및 치료재료

아. 마취통증의학과 전문의 초빙료

질병군 진료 시 마취통증의학과 전문의 초빙한 경우 마취통증의학과 전문의 초빙료는 「요양급여의 적용기준 및 방법에 관한 세부사항」의 세부인정기준을 적용하여 추가산정

자. 질병군 분류번호를 결정하는 주된 수술 이외에 수술

질병군 분류번호를 결정하는 주된 수술 이외에 수술을 실시한 경우 「요양급여의 적용기준 및 방법에 관한 세부사항」의 세부인정기준을 적용하여 추가산정

차. 의료질평가지원금

질병군 진료 시 의료질평가지원금은 각 분야별 등급별 '입원'의 소정점수를 질병군 입원일수와 동일하게 추가산정

카. 응급의료행위료

응급의료행위를 실시하는 경우에는 해당 소정점수의 가산율을 추가 산정

타. 전문병원관리료

전문병원으로 지정받은 의료기관에서 질병군 진료시 산정지침 및 「요양급여의 적용기준 및 방법에 관한 세부사항」을 적용하여 추가산정

파. 제왕절개분만 심야가산

22시~06시에 제왕절개분만을 행한 경우에는 질병군 야간 · 공휴 소정점수를 2회 추가산정

하. 분만취약지역 가산

분만취약지에서 제왕절개분만을 행한 경우에는 질병군 야간 · 공휴 소정점수를 4회 추가 산정

거. 감염예방 · 관리료

감염예방 · 관리 활동을 실시하는 경우에는 감염예방 · 관리료를 추가 산정

너. 통증자가조절 법(Patient Controlled Analgesia)

통증자가조절법(Patient Controlled Analgesia)을 실시한 경우 행위 급여 상대가치점수와 「약제 및 치료재료의 비용에 관한 결정기준」에 의한 금액을 추가 산정

더. 야간전담간호사 관리료

야간전담간호사를 확보한 경우 야간전담간호사 관리료를 추가 산정

러. 입원환자 안전관리료

요양기관에서 환자안전 활동을 실시하는 경우에는 입원환자 안전관리료를 추가 산정

머. 고위험임산부 집중치료실 입원료 등

고위험임산부를 고위험임산부 집중치료실 등에서 치료한 경우 고위험임산부 집중치료실 입원료 또는 고위험임산부 집중관리료를 추가 산정

버. 수술실 환자 안전관리료

수술실에서 전신마취(기관내 삽관 또는 마스크에 의한 폐쇄순환식)하에 수술을 시행하는 경우에는 수술실 환자 안전관리료의 해당 소정점수를 추가 산정

서. 야간간호료

간호사가 야간(22시~익일 6시)에 근무하면서 일반병동 입원환자를 간호하는 경우에는

야간간호료를 추가 산정

어. 원격협의진찰료

원격협진을 실시한 경우 원격협의진찰료의 해당 소정점수를 추가 산정

저. 눈의 계측검사

눈의 계측검사를 실시한 경우 눈의 계측검사 [편측]의 해당 소정점수를 추가 산정

처. 회송료

2단계 요양급여를 담당하는 상급종합병원에서 1단계 요양급여를 담당하는 기관으로 환자를 회송하는 경우에는 회송료의 해당 소정점수를 추가 산정

커. 입원환자 전담전문의 관리료

입원환자가 입원전담전문의 병동에 입원하여 진료를 받는 경우 입원환자 전담전문의 관리료의 해당 소정점수를 추가 산정

터. 야간진료관리료

달빛어린이병원 지정기관에서 진료를 실시한 경우 야간진료관리료에 따른 해당 소정점수를 추가 산정

퍼. 응급의료관리료

소아전문응급의료센터인 경우 응급 기본진료료 소아전문응급의료센터를 추가 산정

허. (중중)응급환자 진료구역 관찰료

8세미만 소아인 경우 응급환자 진료구역 관찰료 산정 시 해당 소정점수를 추가 산정

제5절 질병군 요양급여비용 작성요령

1. 청구시 유의사항

1.1 질병군 진료 요양기관은 7개 질병군에 대하여 반드시 질병군 요양급여비용 청구방법에 따라 청구한다.

1.2 요양급여비용 심사청구서 및 명세서는 해당 요양기관 종사자가 직접 작성하여야 한다. 다만, 대행청구단체로 하여금 심사청구를 하게 하는 경우에는 대행청구단체의 작성자를 기재하고, 2인 이상이 공동으로 작성한 경우에는 작성책임자의 성명, 생년월일을 기재하여야 한다.

1.3 요양급여비용 심사청구서 등 전자서명이 필요한 전자문서는 요양기관 대표자(청구인)가 청구내용 및 금액을 확인한 후 지정된 전송항목에 전자서명을 하여야 한다.

1.4 입원진료가 종료된 날 또는 내원 당일 퇴원한 날(입원 30일까지를 질병군으로 적용받은 경우는 입원 30일째 되는 날)이 속한 날의 다음 주 월요일부터 청구할 수 있다.

1.5 보훈위탁진료 요양기관은 보훈국비환자 지원범위에 따라 국비질환 진료분과 국비질환 이외의 타 질환 진료분의 명세서를 구분하여 청구서를 각각 작성한다.

질환유형	보험자구분
• 국비질환(상이처 또는 승인질환) • 무자격자의 모든 질환	"7"[보훈(상이처, 무자격자)]
• 국비질환 이외의 타 질환	"4"(건강보험)

1.6 동일인에 대한 입원일부터 퇴원일(입원 30일까지를 질병군으로 적용받은 경우는 입원 30일째 되는 날)까지의 질병군 요양급여비용 명세서는 1건으로 청구하되, 30일을 초과하여 입원진료를 받은 경우 그 초과분과 질병군 진료 이외의 목적으로 입원하여 입원일수가 6일을 초과한 시점에 예상치 못하게 질병군 수술이 이루어진 경우 입원일로부터 수술시행 전일까지의 진료분은 행위별 수가로 청구한다.

2. 세부작성요령

2.1 일반사항

가. 명세서 일반내역

(1) 질병군번호

질병군 분류번호는 보건복지부 고시 "건강보험 행위 급여 · 비급여 목록표 및 급여 상대가치점수(이하 "상대가치점수표") 질병군 분류 번호 결정요령"을 참조하여 주진단 및 기타진단, 수술, 연령, 진료결과 등에 의해 결정된 질병군 분류번호 총 6자리를 기재한다.

(2) 최초입원 개시일

질병군 진료 이외의 목적으로 입원하여 입원일수가 6일을 초과한 시점에 예상치 못하게 질병군 수술이 이루어져 분리청구하는 경우 최초 입원일자(연월일)를 기재한다.

(3) 요양급여일수

질병군으로 진료를 받은 실 일수를 기재하되, 입원일수에 투약일수를 산입하여 산정한다. 이때 입원일수와 투약일수가 중복될 때에는 1일로 계산한다.

(4) 입원일수

입원한 날부터 퇴원일(입원 30일까지를 질병군으로 적용받은 경우는 입원 30일째 되는 날)까지의 실 일수를 기재하고, 질병군 진료 이외의 목적으로 입원하여 입원일수가 6일을 초과한 시점에 예상치 못하게 질병군 수술이 이루어진 경우에는 수술 실시일부터 퇴원일까지의 실 일수를 기재한다(내원당일 퇴원하는 경우는 1일로 기재한다).

(5) 입원경로

요양기관 도착경로와 입원경로를 각각 구분하여 한자리씩 해당항목의 코드를 기재한다.

■ 도착경로

1	2	3
타요양기관 경유	응급구조대 후송	기 타

■ 입원경로

1	2
응급실	외래

(예시) 다른 요양기관으로부터 이송되어 응급실을 경유하여 입원한 경우의 입원경로 : 11

(6) 요양급여비용총액

질병군별 점수 산정요령에 따라 산정된 점수 총합에 점수당 단가를 곱하여 10원 미만 4사5입한 금액을 요양급여비용 총액으로 산출한다. 이 외에 별도로 산정하는 비용(식대, 외과전문의 가산 등)이나 제외금액(1인실 이용 또는 인공수정체 제외금액)이 있는 경우에는 계산된 산출비용(10원 미만 4사5입한 금액)에 별도 산정된 비용(원 미만 4사5입)을 합산하고 제외금액을 제하여 최종적으로 10원 미만 절사하여 기재한다(질병군에서의 100분의100미만 총액, 100분의100본인부담 및 비급여금액은 제외).

(7) 본인일부부담금

아래 계산식에 따라 산정된 금액의 본인부담률에 해당하는 금액(10원 미만 4사5입)을 기재한다.

정상군, 상 · 하단 열외군	[질병군별 기준 상대가치점수 + (가입자 등의 입원일수–질병군별 평균 입원일수) × 질병군별 일당 상대가치점수] ×점수당 단가
야간 및 공휴 수술의 경우	[질병군별 기준 상대가치점수 + (가입자 등의 입원일수–질병군별 평균 입원일수) × 질병군별 일당 상대가치점수] ×점수당 단가

(8) 포괄수가

질병군별 점수 산정요령에 따라 산정된 점수 총합에 점수당 단가를 곱하여 10원 미만 4사5입한 금액을 기재한다.

(9) 행위별 진료비총액

상대가치점수표에 따른 요양급여 비용열외군의 요양급여비용 총액을 산정하기 위하여 행위별 산정 방식에 따라 산정한 진료비총액을 기재하고 세부산정은 다음과 같다.

① 행위별 수가제의 급여와 건강보험 100분의100본인부담 및 비급여 항목을 포함하되, 질병군에서 환자에게 별도 징수가 가능하도록 정한 이송처치료 등 100분의100본인부담, 선별급여와 비급여대상은 제외한다.

② 급여 및 건강보험 100분의100본인부담의 행위는 「행위 급여 · 비급여 목록 및 급여

상대가치점수」에서 정한 기준에 의해 산정하고, 약제 및 치료재료는「약제 급여 목록 및 급여 상한금액표」 또는「치료재료 급여 · 비급여 목록 및 급여 상한금액표」에서 정한 상한금액 범위 내에서 실구입가로 산정한다.

③ 질병군에서는 급여이나 행위별에서는 비급여 대상에 해당하는 행위는 해당 요양기관의 수가를 적용하여 산정하고, 약제 · 치료재료는 실구입가로 산정한다.

④ 위 ①~③에 따라 계산된 금액을 행위별 진료비총액에 기재한다.

(10) 질병군 요양급여비용 총액

포괄수가에 식대, 외과전문의 가산 등 별도로 산정하는 비용(원미만 4사5입)을 합산하고 제외금액(1인실 이용 또는 인공수정체 제외금액)이 있는 경우에는 해당 금액을 제외하여 최종적으로 10원 미만 절사하여 기재한다(질병군에서의 100분의100미만 총액, 100분의100본인부담 및 비급여 금액은 제외).

나. 명세서 진단내역

(1) 입원 시 상병유무

입원 시 상병(PoA, Present on Admission)은 환자가 입원 당시에 가지고 있었던 각종 동반 질환 또는 상태를 말한다. PoA는 주진단, 기타진단 모두 부여한다.

[표 4-1] 입원시 상병유무 구분코드

코드	설명
Y	해당 상병이 입원 당시에 존재함
N	해당 상병이 입원 당시에 존재하지 않음
U	해당 상병이 입원 당시에 존재하였는지를 결정할 수 있는 기록이 충분하지 못함
W	해당 상병이 입원 당시에 존재하였는지를 의료제공자가 임상적으로 결정할 수 없음

(2) 요양개시일

질병군 진료를 위하여 입원(또는 내원)한 날(연월일)을 기재한다.

2.2 보완청구와 추가청구

가. 보완청구 대상

요양기관에서 질병군 요양급여비용을 청구하였으나 건강보험심사평가원에서 심사불능 처리되어 해당 사유를 보완하여 명세서를 재작성하여 다시 청구하여야 하는 건

나. 추가청구 대상

요양기관이 요양급여비용을 지급받은 명세서 중 요양급여비용이 적은 질병군으로 청구되었거나 입원일수 착오 청구 및 식대 또는 외과전문의가산 등 별도산정 가능 내역이 누락 또는 착오 청구되어 요양급여비용의 추가 청구가 가능한 건

제6절 신포괄수가제

1. 신포괄수가제의 개념

1.1 개념

행위별수가제와 포괄수가제의 장점을 합친 신포괄수가제는 입원료나 처치 등 환자가 받는 서비스는 포괄수가로 묶고, 의사의 행위는 행위별 수가로 보장하는 제도다. 2009년 시범사업을 시작으로 40여개 공공병원으로 확대 적용되었고, 이후 민간병원으로 단계적으로 확대되어 2020년 4월 기준 98개 기관이 시범사업에 참여하고 있다.

행위별수가제와 7개 질병군포괄수가제의 대안적 모델로 제시된 신포괄수가제는 기존의 포괄수가제에 행위별수가제적인 성격을 반영한 혼합모형 지불제도이다. 대부분의 의료서비스는 포괄수가제를 진료비 차이를 유발하는 고가 서비스는 행위별 지불방식을 병행한다. 입원기간 동안 발생한 입원료, 처치 등 진료에 필요한 기본적인 서비스는 포괄수가로 묶고, 의사의 수술, 시술 등이 행위별 수가로 별도 보상되도록 설계되었다.

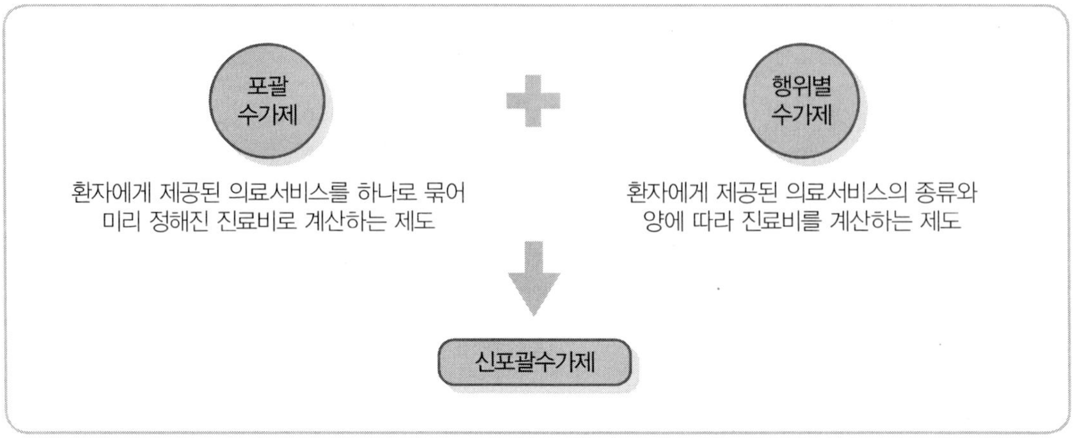

[그림 4-2] 신포괄수가제의 개념

1.2 7개 질병군 포괄수가제와 신포괄수가제의 비교

7개 질병군 포괄수가제는 비교적 단순한 일부 외과수술에만 적용하고 있으나, 여기에 4대 중증질환(암 · 뇌 · 심장 · 희귀난치성질환)과 같이 복잡한 질환까지 포함시켜 더 많은 입원환자가 혜택을 받을 수 있게 한 것이 신포괄수가제이다.

[표 4-2] 7개 질병군 포괄수가제와 신포괄수가제의 비교

구분	7개 질병군 포괄수가제	신포괄수가제
대상기관	7개 질병군 진료가 있는 전체 의료기관 ('13.7.1.부터)	국민건강보험 공단일산병원, 국립중앙의료원, 지역거점공공병원 등 총 98개 기관
대상환자	단순 외과계 입원환자	전체 입원환자
적용환자	7개 질병군 입원환자 백내장수술, 편도수술, 맹장수술, 항문수술, 탈장수술, 제왕절개분만, 자궁수술	603개 질병군 입원환자
포괄범위	전체 입원진료비 (일부 비급여 제외)	의사행위, 고가서비스를 제외한 입원진료비
장 점	포괄수가(묶음) 의료자원의 효율적 사용	포괄수가(묶음) + 행위별수가(건당) 의료자원의 효율적 사용 + 적극적 의료서비스 제공

2. 신포괄수가제 시범사업의 성과 및 한계

신포괄수가제는 행위별수가제의 과잉진료 문제와 포괄수가제(DRG)의 과소진료 문제를 보완하여 공급자의 적정 진료행위를 유도함으로써 기존의 진료비 지불제도가 가지고 있는 문제를 해결하고자 시작되었다. 단순 질병군 중심의 DRG는 제도 도입의 용이성 중점을 두어 진료내용이 단순하고 편차가 적은 질병군만을 선택하여 제한적으로 적용되었다. 이에 전체 입원환자를 대상으로 포괄수가제를 확대하는 데에는 오히려 걸림돌이 되었다. 따라서 포괄수가제는 단순 질환에만 적용가능한 제도로 간주되었고, 한 때 15개까지 확대되었던 대상 질병군은 2002년 본 사업 시작과 함께 7개로 축소되었고 이후 질병군 확대가 이루어지지 못하였다. 신포괄수가제는 기존 포괄수가제가 가진 이러한 문제점을 극복하고 전체 입원환자에 적용가능한 대안적 지불제도로 고안되었다.

신포괄수가제 시범사업이 전체 입원환자를 대상으로 한 포괄수가제 적용이라는 초기의 목표를 달성하였지만, 여러 가지 측면에서 한계를 보이고 있다.

첫째, 포괄수가제에 대한 우려요인 중 하나는 공급자가 정해진 수가 하에서 이익을 극대화하기 위해 의료서비스에 투입되는 자원을 줄이게 되면서 의료서비스의 질을 저하시킬 수 있다는 것이다. 신포괄수가제 시범사업 결과 제시된 정책가산의 주요 문제점으로 의료의 질 향상 유도 기전이 미흡하다고 지적되었으며, 기본적 포괄수가제에서는 보건의료 공급자가 향상된 의료의 질에 대해서 직접적 보상을 받지 않으므로, 적정 수준의 수가책정과 보상을 통해 의료의 질에 대한 유인책이 필요하다.

둘째, 행위별진료비를 평균하여 신포괄수가를 만들었기 때문에, 수가수준에 대한 조정이 이루어지지 못했다는 태생적 한계를 가지고 있다. 이에 행위별수가가 의료서비스 제공에 필요한 비용을 적절하게 보상하지 못하고 있기 때문에, 신포괄수가는 비용에 기반하여 수정할 필요가 있다.

참고문헌

강길원, 신포괄수가제 시범사업의 성과와 과제, HIRA 정책동향 2016; 10(2): 39-43. 건강보험심사평가원

이규식, 「의료보장과 의료체계」, 2008. 9. 계축문화사

건강보험심사평가원, 한국보건사회연구원, 「신포괄지불제도 시범사업 평가 연구」, 2020

건강보험심사평가원/서울대학교 산학협력단/충북대학교 산학협력단, 「신포괄수가제 모형 개선 및 의료 질 관리 방안 연구」, 2020

건강보험심사평가원, 「질병군(DRG) 포괄수가 제도 요양급여비용 및 실무 안내」, 2021.

건강보험심평가원/충북대학교 산학협력단, 「비용기반 신포괄수가 모형 개선 연구(2차)」, 2021

의료정책연구소 연구보고서, 「포괄지불제(bundled payment) 현황과 방향」. 2014. 3

건강보험심사평가원 홈페이지 https://www.hira.or.kr (2021. 9. 30)

국가법령정보센터 홈페이지 https://www.law.go.kr (2021. 10. 30) 국민건강보험 요양급여의 기준에 관한 규칙(건강보험요양급여규칙), [시행 2021. 10. 1.] [보건복지부령 제833호]

국가법령정보센터 홈페이지 https://www.law.go.kr (2021. 12. 11) 국민건강보험법 시행령, [시행 2022. 1. 1.] [대통령령 제32190호]

제5장

자동차보험제도 진료수가에 관한 기준

학습목표

1. 자동차보험제도에 대한 전반적인 내용을 설명할 수 있다.
2. 자동차보험진료수가에 관한 기준을 설명할 수 있다.
3. 자동차보험의 청구－심사에 관한 내용을 이해하도록 한다.

제1절 자동차보험의 개요

1. 자동차보험 개념

자동차 운행이 늘어남에 따라 자동차사고에 대해서는 항상 불안감을 갖고 있으며, 이러한 불안감을 경제적 측면에서 해소시켜 주기 위해 보험회사에 일정한 액수의 보험료를 내고 사고가 날 경우 인적, 물적 손해를 보상받는 제도가 발달하게 된 것이 자동차보험이다. 자동차보험이란 자동차로 인한 사고위험에 대하여 보험가입자와 보험회사 사이에 이루어지는 사적 계약으로 보험가입자는 보험료를 납부하여야 하며, 보험회사는 정해진 보험기간(통상 1년) 동안에 발생된 자동차사고로 인한 손해를 보상할 의무를 진다.

우리나라 상법 제726조의2에 의한 자동차보험계약의 보험자는 피보험자가 자동차를 소유, 사용 또는 관리하는 동안에 발생한 사고로 인하여 생긴 손해를 보상할 책임이 있으며 타인의 손해에 대한 배상책임(대인배상, 대물배상), 자기신체사고, 무보험자동차에 의한 상해, 자기차량손해 등을 담보하고 있다.

우리나라 자동차보험제도는 1963년 4월 4일 『자동차손해배상보장법』이 제정되었으며, 자동차손해배상보장법』은 자동차의 운행으로 사람이 사망 또는 부상하거나 재물이 멸실 또는 훼손된 경우에 손해배상을 보장하는 제도를 확립하여 피해자를 보호하고, 자동차사고로 인한 사회적 손실을 방지함으로써 자동차운송의 건전한 발전을 촉진함을 목적으로 민법상 과실책임원칙의 예외를 인정하고, 자동차 보유자에게 일정 한도의 대인배상보험 가입을 의무화하였다. 1977년 개정 시 보유불명 자동차(뺑소니)로 인한 사고 피해자 구제를 위한 자동차손해배상보장사업을 도입하였고, 1981년 교통사고처리 특례법이 제정되어 1982년부터 시행하였으며, 1984년에는 구제 대상을 무보험차사고 피해자로 확대하였다. 이후 1995년 8월부터 자동차보험진료수가를 고시하여 요양기관에 적용하게 하였으며, 1999년부터는 보장사업 범위를 확대하여 자동차사고로 인하여 사망한 자의 미성년자인 자녀 등에 대해 학업활동, 생계유지 및 재활을 위한 지원을 할 수 있도록 하였다.

의료기관 및 환자의 도덕적 해이 발생, 보험회사 자체 심사, 전문성 · 객관성 미흡으로 2009년 국민권익위원회에서는 건강보험심사위원회에 자동차보험 진료비심사 위탁을 권고하였고, 2010년 공정사회를 향한 자동차보험 개선대책으로 자동차보험 진료비 심사를 정부 6개 부처인 국토교통부, 금융위원회, 보건복지부, 공정거래위원회, 금융감독원, 경찰청이 합의하여 건강보험심사평가원에 위탁하여 허위 · 과잉진료 및 진료비 분쟁을 예방하도록 하였으며 2012년 법적 근거를 마련하였다.

2. 자동차보험 심사

건강보험심사평가원에서는 의학적 전문성에 기초한 체계적이고 일관성 있는 자동차보험 진료비 심사를 통해 국민을 의학적으로 보호하고, 심사결과에 대한 의료기관의 수용성을 높이기 위해 보험회사와 공제조합의 자동차보험 진료비 심사업무를 위탁받아 2013년 7월 진료분부터 심사를 수행하고 있다. 금융위원회, 국토교통부, 공정거래위원회, 손해보험협회, 자동차보험진료수가분쟁심의회 및 14개 보험회사(금융위원회 소관)와 6개 공제조합(국토교통부 소관)으로부터 진료비 심사업무를 위탁받아 건강보험심사평가원이 수탁심사를 수행하고 있다.

자동차보험 진료비 심사 위탁은 적정진료를 유도하여 선의의 환자를 보호하고 국민의료의 질 개선을 목적으로 추진되었으며, 제3자 심사를 통해 환자, 보험사, 의료기관 등 이해당사자 간의 의료분쟁을 줄이고, 심사방식의 전문성을 높이고 심사기록의 전산화를 통해 자동차보험제도의 투명성을 높이는 것도 주요 목적이다.

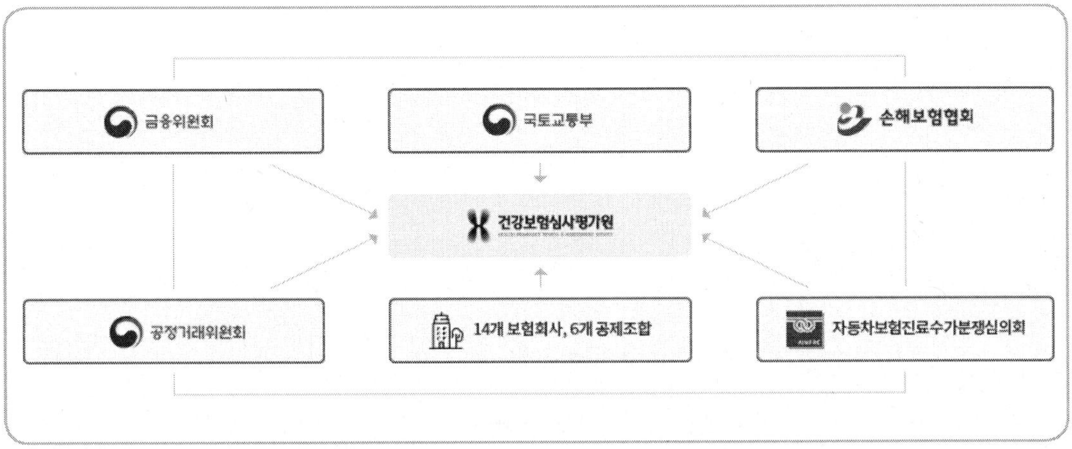

[그림 5-1] 자동차보험 진료비 심사 관련 기관

출처 : 건강보험심사평가원 홈페이지(https://www.hira.or.kr/). 자동차보험 심사제도. 2023. 3.

우리나라 「자동차보험진료수가에 관한 기준」에 따르면 자동차보험은 '교통사고 환자의 조속한 원상회복을 위하여 필요한 진료에 최선을 다하되 그 진료는 의학적으로 인정되는 범위 안에서 보편 · 타당한 방법 · 범위 및 기술 등에 따라 행하여야 한다'고 명시되어 있다.

기본적으로 건강보험의 심사체계는 의료기관에서 제공된 의료서비스에 대한 진료비를 청구하면, 심사기준에 의하여 전산심사(기재점검, 자동점검, 약제전산심사, 심사기능 전산심사, 상병전산심사, DUR점검, 수가코드별 산정횟수 점검, 지식기반 전산심사) 및 전문심사(전문적인 의약학적 판단에 의한 인력심사) 등의 과정을 통해 심사결정이 이루어지게 되고 심사결정금액을 요양기관에 지급한다.

자동차보험의 재원은 건강보험과 달리 자동차보험료를 재원으로, 관리 및 운영의 주체는 보험회사 및 공제조합이다. 자동차보험의 요양급여의 범위는 건강보험에서 규정하지 않은 사항 중 '요양급여로 정하지 않은 진료항목에 대한 사항을 별도로 정하고 있다. 교통사고로 인해 상해가 발생하면 의료기관에서 건강보험으로 우선 치료하여 처리한 후, 사후 정산하는 방식으로 처리하고 있다. 의료기관에서는 교통사고 상해로 인한 진료비를 건강보험심사평가원에 청구를 하고, 건강보험심사평가원에서 이를 심사하여, 각 의료기관과 보험회사에 심사결과를 통보하면 보험회사 및 공제조합에서 진료수가를 지급하는 방식이다.

[표 5-1] 건강보험과 자동차보험의 제도 비교

구분	건강보험	자동차보험
재원	건강보험료	자동차보험료
진료수가 지급, 관리 및 운영	국민건강보험공단	보험회사 및 공제조합
요양급여 범위	요양급여 기준 (국민건강보험법 시행령)	건강보험 기준 비급여 항목 포함 (자동차보험진료수가에 관한 기준)
본인부담금	환자 및 진료특성, 의료기관 종별 등에 따라 본인부담률 차등 적용	없음
심사	건강보험심사평가원	건강보험심사평가원

출처 : 윤석준. 합리적 의료비용 운영을 위한 진료비 심사체계 개선방안 연구용역 보고서. 건강보험심사평가원. 2018.

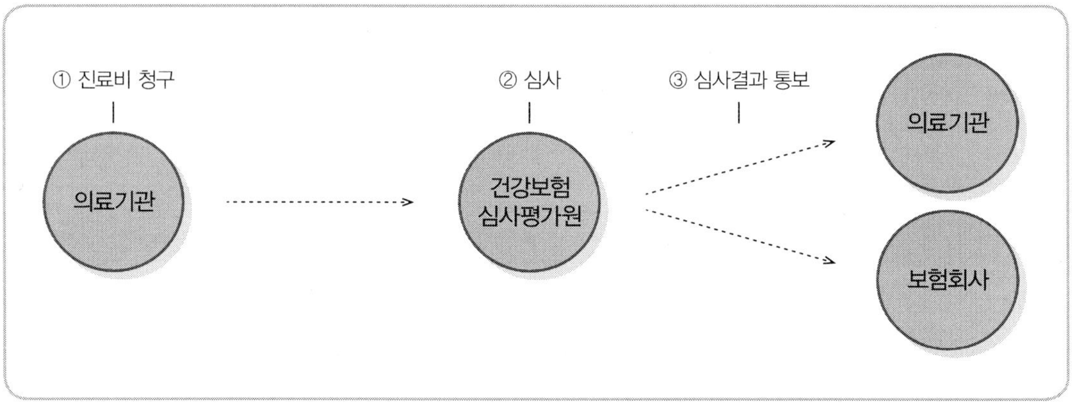

[그림 5-2] 자동차보험 진료수가 청구-심사-지급 업무 흐름도

출처 : 건강보험심사평가원 홈페이지(https://www.hira.or.kr/). 자동차보험 심사제도. 2023. 3.

3. 근거 법령

자동차보험심사는 「자동차손해배상 보장법」 제12조의2에 의한 보험회사 등은 의료기관이 청구하는 자동차보험진료수가의 심사 · 조정 업무 등을 대통령령으로 정하는 전문심사기관에 위탁할 수 있도록 규정하고 있다. “대통령령으로 정하는 전문심사기관”이란 「국민건강보험법」 제62조에 따른 건강보험심사평가원을 명시하고 있다(자동차손해배상 보장법 시행령 제11조의2).

「국민건강보험법」에 의한 건강보험심사평가원은 다른 법률에 따라 지급되는 급여비용의 심사 또는 의료의 적정성 평가에 관하여 위탁받은 업무를 관장하며, 「자동차손해배상 보장법 시행규칙」에 의해 보험회사등이 건강보험심사평가원에 업무를 위탁한 경우에 의료기관은 건강보험심사평가원에 자동차보험진료수가를 청구하도록 규정하고 있다.

제2절 자동차보험 진료수가에 관한 기준

1. 총칙

가. 목적

자동차보험 진료수가에 관한 고시는 「자동차손해배상 보장법」 제15조 및 같은 법 시행규칙 제7조에서 위임한 사항과 그 시행에 관하여 필요한 사항을 규정함을 목적으로 한다.

나. 정의

(1) "자동차보험"이란 「상법」에 따른 계약을 내용으로 하는 「보험업법」에 따른 보험과 「여객자동차운수사업법」·「화물자동차운수사업법」·「건설기계관리법」 및 「생활물류서비스산업발전법」에 따른 공제를 말한다.

(2) "자동차보험진료수가"란 「자동차손해배상 보장법」 에서 정한 것을 말한다.

(3) "교통사고환자"란 자동차의 운행으로 인한 사고로 말미암아 의료기관에서 진료를 받았거나 받는 사람을 말한다.

(4) "교통사고환자 진료비"란 교통사고환자가 자동차사고로 인한 상병(傷病 : 부상으로 인한 제 증상을 말한다)을 진료하기 위하여 소요된 비용을 말한다.

(5) "의료기관"이란 「의료법」에 따른 "의료기관" 및 「지역보건법」에 따른 "보건의료원"을 말한다.

(6) "보험회사등"이란 다음 각목의 어느 하나에 해당하는 자를 말한다.

① 「보험업법」에 따른 보험회사

② 「여객자동차운수사업법」·「화물자동차운수사업법」·「건설기계관리법」 및 「생활물류서비스산업발전법」에 따른 공제사업을 하는 자

③「자동차손해배상 보장법」 제45조제1항에 따라 같은 항 제2호의 업무를 위탁받은 자

다. 적용범위

(1)「자동차손해배상 보장법」에 따라 보험회사 등이 보험금(공제금 포함) 또는 가불금의 지급청구를 받아 피해자에게 교통사고환자 진료비를 직접 지급하는 경우

(2) 보험회사 등이 보험금 또는 가불금의 지급을 받았거나 이를 지급받을 교통사고환자가 의료기관에게 진료비를 변제하는 경우. 다만, 국민건강보험법령 또는 산업재해보상보험법령에 따라 보험 처리될 수 있는 비용은 제외한다.

(3)「자동차손해배상 보장법」에 따라 의료기관이 자동차보험진료수가를 「국민건강보험법」에 따른 건강보험심사평가원에 청구하고 이에 대하여 건강보험심사평가원이 심사하는 경우 및 보험회사 등이 의료기관에게 그 진료비를 지급하는 경우

(4) 의료기관이 「자동차손해배상 보장법」에 따라 교통사고환자에게 직접 진료비의 납입을 청구하는 경우. 다만, 국민건강보험법령 또는 산업재해보상보험법령에 따라 보험 처리될 수 있는 비용은 제외한다.

(5)「자동차손해배상 보장법」에 따른 자동차보험진료수가분쟁심의회가 심사 · 결정을 하는 경우

2. 진료의 기준 및 진료수가의 인정범위 및 산정방법

가. 진료의 기준

의료기관은 교통사고환자의 조속한 원상회복을 위하여 필요한 진료에 최선을 다하되, 그 진료는 의학적으로 인정되는 범위 안에서 보편 · 타당한 방법 · 범위 및 기술 등에 따라 행하여야 한다.

나. 진료수가의 인정범위

(1) 교통사고환자에 대한 진료수가의 인정범위는 다음 각 호에 따른다.

①「국민건강보험법」에 따라 보건복지부장관(보건복지부장관이 그 권한을 위임하거나 위탁한 경우에는 그 위임 또는 위탁을 받은 자를 포함한다)이 정한 내역 및 기준

② 「국민건강보험법」에 따른 '보조기기에 대한 보험급여기준'

③ 「응급의료에 관한 법률」에 따른 응급의료수가기준

(2) 교통사고환자에 대한 진료수가의 인정범위(건강보험기준)와 달리 정하는 사항에 대해서는 다음 각 호에 따른다.

① 건강보험기준과 달리 적용할 필요에 의하여 [별표 1] "**건강보험기준과 달리 적용하는 사항(대분류; 건강보험기준 및 응급의료기준 중 달리 적용하는 사항)**"에 규정된 사항

② 건강보험기준에 규정되지 않았거나 요양급여로 정하지 아니한 진료항목에 대해 규정된 사항

③ 건강보험기준에서 정하지 아니한 항목의 진료수가에 대하여 고용노동부장관이 고시한 「산업재해보상보험 요양급여 산정기준」의 [별표 2] "산재보험에서 추가로 인정하는 요양급여의 범위 및 비용산정기준"에 규정된 사항. 다만, 제1절 치과보철의 [진료원칙] 중 제6호, 제3절 보험급여청구서 확인 및 진단서 발급수수료 등, 제5절 재활보조기구 처방 및 검수료, 제6절 이송료, 제9절 전신해부에 따른 비용, 제10절 재활치료료 중 제3호, 제13절 예방접종비용은 제외한다.

(3) 진료수가 적용기준 및 방법에 관한 세부사항은 [별표 3] **자동차보험 진료수가 적용기준 및 방법에 관한 세부사항**에 따른다.

(4) 건강보험기준의 개정으로 새로이 요양급여의 범위에 포함되는 경우에는 그 날부터 건강보험기준에 따른다.

(5) 「자동차손해배상 보장법」에 따른 의료재활시설의 재활의학과 전문의가 다음 각 호의 어느 하나에 해당하는 환자의 동의를 받아 시범재활치료를 할 경우에는 [별표 4] **교통사고환자 시범재활치료 항목 및 기준에 관한 사항**에 따른다.

① 사고 후 2년 이내의 기간 동안 치료 중인 환자로서 적극적인 재활치료의 효과가 기대되는 경우

② 사고 후 2년이 경과하였으나 부적절한 치료(전문재활치료를 중단한 경우 등)를 받은 환자로서 적극적인 재활치료의 효과가 기대되는 경우

다. 진료수가 인정 제외대상

(1) 진료수가 인정범위의 진료비에도 불구하고 다음 각 호에 해당하는 진료비는 그 인

정범위에서 제외된다.

① 명백히 해당 자동차사고와 인과관계가 없는 상병(傷病)에 대한 진료비. 다만, 해당 자동차사고 당시에는 증상이 없었으나 환자에게 고의 또는 중대한 과실이 없으며 의료기관 또한 고의 또는 과실 없이 진료 중에 발생한 증상("합병증"을 말한다)에 대한 진료비는 그러하지 아니하다.

② 해당 자동차사고가 있기 전에 이미 가지고 있던 증상("기왕증"을 말한다)에 대한 진료비. 다만, 기왕증이라 하여도 해당 자동차사고로 인하여 악화된 경우에는 그 악화로 인한 진료비는 그러하지 아니하다.

③ 교통사고환자의 요구로 발생한 상급병실료(기본입원료와의 차액) 및 상급종합병원 · 종합병원 · 병원 · 정신병원 · 한방병원 · 요양병원 (「장애인복지법」에 따른 의료재활시설로서 「의료법」의 요건을 갖춘 의료기관인 요양병원으로 한정한다)의 2~3인실 사용 시 건강보험에서 정한 본인일부부담금에 해당하는 입원료. 다만, 다음 각 목의 어느 하나에 해당되는 경우에는 그러하지 아니한다.

㉮ 의료진이 치료상 부득이하게 상급병실 및 상급종합병원 · 종합병원 · 병원 · 정신병원 · 한방병원 · 요양병원의 2~3인실에 입원하여야 한다고 판단하여 입원하였을 때

㉯ 일반병실이 없어 부득이하게 병원급 이상 의료기관의 상급병실 및 상급종합병원 · 종합병원 · 병원 · 정신병원 · 한방병원 · 요양병원의 2~3인실 사용 시 7일의 범위에서는 그 병실의 입원료를 지급함. 다만, 7일을 초과했을 때에는 상급병실은 기본입원료만 지급하고 상급종합병원 · 종합병원 · 병원 · 정신병원 · 한방병원 · 요양병원의 2~3인실 입원료는 건강보험에서 정한 본인일부부담금을 제외한 차액만 지급함.

④ 교통사고환자가 의료기관의 퇴원 또는 전원(轉院) 지시에 불응하는 경우에 그 지시일의 다음 날부터 그 의료기관에서 입원함으로 인하여 증가된 진료비. 다만, 퇴원 또는 전원 지시에 따라 통원치료 또는 다른 의료기관으로 전원하여 발생한 진료비는 그러하지 아니하다.

(2) 진료수가의 인정범위에서 제외되는 비용은 교통사고환자 등에게 청구할 수 있다. 다만, 의료기관의 고의 또는 과실로 인한 합병증에 대한 진료비는 그러하지 아니하다.

라. 진료수가의 산정방법

(1) 진료수가 인정범위는 다음의 비용으로 산정한다.

① 건강보험기준 중 상대가치점수, 금액이 정해진 행위 · 치료재료, 상한금액이 정해진 약제에 대해서는 「국민건강보험법」에 따른 요양급여의 상대가치점수 및 금액

② 보조기기는 「국민건강보험법」 시행규칙 [별표7] 보조기기에 대한 보험급여기준에 의한 금액

③ 건강보험기준 인정범위와 달리 정한 항목에 대해서는 그 항목의 점수 및 금액

④ 건강보험기준 인정범위에서 비용이 정해지지 아니한 행위는 「건강보험 행위 급여 · 비급여 목록표 및 급여 상대가치점수」 "제2부 행위 급여목록 · 상대가치점수 및 산정지침"중 가장 유사한 분류항목의 점수 및 금액

⑤ 건강보험기준의 비급여대상으로 상대가치점수가 정해지지 아니한 행위는 해당 진료에 소요된 실제비용, 비급여로 정해진 치료재료 및 상한금액이 정해지지 않은 약제는 의료기관의 실구입가

(2) 건강보험기준 인정범위 중 금액으로 정한 항목은 의료기관 종별가산율을 적용하지 아니하되, 별도로 가산을 인정하는 항목은 그러하지 아니하다.

(3) 개별 의료기관이 진료수가 인정범위에 해당하는 비용에 관하여 별도로 정한 금액 또는 실제 구입금액이 정한 금액보다 낮은 경우에는 규정에도 불구하고 그 금액을 산정한다.

3. 진료수가의 청구 · 지급절차 및 방법 등

가. 진료수가의 청구 · 지급절차 및 방법 등

(1) 「자동차손해배상 보장법 시행규칙」에 따른 진료수가의 청구 · 지급절차 및 방법 등은 국토교통부장관이 정하여 고시하는 「자동차보험진료수가 심사업무처리에 관한 규정」을 따른다.

(2) 의료기관이 진료수가를 청구할 때에는 반드시 해당 교통사고환자에 대한 진료기록부 등의 기록내용에 근거하여 청구서 등을 작성하여야 한다.

(3) 의료기관이 진료수가를 청구할 때에는 그 내용 · 근거 및 진료비용을 객관적으로 알 수 있도록 소명하여야 한다. 이 경우 그 소명이 없거나, 소명된 내용 · 근거 및

진료비용이 객관적으로 인정될 수 없는 부분의 진료비는 교통사고환자 진료비의 인정범위에서 제외된다.

① 진료수가 인정 제외대상 단서에 해당하는 진료비

② 진료항목(종별가산율 및 입원료는 제외)에 대한 진료비 중 건강보험기준을 초과하는 진료비

나. 진료기록의 확인청구

(1) 보험회사등은 진료수가 지급을 위하여 관계 진료기록이 필요한 경우 위탁한 건강보험심사평가원 또는 의료기관에게 진료기록의 확인을 청구할 수 있다.

(2) 보험회사등의 확인청구 내용이 진료에 관한 사실확인 및 진료수가 지급에 필요한 범위를 명백히 초과한 것으로 판단되는 경우 건강보험심사평가원 또는 의료기관은 관계진료기록의 일부만을 확인하게 하거나 그에 응하지 아니할 수 있다. 이 경우에는 보험회사등에게 그 사유를 소명하여야 한다.

4. 보칙

가. 교통사고환자의 퇴원 · 전원 지시 등

(1) 의료기관은 입원 중인 교통사고환자가 수술 · 처치 등의 진료를 받은 후 상태가 호전되어 의학적으로 더 이상 그 의료기관에서의 입원진료가 불필요한 경우에는 해당 교통사고환자에게 퇴원 또는 「자동차손해배상 보장법 시행령」에 따른 다른 의료기관으로의 전원(轉院)을 지시할 수 있다. 이 경우 의료기관은 해당 환자(보호자를 포함한다) 및 진료수가의 지급의사를 통지한 해당 보험회사등에게 그 사유를 서면으로 설명 · 고지하여야 한다.

(2) 의료기관은 교통사고환자가 다른 의료기관으로 전원한 경우 새로운 의료기관이나 담당의사가 진료기록, 임상소견서 및 치료경위서의 열람이나 송부 등 진료에 관한 정보의 제공을 요구한 때에는 지체 없이 이에 응하여야 한다.

(3) 보험회사등은 고지를 받은 후 또는 교통사고환자와 합의가 성립되어 더 이상 그 의료기관에게 진료비 지급의사가 없는 경우 또는 「자동차손해배상 보장법 시행령」에서 정한 상해급별 구분 중 12급 내지 14급에 해당하는 교통사고 환자가 상해를 입은 날로부터 4주 경과 후 의료법에 따른 진단서를 제출하지 않은 경우 지급보증

중지를 통보하여야 한다.

나. 전자문서교환방식의 표준화

(1) 국토교통부장관은 보험회사등, 의료기관 및 심의회가 업무를 효율적으로 처리하기 위하여 필요한 경우에는 전자문서교환(Electronic Data Interchange, EDI) 방식의 표준을 정할 수 있다.

① 보험회사등의 의료기관에 대한 진료수가의 지급의사유무 및 지급한도 등의 통지

② 보험회사등의 의료기관에 대한 진료수가의 지급의사의 철회

③ 보험회사등의 의료기관에 대한 관계진료기록의 확인청구 및 그 확인청구에 대한 의료기관의 보험회사등에 대한 의사표시

④ 보험회사등의 심의회에 대한 심사청구

⑤ 심의회의 심사청구 당사자에 대한 결정내용의 통지

⑥ 심의회의 결정내용에 대한 당사자의 수락 또는 거부의 의사표시

⑦ 심의회의 관계자에 대한 의견 등의 수집

⑧ 그 밖에 업무를 위하여 필요한 사항

(2) 보험회사등, 의료기관 및 심의회가 전자문서교환방식에 따라 통지 등을 행한 경우에는 법, 같은 법 시행령, 같은 법 시행규칙 및 이 고시에 적합한 것으로 본다.

다. 재검토기한

국토교통부장관은 「훈령 · 예규 등의 발령 및 관리에 관한 규정」에 따라 이 고시에 대하여 2021년 1월 1일 기준으로 매 3년이 되는 시점(매 3년째의 12월 31일까지를 말한다)마다 그 타당성을 검토하여 개선 등의 조치를 하여야 한다.

제3절 건강보험기준과 달리 적용하는 사항

1. 일반사항

「건강보험 행위 급여 · 비급여목록표 및 급여 상대가치점수」의 의료기관 종별에 따라 가산하는 비율은 다음과 같이한다.

가. 가목은 45%

나. 나목은 37%

다. 다목은 21%

라. 라목은 15%

2. 기본진료료

입원료 산정을 다음과 같이 한다.

가. 상급종합병원과 종합병원을 제외한 의료기관의 입원료는 입원 51일째부터 150일까지는 해당 점수의 90%를 산정하고(산정코드 첫 번째 자리에 '8'로 기재), 입원 151일째부터 해당 점수의 85%를 산정한다(산정코드 첫 번째 자리에 '9'로 기재).

나. 종합병원의 입원료는 입원기간에 관계없이 해당 점수의 100%를 산정한다.

다. 상급종합병원의 입원료는 입원기간에 관계없이 해당 점수의 100%에 병원관리료 100%를 가산하여 산정한다(산정코드 두 번째 자리에 '9'로 기재).

3. 주사료

가. 피하 또는 근육내주사는 외래는 1일 1회, 입원은 1일 4회 이내만 산정한다. 다만, 응급을 요하거나 진료상 반드시 필요한 경우에는 예외로 한다.

나. 수액제 주입로를 통한 주사는 외래는 1일 1회, 입원은 1일 4회 이내만 산정한다.

4. 이학요법료

가. 표층열치료, 한냉치료, 경피적전기자극치료, 간섭파전류치료는 수상일로부터 17일까지 외래는 1일 1회 2부위까지, 입원은 1일 2회 2부위까지 산정하며, 수상일로부터 18일 이후부터는 부위 불문하고 외래는 1일 1회, 입원은 1일 2회만 산정한다.

5. 처치 및 수술료

가. 안면 또는 경부에 대하여 창상봉합술을 시행한 경우에는 1회의 시술에 한하여 별도로 50,000원을 산정한다.

나. 「건강보험 행위 급여 · 비급여목록표 및 급여 상대가치점수」 반흔구축성형술[운동제한이 있는 것], 자가 지방 혹은 진피-지방이식술, 색소레이저광선치료는 반흔구축성형술, 자가 지방 혹은 진피-지방이식술, 레이저 반흔성형술로 산정한다.

(1) 반흔구축성형술(Release of Scar Contracture)[1)]

① 안면(㎝당)

㉠ 상급종합병원 100,000원(VI021)

㉡ 종합병원 80,000원(VI022)

㉢ 병원 70,000원(VI023)

㉣ 의원 60,000원(VI024)

② 기타 부위(㎝당)

㉠ 상급종합병원 70,000원(VI031)

㉡ 종합병원 60,000원(VI032)

㉢ 병원 50,000원(VI033)

㉣ 의원 40,000원(VI034)

(2) 지방 혹은 진피-지방이식술(Autogenous Fat Graft or Dermo-Fat Graft)[2)]

① 4㎠ 미만 511,800원(VI041)

---

1) 주: 1. 운동제한유무와 관계없이 산정한다.
2. 안면성형술시 사용된 봉합사는 실구입가로 산정한다.
3. Z-plasty 혹은 W-plasty 등 국소피판에 해당하는 피부성형술을 시행한 경우 시술전 반흔 길이의 1.5배를 산정한다.

2) 주: 2부위 이상 시술시 이식한 부위 면적을 합하여 산정한다.

② 4㎠ 이상~16㎠ 미만 716,520원(VI042)

③ 16㎠ 이상~36㎠ 미만 921,240원(VI043)

④ 36㎠ 이상~100㎠ 미만 1,535,400원(VI044)

⑤ 100㎠ 이상 2,047,200원(VI045)

(3) 레이저 반흔성형술[3)]

① 0~25㎠ 미만 153,540원(VI071)

② 25㎠ 이상~100㎠ 미만 255,900원(VI072)

③ 100㎠ 이상 358,260원(VI073)

6. 한방시술 및 처치료

가. 온냉경락요법은 수상일로부터 17일까지 외래는 1일 1회 2부위까지, 입원은 1일 2회 2부위까지 산정하며, 수상일로부터 18일 이후부터는 부위 불문하고 외래는 1일 1회, 입원은 1일 2회만 산정한다.

7. 응급의료기준

가. 응급의료수가기준에 의거 응급실에서 응급환자 또는 응급실에 내원한 환자에게 응급처치 및 응급의료를 행한 경우 초일에 한하여 산정하되, 응급환자에 해당되지 않는 환자의 경우에도 보험회사등이 응급의료관리료 전액을 부담한다.

제4절 자동차보험 진료수가 적용기준 및 방법에 관한 세부사항

1. 일반사항

가. 진료수가(행위) 인정범위

(1) 교통사고환자에 대한 진료수가(행위)는 건강보험요양급여목록에 등재(고시)되어

3) 주: 2부위 이상 시술시 면적을 합산하며, 레이저 종류를 불문하고 산정한다.

있는 행위를 우선 인정한다.

(2) 건강보험기준에서 비급여로 정해진 행위에 대해서는 요양급여대상에 대체가능한 행위가 없거나 환자의 증상 및 질병의 정도에 따라 진료상 반드시 필요한 경우 사례별로 인정한다.

나. 진료수가(약제) 인정범위

(1) 교통사고환자에게 사용하는 약제는 약사법령에 의한 허가 · 신고사항(효능 · 효과, 용법 · 용량 등) 범위 내에서 환자의 증상 등에 따라 필요 · 적절하게 투여하여야 한다.

(2) 이 경우 건강보험 「약제급여목록 및 급여상한 금액표」에 등재된 약제를 우선 인정하고, 등재되지 않은 약제를 사용하는 경우에는 별도 산정이 가능한 약제로서 등재된 약제 중 대체 가능한 약제가 없거나 환자의 증상 및 질병의 정도에 따라 진료상 반드시 필요한 경우 사례별로 인정한다.

다. 진료수가(치료재료) 인정범위

(1) 교통사고환자에게 사용하는 치료재료는 약사법 및 기타 다른 관계법령에 의하여 허가 · 신고 또는 인정된 사항(효능 · 효과 및 사용방법)의 범위 내에서 환자의 증상에 따라 의학적 판단에 의하여 필요 적절하게 사용하여야 한다.

(2) 이 경우 건강보험에서 요양급여 대상인 치료재료를 우선 인정하고, 비급여대상으로 정해진 치료재료는 요양급여 대상 치료재료 중 대체가능한 치료재료가 없거나 환자의 증상 및 질병의 정도에 따라 진료상 반드시 필요한 경우 사례별로 인정한다.

(3) 건강보험기준에서 인정범위 등이 별도 정해지지 않은 경우에는 「치료재료 급여 · 비급여 목록 및 급여 상한금액표」 상 사용 용도 범위 내에서 사용하되, 환자 진료상 불가피하게 사용 용도범위를 벗어나 사용한 것으로 확인이 되는 경우는 사례별로 인정한다.

라. 진료수가(신의료기술 등) 인정범위

(1) 건강보험에서 요양급여대상 또는 비급여대상으로 결정되지 않은 새로운 행위 및 치료재료(신의료기술등)를 자동차사고환자에게 시행 또는 사용하는 경우, 인정범위는 건강보험 요양급여대상 여부의 결정신청서가 접수된 행위 · 치료재료로서,

건강보험기준 중 대체 가능한 행위 · 치료재료가 없거나 환자의 증상 및 질병의 정도에 따라 의학적으로 불가피한 경우에 인정한다.

(2) 이 경우 의료기관은 해당 신의료기술등에 대한 가격(행위는 실제비용, 치료재료는 실구입가)을 기재한 비용산정 목록표를 건강보험심사평가원에 제출하여야 한다.

마. 건강보험기준 중 전액본인부담 항목에 대한 인정기준

(1) 자동차보험진료수가기준에 의한 건강보험기준 중 인정기준을 초과하여 환자 본인이 전액을 부담하는 부분에 대해서는 교통사고환자의 진료를 위해 필요한 경우 인정할 수 있다.

바. 상급종합병원 외래 "약국 요양급여비용총액의 본인부담률 산정특례 대상"질환의 재진환자 수가 산정기준

(1) 적용대상 : 아래 요건을 모두 만족하는 경우

① 대상질환 : 「본인일부부담금 산정특례에 관한 기준」 "약국 요양급여비용총액의 본인부담률 산정특례 대상"질환

② 대상환자 : 위의 질환을 주상병으로 상급종합병원에서 외래 진료를 받는 자동차보험 재진환자 중 「국민건강보험법 시행령」 에 따라 진찰료 총액을 제외한 요양급여비용 총액의 60/100을 본인일부부담하는 대상에 해당하는 환자

(2) 수가 산정

① 상급종합병원 외래 의료질평가지원금을 산정하지 아니한다.

② 상급종합병원 외래 종별가산율을 적용하지 아니한다.

(3) 적용대상에도 불구하고 아래의 경우에는 수가산정 적용방법을 따르지 아니한다.

① 선별급여, 정신건강의학과 개인 및 집단정신치료 등 건강보험 본인부담 별도 대상항목

② 초진 당일 검사가 어려워 불가피하게 날짜를 달리하여 시행한 검사

사. 교통사고로 입원 중인 환자를 교통사고와 인과관계가 있는 상병으로 다른 의료기관에 진료 의뢰시 수가 산정 방법

(1) 의료기관에 교통사고로 입원 중인 환자를 치료하는 과정에서 인력 · 시설 · 장비가 갖추어져 있지 아니하거나 기타 부득이한 사유로 해당 진료가 가능한 의료기관으

로 진료를 의뢰한 경우 수가 산정방법은 다음과 같이 한다.

① 의뢰한 의료기관 : 교통사고와 인과관계 있는 상병(傷病)으로 진료 의뢰 시 '교통사고환자 진료의뢰서'를 반드시 작성하여 의뢰하며, 의뢰받은 의료기관 진료를 중복으로 산정하지 아니한다.

② 의뢰받은 의료기관 : 의뢰받은 진료에 대하여 「자동차보험진료수가에 관한 기준」을 적용하여 산정하며, '교통사고환자 진료의뢰서'를 심사자료로 제출하여야 한다.

2. 의약품관리료

가. 건강보험(의료급여 포함) 또는 산재 등 타 법령에 의거 진료를 받고 있던 환자가 자동차보험으로 적용될 경우 입원환자 의약품관리료 산정방법

(1) 건강보험(의료급여 포함) 또는 산재 등 타 법령에 의거 진료를 받고 있던 환자가 자동차보험으로 적용될 경우 입원환자 의약품관리료는 자동차보험 적용일을 시점으로 하여 해당 소정점수의 의약품관리료를 산정한다.

3. 회송료

가. 교통사고환자에 대한 회송료 산정기준

(1) 교통사고환자에 대한 회송료는 보건복지부 장관이 고시한 「요양급여의 적용기준 및 방법에 관한 세부사항」 및 「진료의뢰 · 회송 중계시스템 운영 등에 관한 세부사항」에 따라 진료의뢰 · 회송 중계시스템을 활용하여 환자를 회송한 경우에 산정한다.

4. 입원료

가. 교통사고환자에 대한 상급병실 및 상급종합병원 · 종합병원 · 병원 · 정신병원 · 한방병원 · 요양병원(「장애인복지법」에 따른 의료재활시설로서 「의료법」의 요건을 갖춘 의료기관인 요양병원으로 한정)의 2~3인실 산정기준

(1) 「자동차보험진료수가에 관한 기준」에 의하여 부득이하게 상급병실 및 상급종합병

원 · 종합병원 · 병원 · 정신병원 · 한방병원 · 요양병원(「장애인복지법」에 따른 의료재활시설로서 「의료법」의 요건을 갖춘 의료기관인 요양병원으로 한정한다)의 2~3인실을 사용한 경우에는 입원당 상급병실료(기본입원료와의 차액) 및 상급종합병원 · 종합병원 · 병원 · 정신병원 · 한방병원 · 요양병원의 2~3인실 입원료(건강보험본인일부부담금의 부담률에 따른 금액 포함)를 산정하되, 보험회사 등은 해당 병실의 사용이 부득이한지 여부를 면밀히 관찰하여 불필요한 병실 사용이 발생하지 않도록 하여야 한다.

나. 건강보험(의료급여 포함) 또는 산재 등 타 법령에 의거 진료를 받고 있던 환자가 자동차보험으로 적용될 경우 입원료 체감제 적용방법

(1) 건강보험(의료급여 포함) 또는 산재 등 타 법령에 의거 진료를 받고 있던 환자가 자동차보험으로 적용될 경우 입원료 체감제는 자동차보험 적용일로부터 적용한다.

다. 입원료 심사기준

(1) 교통사고환자의 입원은 의사가 진료상 필요하다고 인정하여 진료기록부상 의학적으로 타당한 기록이 있는 경우 인정한다.

(2) 의료기관은 입원 중인 교통사고환자의 입원이 불필요하다고 판단한 경우 환자에게 퇴원을 지시하여야 한다.

① 환자가 퇴원지시에 불응하는 경우 의료기관은 퇴원 또는 전원 소견을 보험회사등에 즉시 서면으로 통지하고, 환자나 보호자에게 퇴원 및 전원의 필요성을 충분히 납득할 수 있도록 설명하고 진료기록부에 기재하여야 한다.

② 보험회사등은 의료기관에서 통지된 퇴원 또는 전원 가능 소견서에 대하여 의료기관에 입원진료비 지급보증 중지 여부를 회신하여야 한다.

③ 심사기관은 보험회사등이 의료기관으로부터 퇴원 또는 전원 가능소견을 통지받고 입원진료비 지급보증 중지를 회신하기 전까지의 입원료와 입원진료비 지급보증 중지를 회신하지 아니한 경우의 입원료는 인정하여야 한다.

(2) 입원중인 환자가 주치의의 허가를 받아 외박시 입원료는 산정가능하나, 연속하여 24시간을 초과하는 경우에는 입원료 중 입원환자 병원관리료만 산정한다. 이 때 병원관리료 산정방법은 건강보험 입원환자 외박시 병원관리료 산정방법과 동일하

다. 또한 입원중인 환자가 무단으로 외출, 외박하는 경우에는 무단 외출, 외박일 이후 입원료는 인정하지 아니한다.

라. 상급종합병원 · 종합병원 · 병원 · 한방병원의 2~3인실 사용 시 입원일수에 따른 입원료의 본인일부부담금 산정기준

(1) 「자동차보험진료수가에 관한 기준」에 의하여 교통사고환자의 요구로 발생한 상급종합병원 · 종합병원 · 병원 · 한방병원의 2~3인실 사용 시 입원일수에 따른 입원료의 본인일부부담금은 구분에 따라 산정한다.

[표 5-2] 입원일수에 따른 입원료의 본인일부부담금

구분	입원일수	본인일부부담금	
		2인실	3인실
상급종합병원 · 종합병원	무관	1일째 입원일부터의 입원료 ×건강보험에서 정한 입원일수 (1일~15일)에 따른 본인일부부담금의 부담률	
병원 · 한방병원	1일~50일	1일째 입원일부터 50일째 입원일까지의 입원료 ×건강보험에서 정한 입원일수 (1일~15일)에 따른 본인일부부담금의 부담률	
	51일~150일	51일째 입원일부터 150일째 입원일까지의 입원료 ×건강보험에서 정한 입원일수(16일~30일)에 따른 본인일부부담금의 부담률	
	151일 이상	151일째 입원일부터의 입원료 ×건강보험에서 정한 입원일수 (31일 이상)에 따른 본인일부부담금의 부담률	

5. 이학요법료

가. 교통사고환자에 대한 물리치료사 1인당 1일 물리치료 실시 인원

(1) 해당항목의 물리치료를 실시할 수 있는 일정한 면적의 해당 치료실과 실제 사용할 수 있는 장비를 보유하고 있는 의료기관에서 재활 및 물리치료를 실시한 경우에 상근하는 물리치료사 1인당 물리치료 실시인원(물리치료 실시 총 청구건수를 의미함)은 월평균(또는 주평균) 1일 30명까지 인정한다. 다만, 상근물리치료사 1인 이상이 근무하는 기관에서 시간제, 격일제 근무자(주3일 이상이면서 주20시간 이상 근무하는 자)의 경우 0.5인으로 보아 월평균(또는 주평균) 1일 15명까지 인정한다(월평균(주평균) 물리치료 실시인원 = 1개월간(1주일간) 총 물리치료청구건수

(물리치료 실시 연인원)÷1개월간(1주일간) 물리치료사 근무일수).

6. 한방물리요법

가. 교통사고환자에 대한 한의사 1인당 1일 한방물리요법 실시인원

(1) 의료기관(보건의료원 포함)의 침구실 등에서 한방물리요법을 실시한 경우에 상근하는 한의사 1인당 한방물리요법 실시인원(한방물리요법 실시 총 청구건수를 의미함)은 월평균(또는 주평균) 1일 20명까지 인정한다. 다만, 시간제, 격일제 근무자는 주3일 이상이면서 주20시간 이상인 경우 0.5인으로 보아 월평균(또는 주평균) 1일 10명까지 인정한다(월평균(주평균) 한방물리요법 실시인원 = 1개월간(1주일간) 총 한방물리요법 청구건수(한방물리요법 실시 연인원)÷1개월간(1주일간) 한의사 근무일수).

7. 처치 및 수술료

가. 동일 피부 절개하에 2가지 이상 수술을 동시 시술시 수가 산정방법

(1) 동일 피부 절개하에 2가지 이상 수술을 동시에 시술한 경우 자동차보험진료수가의 인정범위 내에서 모든 수술료에 대하여 주된 수술은 소정점수(또는 금액)에 의하여 산정하고, 제2의 수술부터는 해당 수술 소정점수(또는 금액)의 50%, 상급종합병원 · 종합병원은 해당수술 소정점수(또는 금액)의 70%를 산정한다. 다만, 주된 수술시에 부수적으로 동시에 실시하는 수술의 경우에는 주된 수술의 소정점수(또는 금액)만 산정한다.

8. 요양병원

가. 기왕증이 있는 자동차사고환자가 요양병원 입원시 환자분류군별 정액수가 및 기왕증 비용 산정방법

(1) 기왕증이 악화된 경우

① 기왕증이 악화된 상태를 반영하여 환자분류군별 정액수가 산정

② 기왕증에 대한 비용은 환자분류군별 정액수가에 포함되어 있으므로 건강보험

또는 의료급여로 별도 산정 불가

(2) 기왕증이 악화되지 않은 경우
① 기왕증이 환자분류군 변경을 수반하는 경우
㉠ 기왕증을 제외한 자동차사고로 인한 환자상태로 환자분류군별 정액수가 산정
㉡ 환자분류군별 정액수가에 포함되지 않은 기왕증 비용은 건강보험 또는 의료급여로 청구 가능
② 기왕증이 환자분류군 변경을 수반하지 않는 경우
㉠ 기왕증을 포함하여 환자분류군별 정액수가 산정
㉡ 기왕증에 대한 비용은 환자분류군별 정액수가에 포함되어 있으므로 건강보험 또는 의료급여로 별도 산정 불가

나. 지역사회연계료 산정방법 등

(1) 「의료법」에 따른 요양병원(「장애인복지법」에 따른 의료재활시설은 제외)이 교통사고 환자를 입원시켜 자동차보험진료수가를 적용하는 경우 국민건강보험공단 정보시스템에 입 · 퇴원 일시 등의 사항을 제출하지 아니한다. 다만, 요양병원 지역사회 연계료는 「요양병원 지역사회 연계료 산정기준」에 따라, 환자지원팀은 요양병원 환자지원 심층평가표, 요양병원 퇴원지원 표준계획서 및 연계내역(연계기관, 연계 서비스 등)을 작성하여 진료수가 산정 시 반드시 심사자료로 제출하여야 하며 관련 사항을 진료기록부에 기록 · 보관하여야 한다.

다. 요양병원 입원 중인 산정특례 대상자를 다른 의료기관에 산정특례 대상 상병으로 진료의뢰 시 수가산정방법

(1) 요양병원에 입원 중인 본인일부부담금 산정특례 대상자를 치료하는 과정에서 인력 · 시설 또는 장비가 갖추어져 있지 아니하여 부득이하게 해당 진료가 가능한 의료기관으로 환자를 의뢰한 경우 수가 산정대상 및 산정방법은 건강보험에서 정한 내역 및 기준을 동일하게 적용하고, 진료의뢰를 받은 의료기관과 의뢰한 요양병원은 진료비 청구 시 「자동차보험진료수가 심사업무처리에 관한 규정」에 의하여 특정내역 구분코드 (MT063)를 작성하여 청구한다.

9. 치아보철

가. 치아보철비 산정기준

(1) 치아보철비의 경우 보험업법에 따라 인가된 자동차보험약관에 의하여 인정되는 범위 내에서 산정한다.

10. 시범재활치료

가. 대상자 선정절차

(1) 재활의학과 전문의는 시범재활치료가 필요하다고 판단한 환자에게 시범재활치료에 대해 설명한 후 '시범재활치료계획 및 환자동의서'를 작성하고, 7일 이내에 지급의사를 통지받은 보험회사등에게 제출한다.

(2) 시범재활치료 대상자를 통보받은 보험회사등은 의료재활시설이 심사기관으로 해당 환자에 대한 자동차보험진료수가를 청구한 경우 해당 환자가 시범재활치료 대상자임을 심사기관에 알려야 한다.

(3) 시범재활치료 대상자의 시범재활치료 기간 연장이 필요한 경우, 재활의학과 전문의는 '시범재활치료계획 및 환자동의서'에 현재의 환자 상태, 기간 연장이 필요한 사유 및 연장 기간 등을 기재하여 시범재활치료 기간이 종료되기 7일 전까지 보험회사등에게 제출한다.

나. 재가적응훈련관 대상자 선정절차

(1) 재활의학과 전문의는 교통사고로 인하여 독립적 일상생활동작의 수행이 완벽하지 못하여 간헐적으로 타인의 도움이 필요하다고 판단되는 환자(환자의 보호자를 포함한다)에게 재가적응훈련관에서 실시하는 특수재활치료에 대해 설명한 후 '자동차보험 재가적응훈련계획 및 동의서'를 작성하고, 7일 이내에 지급의사를 통지받은 보험회사등에게 제출한다.

(2) 재가적응훈련 대상자를 통보받은 보험회사등은 의료재활시설이 심사기관으로 해당 환자에 대한 자동차보험진료수가를 청구한 경우 해당 환자가 재가적응훈련관에서 실시하는 특수재활치료 대상자임을 심사기관에 알려야 한다.

11. 입원환자 식대

(1) 교통사고환자에 대한 치료식 영양관리료 적용기준

① 당해 요양기관에 소속된 영양사가 1인당 1일 40명 이하의 환자에게 치료식(멸균식 포함)을 제공한 경우에 산정한다.

② 그 외 치료식 영양관리료 산정기준, 영양사 인력 산정 기준 및 현황 통보 기준은 건강보험기준을 적용한다.

12. 추나요법

가. 교통사고환자에 대한 추나요법 적용 기준

(1) 추나요법은 '추나요법 급여 사전 교육'(대한한의사협회 주관)을 이수하고 건강보험심사평가원에 신고한 한의사가 한방 진료과목 개설 의료기관에서 다음의 경우에 해당되어 시행한 경우 인정한다.

① 인정 횟수 : 치료기간 중 20회 이내

※ 의료기관은 추나요법 시행 시 추나요법관리시스템을 통해 해당 진료정보를 건강보험심사평가원에 제출하여야 함

② 복잡추나 인정 질환 : 건강보험 「요양급여의 적용기준 및 방법에 관한 세부사항」의 복잡추나 본인부담률 50%에 해당하는 상병

③ 위의 규정에도 불구하고 진료상 반드시 필요하다는 한의사의 소견이 있는 경우 환자의 증상 및 질병의 정도 등을 참조하여 사례별로 인정함

나. 교통사고환자에 대한 한의사 1인당 1일 추나요법 실시 인원

(1) 의료기관(보건의료원 포함)에서 추나요법을 실시한 경우에 '추나요법 급여 사전 교육'(대한한의사협회 주관)을 이수하고 건강보험심사평가원에 신고한 상근하는 한의사 1인당 추나요법 실시 인원(추나요법 실시 총 청구건수를 의미함)은 월평균(또는 주평균) 1일 18명까지 인정한다. 다만, 시간제, 격일제 근무자는 주 3일 이상 이면서 주 20시간 이상인 경우 0.5인으로 보아 월평균(또는 주평균) 1일 9명까지 인정한다(월평균(주평균) 추나요법 실시인원 = 1개월간(1주일간) 총 추나요법 청구건수(추나요법 실시 연인원) ÷1개월간(1주일간) 한의사 근무일수).

13. 진료수가 제외대상

가. 진료비 처리방법

(1) 명백히 해당 자동차사고와 인과관계가 없는 상병에 대한 진료비 및 교통사고환자가 해당 자동차사고가 있기 전에 가지고 있던 증상("기왕증"을 말한다)의 진료비에 대하여 ① 보험회사등은 환자 또는 보호자에게 '건강보험 등으로 처리됨'을 서면으로 안내하고, ② 의료기관은 주치의의 의학적 판단에 따라 진료비 구분하여 청구하며, ③ 심사기관은 자동차보험진료수가 인정범위에서 제외되는 것으로 판단하는 경우 그 진료비를 인정하지 아니하나, 합병증 및 기왕증에 해당하는 경우 해당 진료비를 인정한다.

제5절 자동차보험 진료수가 심사업무처리에 관한 규정

1. 총칙

가. 목적

자동차보험 진료수가 심사업무처리에 관한 규정 고시는 「자동차손해배상 보장법」에 따라 건강보험심사평가원에 위탁된 자동차보험진료수가의 청구 · 심사 · 지급 및 이의제기 등에 관한 절차와 방법, 서식과 작성요령 및 자동차보험진료수가분쟁심의회 심사청구의 대상 및 절차를 규정함을 목적으로 한다.

나. 정의

(1) "자동차보험진료수가"란 「자동차손해배상 보장법」에서 정한 것을 말한다.

(2) "교통사고환자"란 자동차의 운행으로 인한 사고로 말미암아 의료기관에서 진료를 받았거나 받는 자를 말한다.

(3) "의료기관"이란 「의료법」에 따른 "의료기관" 및 「지역보건법」에 따른 "보건의료원"을 말한다.

(4) "보험회사등"이란 다음 각 목의 어느 하나에 해당하는 자를 말한다.

① 「보험업법」에 따른 보험회사(이하 "보험회사"라 한다)

② 「여객자동차운수사업법」·「화물자동차운수사업법」·「건설기계관리법」 및 「생활물류서비스산업발전법」에 따른 공제사업을 하는 자

③ 「자동차손해배상 보장법」의 업무를 위탁받은 자

(5) "비용산정 목록표"란 다음 각 목의 어느 하나에 소요되는 실제 비용에 대한 목록표를 말한다.

① 「자동차보험진료수가에 관한 기준」에 따른 인정범위에서 정한 비급여행위, 건강보험기준에서 정한 급여·비급여 대상이 아닌 행위 및 치료재료("신의료기술등"이라 한다)의 급여 결정신청건

② 「자동차보험진료수가에 관한 기준」의 항목 중 비용이 정해지지 않은 진료항목

(6) "비급여약제"란 건강보험기준에서 상한금액이 정해지지 않은 약제를 말한다.

(7) "심사청구"란 보험회사등 또는 의료기관이 규칙에 따른 건강보험심사평가원의 이의제기 결과에 불복하여 「자동차손해배상 보장법」에 따라 자동차보험진료수가분쟁심의회에 청구하는 것을 말한다.

(8) "심사(피)청구인"은 심사청구의 주(객)체로서 이들을 당사자라 한다.

(9) "심사청구액"이라 함은 심사청구인이 이의제기결과 통보에 불복하여 심의회에 심사청구하는 금액을 말한다.

(10) "시범재활치료"라 함은 「자동차손해배상 보장법」에 따른 의료재활시설에서 「자동차보험 진료수가에 관한 기준」에 따라 시행한 재활치료를 말한다.

다. 적용범위

(1) 「자동차손해배상 보장법 시행규칙」에 따라 의료기관이 자동차보험진료수가를 「국민건강보험법」에 따른 건강보험심사평가원에 청구한 경우

(2) 의료기관이 교통사고환자에게 진료비를 직접 받은 후 보험회사등으로부터 자동차보험진료수가의 지급의사와 지급한도를 통지받고 건강보험심사평가원에 청구할 것을 요청받은 경우

(3) 보험회사등 및 의료기관이 「자동차손해배상 보장법」에 따라 심의회에 심사청구하는 경우

2. 진료수가의 청구

가. 청구인

(1) 진료수가의 청구인 또는 검체검사공급내역 통보인은 해당 의료기관의 대표자(개설자)가 된다.

나. 「정보통신망 이용촉진 및 정보보호 등에 관한 법률」의 준용

(1) 의료기관이 진료수가를 「정보통신망 이용촉진 및 정보보호 등에 관한 법률」에 따른 정보통신망을 이용하여 청구하거나, 보건복지부장관이 고시하는 「건강보험 행위 급여 · 비급여 목록표 및 급여 상대가치점수」 중 '검체검사위탁에 관한 기준'에 따른 수탁기관이 검체검사공급내역을 정보통신망으로 통보하는 경우 전자문서, 전자서명, 전자문서의 효력, 전자문서의 도달시기, 전자문서 내용의 추정 등은 「정보통신망 이용촉진 및 정보보호 등에 관한 법률」의 관련규정을 준용한다.

다. 진료수가 청구 및 자료제출 매체

(1) 의료기관은 진료비청구포털서비스의 정보통신망을 이용하여 전산으로 진료수가를 청구한다. 다만, 다음 각 호의 어느 하나에 해당하는 경우에는 서면으로 진료수가를 청구할 수 있다.

① 보건복지부장관이 고시하는 「요양급여비용 청구방법, 심사청구서 · 명세서서식 및 작성요령」에 따라 정보통신망(진료비청구포털서비스) 이외의 방법으로 요양급여비용을 청구하는 경우

② 「국민건강보험법」에 따른 요양급여비용 청구 실적이 없는 경우

(2) 의료기관이 정보통신망으로 진료수가를 청구하거나 수탁기관이 정보통신망으로 검체검사공급내역을 통보하고자 하는 경우에는 전산청구(포털진료비청구포털서비스) 신청서를 건강보험심사평가원에 제출한다.

(3) 위의 항에도 불구하고 보건복지부장관이 고시한 「요양급여비용 청구방법, 심사청구서 · 명세서서식 및 작성요령」에 따른 정보통신망을 동일하게 이용하는 의료기관은 전산청구신청서 제출을 생략할 수 있다.

(4) 정보통신망으로 청구하는 의료기관에서 청구방법을 변경하고자 하는 경우에는 사전에 전산청구(진료비청구포털서비스) 변경신청서를 건강보험심사평가원에 제출

한다.

(5) 건강보험심사평가원은 신청이 접수되면 정보통신망 청구기관으로 등록, 변경한 후 의료기관에 통보한다.

(6) 의료기관은 진료수가 청구를 「국민건강보험법」의 단체가 대행하게 할 수 있고, 대행청구통지방법은 보건복지부장관이 고시한 「요양급여비용 청구방법, 심사청구서 · 명세서서식 및 작성요령」에 따른다.

(7) 전산청구(진료비청구포털서비스) 신청 · 변경신청서 제출 및 결과 등에 대한 통보는 정보통신망을 이용할 수 있다.

라. 진료수가 청구서 등의 제출 및 자료의 전송 등

(1) 의료기관이 「자동차손해배상 보장법 시행규칙」에 따라 진료수가를 청구하고자 하는 때에는 청구서에 명세서와 기타 필요한 자료를 첨부하여 건강보험심사평가원에 제출하여야 한다.

(2) 보험회사등은 의료기관이 교통사고환자로부터 진료비를 직접 받은 후 보험회사등으로부터 자동차보험진료수가의 지급의사와 지급한도를 통지받은 경우에 한하여 명세서에 교통사고환자가 납부한 진료비의 세부내역을 기재하여 건강보험심사평가원에 청구할 것을 요청할 수 있다.

(3) 의료기관은 보험회사등으로부터 청구요청을 받은 경우 통보받은 날로부터 30일 이내에 건강보험심사평가원에 진료수가를 청구하여야 한다.

(4) 의료기관은 진료수가를 청구할 때에 전송한 전자문서가 건강보험심사평가원에 접수되었는지 여부를 확인하여야 하고, 접수일은 전자문서 전체가 건강보험심사평가원에 도달한 날로 한다.

(5) 의료기관이 진료수가를 서면으로 청구한 경우 접수일은 서면청구 전체 자료가 건강보험심사평가원에 도달한 날로 한다.

마. 진료수가 청구 시기

(1) 입원진료의 청구시기는 다음과 같다.

① 정보통신망으로 진료수가를 청구할 경우에는 퇴원일이 속한 날의 다음 주 월요일부터 청구할 수 있다. 다만, 월의 말일과 초일이 모두 포함된 주의 진료수가를 청구하는 경우에는 이를 월별로 구분하여 청구한다.

② 서면으로 진료수가를 청구하는 경우에는 퇴원일이 속한 다음 달 초일부터 월별로 청구한다.

(2) 30일을 초과하여 입원진료를 하는 경우에는 연계 심사가 가능하도록 기재방법에 따라 월단위로 분할 청구할 수 있다. 다만, 의약품관리료의 경우에는 일괄하여 청구한다.

① 정보통신망의 경우 청구구분란에 분리청구코드, 기청구명세서의 접수번호, 명세서일련번호 및 최초입원개시일을 기재한다.

② 서면의 경우 명세서 상단에 최초입원개시일을 기재하고, 진료내역 하단의 "특정내역"란에 기청구명세서의 접수번호, 명세서일련번호, 당월진료개시일, 수술명, 주요진료내용 및 월별 진료비총액 등을 기재한다.

(3) 외래진료는 내원일이 속한 날의 다음 달 초일부터 월별로 청구하거나, 내원일이 속한 다음 주 월요일부터 주단위로 구분하여 청구할 수 있다. 다만, 월의 말일과 초일이 모두 포함된 주의 진료수가를 청구하는 경우에는 이를 월별로 구분하여 청구한다.

(4) 위의 규정에도 불구하고 요양병원형 수가를 적용하는 진료수가는 청구매체 및 입원기간에 관계없이 월별로 구분하여 진료월 다음 달 초일부터 청구한다.

바. 목록표 등의 제출

(1) 의료기관은 진료수가를 최초로 청구하는 때에는 실제 구입가격을 확인할 수 있는 구입증빙자료를 첨부한 목록표 등을 건강보험심사평가원에 제출하여야 한다. 이 경우 목록표 등은 진료수가 청구 전에 도달될 수 있도록 한다.

① 원료약 구입목록표

② 치료재료 및 비급여약제 구입목록표

③ 자체 조제(제제)약 목록표

④ 비용산정 목록표

(2) 의료기관은 제출한 내용이 변경된 경우에는 변경사항을 건강보험심사평가원에 제출하여야 한다.

(3) 의료기관으로부터 검체검사를 수탁 받은 기관은 위탁기관에 검사결과를 통보하는 시점에 검체검사공급내역을 건강보험심사평가원에 제출하여야 한다.

(4) 요양병원은 보건복지부장관이 고시한 「요양급여의 적용기준 및 방법에 관한 세부

사항」에 따른 환자평가표를 해당 진료분의 명세서 청구 전에 건강보험심사평가원에 제출하여야 한다.

(5) 위의 규정에 따른 목록표 등은 정보통신망을 이용하여 제출한다. 다만, 서면으로 청구하는 의료기관은 이를 서면으로 제출할 수 있다.

(6) 위의 규정에도 불구하고 보건복지부장관이 고시한 「요양급여비용 청구방법, 심사청구서 · 명세서서식 및 작성요령」에 따라 원료약, 자체 조제(제제)약 및 치료재료의 실구입 가격을 확인할 수 있는 목록표를 건강보험심사평가원에 제출한 경우에는 이를 생략할 수 있다.

사. 의료기관의 신고 등

(1) 의료기관은 진료수가를 최초로 청구하는 때에는 「국민건강보험법」에 따라 시설 · 장비 및 인력 등에 대한 현황을 건강보험심사평가원에 신고하여야 한다.

(2) 의료기관은 신고한 내용이 변경된 경우에는 「국민건강보험법」에 따라 15일 이내에 변경사항을 건강보험심사평가원에 신고하여야 한다.

(3) 위의 규정에도 불구하고 「국민건강보험법」에 따라 시설 · 장비 및 인력 등에 대한 현황을 건강보험심사평가원에 신고한 의료기관은 제1항 및 제2항에 따른 신고를 생략할 수 있다.

3. 청구서, 명세서 서식 및 작성요령

가. 전자청구 서식

(1) 의료기관과 건강보험심사평가원이 진료수가 청구와 관련하여 사용할 수 있는 전자청구 서식의 종류는 다음과 같다.

① 자동차보험진료수가청구서

② 자동차보험진료수가명세서

㉮ 의 · 치과용명세서

㉯ 한방용명세서

③ 치료재료 및 비급여약제 구입내역 통보서

④ 의료기관 자체 조제 · 제제약 내역 통보서

⑤ 비용산정 통보서

⑥ 심사자료 제출내역서

⑦ 검체검사 공급내역 통보서

⑧ 자동차보험진료수가청구서 · 명세서 등 접수(반송)증

⑨ 자동차보험진료수가 심사결과 통보서

⑩ 심사자료 요청내역서

⑪ 수탁기관 통보확인결과 통보서

⑫ 이의제기(정산심사)결과 통보서

⑬ 정산심사내역서

⑭ PACS 등 영상자료 제출내역서

⑮ 환자평가표 파일

(2) 제1항 각호에서 정한 전자문서의 서식번호는 다음과 같다.

[표 5-3] 의료기관이 건강보험심사평가원에 전송하는 전자문서

구분	전자문서명	서식번호	비 고
1	자동차보험진료수가청구서	C010	자동차보험진료수가청구서
2	의 · 치과용 진료수가명세서	C020	자동차보험 의과입원
		C120	자동차보험 의과입원 (요양병원 장기환자)
		C021	자동차보험 의과외래
		C022	자동차보험 치과입원
		C023	자동차보험 치과외래
3	한방용 진료수가명세서	C110	자동차보험 한방입원
		C111	자동차보험 한방외래
4	치료재료 및 비급여약제 구입내역통보서	C060	
5	의료기관 자체 조제 · 제제약 내역통보서	C070	
6	심사자료 제출내역서	C061	
7	검체검사 공급내역 통보서	C200	
8	PACS 등 영상자료 제출내역서	C090	
9	환자평가표 파일		
10	비용산정 통보서	C100	
11	자동차보험청구 · 명세서 등 접수(반송)증	N010	
12	진료수가 심사결과통보서	N020	

13	심사자료 요청내역서	N010	
14	수탁기관 통보확인 결과통보서	N120	
15	이의제기(정산심사) 결과통보서	N130	이의제기결과통보서
		N150	정산심사결과통보서

나. 서면청구 서식

(1) 건강보험심사평가원 진료수가 청구와 관련하여 사용할 수 있는 서식은 다음과 같다.

① 자동차보험진료수가청구서(C001)

② 자동차보험진료수가명세서(의과입원)(C002)

③ 자동차보험진료수가명세서(의과외래)(C003)

④ 자동차보험진료수가명세서(치과입원)(C004)

⑤ 자동차보험진료수가명세서(치과외래)(C005)

⑥ 자동차보험진료수가명세서(한방입원)(C006)

⑦ 자동차보험진료수가명세서(한방외래)(C007)

⑧ 교통사고환자에 대한 진료비 지급보증서

⑨ 치료재료 구입목록표

⑩ 비급여약제 구입목록표

⑪ 조제(제제)약 목록표

⑫ 비용산정 목록표

⑬ 자동차보험진료수가 청구서 · 명세서 접수증

⑭ 진료수가 현지확인 통보서

⑮ 진료수가심사결과 통보서

⑯ 이의제기서

⑰ 이의제기결과 통보서

⑱ 교통사고환자 진료비에 대한 심사요청서

(2) 심의회 심사청구와 관련하여 사용할 수 있는 서식은 다음과 같다.

① 심사청구서

② 접수증

③ 심사청구접수내역통보서

④ 답변서

⑤ 심사의견서

다. 청구서와 명세서의 구분 작성 등

(1) 청구서와 명세서는 의과 · 치과 및 한방, 입원과 외래로 각각 구분하여 작성한다.

(2) 수탁기관의 검체검사공급내역통보서는 위탁기관별로 구분한다.

(3) 위의 규정에도 불구하고 요양병원입원 진료수가 청구서와 명세서는 「국민건강보

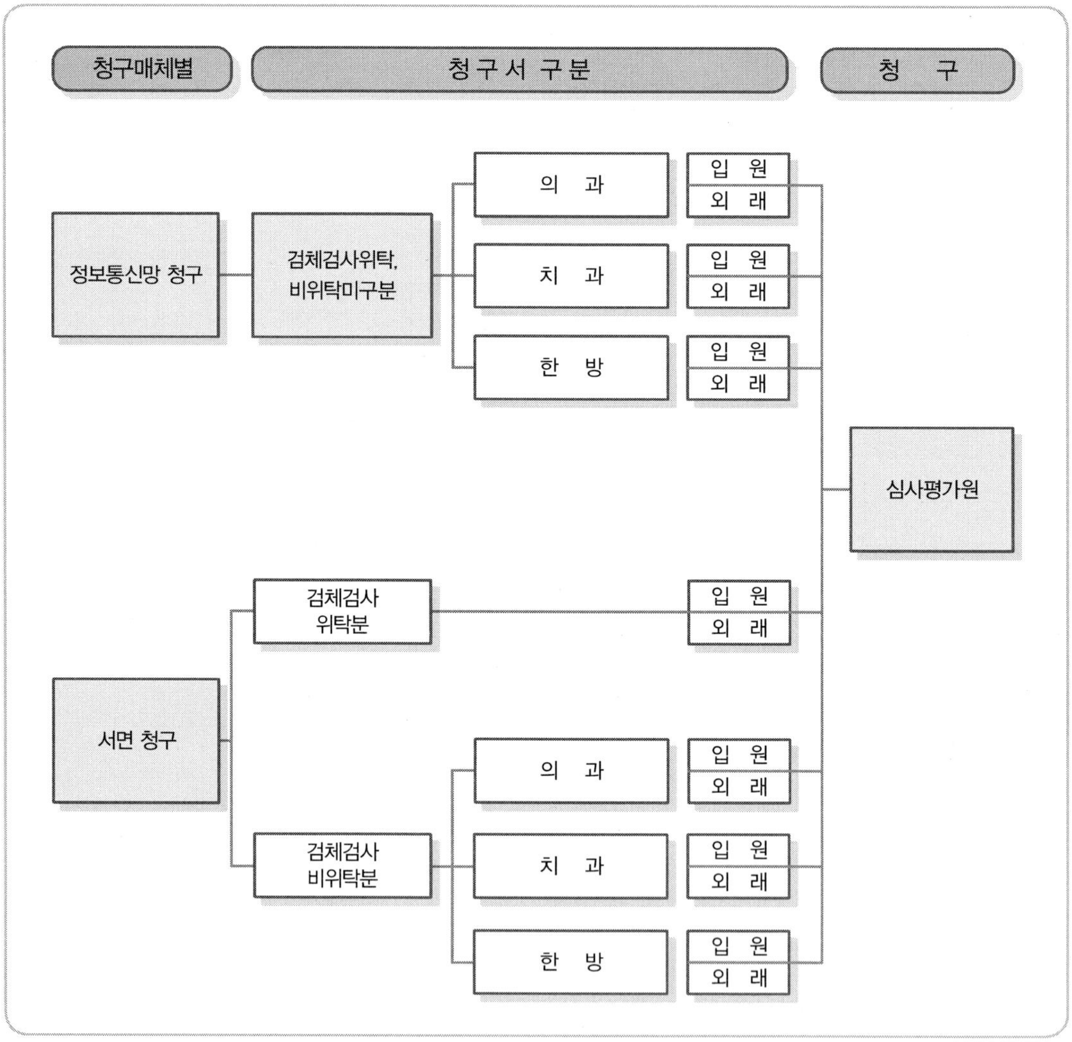

[그림 5-3] 자동차보험 진료수가 청구체계

주) 요양병원의 의과 입원은 장기환자와 제외환자의 진료수가로 구분하여 청구함

험법 시행령」 및 「국민건강보험 요양급여의 기준에 관한 규칙」에 의하여 포괄적인 행위가 적용되는 환자와 포괄적인 행위가 적용되지 않는 환자로 각각 구분한다.

(4) 서면으로 진료수가를 청구하는 의료기관 중 검체검사를 위탁한 의료기관은 검체검사위탁분에 대하여 입원, 외래로 분철하여 작성 청구한다.

(5) 진료수가의 청구는 다음과 같이 한다(그림 5-3).

(6) 동일 교통사고환자에 대한 명세서는 다음과 같이 작성한다.

① 입원의 경우 입원진료기간의 진료내역을 동일한 명세서에 통합하여 작성한다. 다만, 다음의 경우는 진료내역을 구분하여 각각 작성한다.

㉠ 요양병원형 수가를 적용하는 교통사고환자의 명세서는 정액수가 적용기간과 행위별수가 적용기간(특정기간)의 진료내역

㉡ 「자동차보험 진료수가에 관한 기준」에 따른 시범재활치료 대상자의 명세서는 시범재활치료 적용기간과 적용외기간의 진료내역

② 외래의 경우 진료내역을 방문일자별로 작성한다.

(7) 동일 교통사고환자의 명세서는 연이어 각각 작성한다.

라. 끝수 계산

(1) 청구서와 명세서에 기재하는 금액 중 진료비총액, 청구액, 환자납부총액은 10원 미만의 끝수가 있을 때에는 그 끝수는 계산하지 아니한다.

(2) 위의 (1)항에서 정한 금액 이외의 금액은 원 미만을 사사오입한다. 다만, 정보통신망으로 청구하는 기관은 코드단위 금액을 기재한다.

마. 한글 전용

(1) 청구서, 명세서 및 진료수가 청구에 필요한 자료의 기재사항은 한글과 아라비아 숫자로 정확하게 기재한다. 다만, 의학용어 등 특수한 용어가 필요한 경우에는 영문 또는 한문으로 표기할 수 있다.

바. 사고접수번호 및 지급보증번호

(1) 보험회사등이 부여한 사고접수번호를 명세서에 기재한다.

(2) 「자동차손해배상 보장법」에 따라 자동차보험진료수가의 지급 의사 유무와 지급 한도를 통보받은 지급보증번호를 명세서에 기재한다.

사. 교통사고환자 성명, 주민등록번호 등

(1) 신생아로서 주민등록번호를 받지 못한 경우에는 "환자 성명"란에 산모이름과 신생아임을 구분할 수 있도록 "아기"를 함께 쓰거나 "이름"을 쓰고, "주민등록번호"란에는 앞부분에 생년월일과 뒷부분은 남아는 "3", 여아는 "4"로 기재한다. 다만, 쌍태아의 경우에는 "주민등록번호"란의 끝자리에 첫째 아이는 "1", 둘째 아이는 "2"를 기재한다.

(2) 주민번호가 없는 경우에는 "주민등록번호"란에는 앞부분에 생년월일과 뒷부분은 다음 각 호로 기재한다.

① "9": 1800 ~ 1899년에 태어난 남성
② "0": 1800 ~ 1899년에 태어난 여성
③ "1": 1900 ~ 1999년에 태어난 남성
④ "2": 1900 ~ 1999년에 태어난 여성
⑤ "3": 2000 ~ 2099년에 태어난 남성
⑥ "4": 2000 ~ 2099년에 태어난 여성
⑦ "5": 1900 ~ 1999년에 태어난 외국인 남성
⑧ "6": 1900 ~ 1999년에 태어난 외국인 여성
⑨ "7": 2000 ~ 2099년에 태어난 외국인 남성
⑩ "8": 2000 ~ 2099년에 태어난 외국인 여성

아. 상병명 및 상병분류기호

(1) 진료수가 청구시 사용하는 상병명 및 상병분류기호는 "한국표준질병 · 사인분류"에 따라 기재하되, 분류기호가 6단위로 분류되어 있는 경우 6단 분류기호까지 기재하고, 분류기호가 3단위, 4단위 또는 5단위까지만 분류된 경우는 3단, 4단 또는 5단 분류기호를 기재하며, 분류기호란의 앞자리에서부터 기재한다. 다만, 국토교통부장관이 별도의 기재요령을 정하는 경우는 그에 따른다.

(2) 치과진료의 경우에는 상병의 부위(치식)를 상병명과 함께 기재하되 치식의 구분은 건강보험심사평가원장이 정하여 공고한 "치식구분 기재 요령"에 따른다.

자. 진료결과

(1) 명세서상의 최종 진료일의 교통사고환자 상태를 구분하여 해당 코드를 기재한다.

① 명세서상 최종진료일 당시 입원중이거나 계속 내원이 예정된 경우: 계속(1)

② 다른 의료기관으로 진료를 의뢰한 경우: 이송(2)

③ 당초 의뢰한 의료기관으로 보낸 경우: 회송(3)

④ 의료기관내에서 사망이 확인된 경우: 사망(4)

⑤ 위의 ①부터 ④까지에 해당되지 않은 퇴원 또는 외래 치료종결인 경우: 퇴원 또는 외래 치료종결(9)

차. 기타 작성요령

(1) 서면으로 진료수가를 청구하는 경우에는 "서면서식 작성요령"에 따른다.

(2) 정보통신망으로 진료수가를 청구하거나 검체검사공급내역을 통보할 경우에는 "전자문서 작성요령"을 따른다.

(3) 「건강보험 행위 급여 · 비급여 목록표 및 급여 상대가치점수」에 따른 요양병원 및 호스피스 정액수가를 적용하는 명세서에는 정액수가에 포함된 실제 행위별 진료내역을 L항의 해당 각 목에 기재하여야 하며, 진료수가에는 산입하지 아니한다.

(4) 진료과목은 실제 진료를 받은 진료과목(병원급 의료기관) 또는 상병명에 해당하는 진료과목(의원급 의료기관)을 "진료과목별 코드"에 따라 기재하되, 진료과목이 2개 이상에 해당되는 경우에는 이를 모두 기재한다.

(5) 의약분업 예외사항 발생으로 의료기관에서 자체 조제 · 투약하는 경우에는 "의약분업 예외 구분코드"에 해당하는 코드를 기재한다.

(6) 별도 명세서 작성구분 등 특정의 진료내역 및 청구내역에 대한 추가적 기술사항 등이 있을 경우에는 "특정내역 구분코드"에 따라 해당 구분코드 및 내역을 "특정내역기재란"에 기재한다.

(7) 진료수가 청구시 사용하는 보험회사등 코드와 명칭은 "보험회사등 코드"에 따른다.

(8) 진료수가 청구시 사용하는 진료코드는 건강보험심사평가원장이 정하여 공고한 "진료코드"에 따른다.

(9) 정하지 않은 세부작성요령은 건강보험심사평가원장이 정할 수 있으며, 심의회 심사청구 세부작성요령은 심의회 위원장이 정할 수 있다.

4. 진료수가 청구의 접수, 심사 및 통보 등

가. 진료수가 청구의 접수

(1) 의료기관이 진료수가를 청구한 경우 건강보험심사평가원은 자동차보험진료수가 청구서 · 명세서 접수증을 발급하여야 한다.

(2) 건강보험심사평가원은 청구 내역을 보험회사등에 통보하여야 하며, 보험회사등은 청구 내역 통보를 받은 날부터 2일 이내에 진료수가 심사에 필요한 자료를 건강보험심사평가원에 제출하여야 한다.

(3) 건강보험심사평가원은 이 규정에서 정한 작성요령에 따른 청구서와 명세서의 필수 기재사항을 누락하거나 진료수가, 청구코드 등을 작성요령과 달리 기재하는 경우를 예방하기 위해 건강보험심사평가원장이 정하여 공고하는 바에 따라 진료수가 청구 이전이라도 의료기관이 청구오류를 점검할 수 있는 정보통신망을 운영할 수 있다.

나. 청구서 등의 반송 및 수정 · 보완 요청

(1) 건강보험심사평가원은 의료기관으로부터 제출받은 청구서와 명세서의 청구오류로 진료수가의 심사가 곤란한 경우에는 그 사유를 명기하여 반송하거나, 2일의 기간 내에 수정 · 보완할 것을 정보통신망을 이용하여 요청할 수 있다.

(2) 건강보험심사평가원으로부터 청구서와 명세서를 반송 받은 의료기관은 그 사유를 보완하여 다시 청구하여야 하며, 진료수가명세서에 대한 수정 · 보완 요청을 받은 의료기관은 정한 기간 이내에 청구오류를 수정 · 보완하여야 한다.

다. 진료수가의 심사

(1) 건강보험심사평가원은 진료수가의 청구를 받은 때에는 그 청구 내역이 「자동차손해배상 보장법」에 따른 「자동차보험진료수가에 관한 기준」 등에 적합한지를 심사하여야 한다.

(2) 건강보험심사평가원은 진료수가를 심사함에 있어 의학적 전문성과 효율성을 기하기 위하여 자동차보험진료수가심사위원회를 설치 · 운영할 수 있다. 이 때 자동차보험진료수가심사위원회의 구성 및 운영 등에 관하여 필요한 사항은 국토교통부장관이 정한다.

(3) 건강보험심사평가원장은 심사기준을 심사에 적용함에 있어 불분명한 사항이 있는 경우 심사지침을 운영할 수 있다. 이 경우, 자동차보험진료수가심사위원회의 심의를 거쳐 공고하여야 하며, 공고한 이후의 진료분부터 심사에 적용한다.

(4) 국토교통부장관은 심사지침이 법령 및 자동차보험진료수가기준의 취지 또는 내용에 합치되지 아니하다고 판단한 경우나 심의회의 개정 건의가 있는 경우 건강보험심사평가원장에게 수정 · 변경을 요구할 수 있으며, 건강보험심사평가원장은 특별한 사유가 없으면 이에 따라야 한다.

(5) 건강보험심사평가원장은 심사지침을 심사에 적용함에 있어 전문분야별로 널리 인정되는 교과서나 임상진료지침 등을 함께 활용할 수 있다. 이 경우, 절차를 거쳐 그 목록을 구체적으로 공고하여야 한다.

(6) 건강보험심사평가원은 진료수가를 심사(심사내역 확인을 포함한다)함에 있어 자동차보험진료수가심사위원회 또는 「국민건강보험법」에 따라 설치된 진료심사평가위원회의 의학적 전문지식에 대한 자문을 받을 수 있다.

(7) 건강보험심사평가원은 다음의 어느 하나에 해당하는 경우에는 진료수가의 지급 후 심사내역에 대하여 확인 · 조정할 수 있다.

① 약제 및 치료재료의 금액

② 기타 건강보험심사평가원장이 진료수가 심사내역의 확인이 필요하다고 인정하는 경우

라. 심사관련 자료제출 등

(1) 건강보험심사평가원은 의료기관으로부터 제출받은 자료만으로 진료수가의 심사 및 이의제기 처리가 곤란하다고 인정되는 경우에는 「자동차손해배상보장법」 및 「자동차손해배상 보장법 시행규칙」에 따라 진료기록부, 환자에게 발행된 진료비계산서 사본 등 진료수가 심사에 필요한 자료의 제출을 요청할 수 있다.

(2) 심사자료의 제출을 요청하는 경우에는 건강보험심사평가원은 10일의 기간을 정하여 요청하여야 하며, 심사자료 요청을 받은 의료기관은 동 기간내에 제출하여야 한다.

(3) 건강보험심사평가원은 의료기관의 심사자료 제출을 지원하기 위해 보건복지부장관이 고시한 「요양급여비용 심사 · 지급업무 처리기준」에 따라 건강보험심사평가원장이 정하여 공고한 정보통신망을 이용하여 자료를 제출하도록 할 수 있다.

마. 진료수가 내역의 현지확인

(1) 건강보험심사평가원장은 「자동차손해배상 보장법 시행규칙」에 따라 건강보험심사평가원의 소속직원이 현지를 방문하는 경우에는 진료수가 현지확인 통보서와 건강보험심사평가원의 소속직원임을 증명할 수 있는 신분증을 의료기관의 장에게 제시하여야 한다.

(2) 건강보험심사평가원장은 진료수가 내역의 현지확인에 관한 세부적인 운영사항을 별도로 정하여 운영할 수 있다.

바. 진료수가 심사결과의 통보 등

(1) 건강보험심사평가원은 진료수가를 심사한 경우에는 진료수가심사결과통보서에 기재하여 의료기관 및 보험회사등에 통보하여야 한다.

① 심사청구서에 관한 사항

② 진료수가 심사담당자의 성명, 전화번호 및 심사위원 성명

③ 명세서별 심사내역(심사조정내역이 없을 경우 생략할 수 있다)

④ 진료수가 심사조정사항이 있을 경우 항목별, 사유별 조정내역 및 심사결정사항

⑤ 진료수가의 심사가 불가하거나 보류 중일 경우 그 내역

(2) 건강보험심사평가원은 심사내역에 대한 확인결과 새로운 조정사유를 확인한 경우에는 그 내역을 의료기관 및 보험회사등에 통보하여야 한다.

(3) 건강보험심사평가원은 청구서 접수증 및 진료수가심사결과통보서를 정보통신망을 이용하여 의료기관 또는 보험회사등에 통보할 수 있으며, 의료기관이 진료수가를 서면으로 청구한 경우도 이와 같다.

(4) 건강보험심사평가원은 이의제기결과를 정보통신망을 이용하여 의료기관 또는 보험회사등에 통보할 수 있으며, 의료기관이 진료수가를 서면으로 청구한 경우도 이와 같다.

5. 진료수가 지급, 이의제기 및 자료보존 등

가. 진료수가의 지급 등

(1) 보험회사등은 건강보험심사평가원의 심사결과에 따라 지체없이 진료수가를 지급

하고 그 내역을 의료기관에 통보하여야 한다.

(2) 보험회사등이 의료기관에 지급할 진료수가는 명세서별로 10원 미만의 끝수가 있을 때에는 끝수를 제외한 금액으로 한다.

(3) 보험회사등은 보험회사등의 변경 등으로 진료수가 지급주체가 다른 경우에는 해당 의료기관에게 우선 지급 한 후 해당 보험회사등과 상호 정산하여야 한다.

(4) 보험회사등은 의료기관이 청구하지 아니한 경우 환자납부액을 의료기관에 지급할 진료비 금액 중에서 공제하거나 정산할 수 있다.

(5) 보험회사등이 의료기관에 지급할 진료비 금액 중에서 공제하거나 정산하는 경우에는 그 내역을 의료기관 및 건강보험심사평가원에 통보하여야 한다.

나. 심사결과에 대한 이의제기

(1) 의료기관 또는 보험회사등이 건강보험심사평가원의 진료수가 심사결과에 이의가 있을 때에는 「자동차손해배상 보장법 시행규칙」에 따라 진료수가심사결과통보서를 받은 날부터 90일 이내에 이의제기를 하여야 한다.

(2) 의료기관은 조정사유에 대하여는 조정사유를 통보받은 날로부터 90일 이내에 이의제기를 하여야 한다.

(3) 건강보험심사평가원은 이의제기를 받은 때에는 「자동차손해배상 보장법 시행규칙」에 따라 이의제기를 받은 날로부터 60일 이내에 문서로 의료기관 및 보험회사등에게 이의제기에 대한 결과를 통보하여야 한다.

다. 진료에 관한 기록 등의 보존

(1) 의료기관이 교통사고환자를 진료한 경우에는 해당 진료가 끝난 날부터 5년간 보존하여야 한다.

① 자동차보험진료수가청구서 및 자동차보험진료수가명세서

② 약제 및 치료재료 기타 진료의 구성요소의 구입에 관한 서류

③ 개인별 투약기록

④ 그 밖에 보건복지부장관이 고시한 「건강보험 행위 급여 · 비급여 목록표 및 급여 상대가치점수」에 따른 간호관리등급료의 산정자료 등 진료수가의 산정에 필요한 서류 및 이를 증명하는 서류

⑤ 서류 등을 디스켓 · 마그네틱테이프 등 전산기록장치를 이용하여 자기매체에

저장하고 있는 경우에는 해당 자료

라. 청구서와 명세서의 보관

(1) 보험회사등 및 건강보험심사평가원은 청구서와 명세서를 5년간 보관한다. 다만, 조사연구 등을 위하여 필요한 경우에는 보험회사등의 장 및 건강보험심사평가원장은 보관기간을 별도로 정할 수 있다.

(2) 보관기간의 기산일은 심사가 완결된 날이 속하는 연도의 다음 연도 1월 1일로 한다.

6. 심의회 심사청구 절차 등

가. 심사청구

(1) 이의제기 결과가 자동차보험진료수가기준을 부당하게 적용한 것으로 판단되면 심사청구인은 심사청구서를 심의회에 제출하여야 한다. 이 경우 심사청구서는 우편, 직접 방문 또는 온라인접수시스템을 이용하여 제출한다.

(2) 심사청구인은 심사청구서에 다음을 첨부하여야 한다.

① 이의제기서 및 이의제기결과통보서

② 자동차보험진료수가명세서

③ 심사청구 접수비용 예치 확인서

④ 심사청구인 사업자등록증 사본

(3) 이의제기서는 건강보험심사평가원의 이의제기 결과가 기각처리된 경우 이의제기 주체가 그 결과에 대해 심의회에 심사청구하는 경우에만 제출한다.

(4) 심사청구인이 심의회에 최초로 심사청구한 경우에만 제출한다. 다만, 이미 제출한 내용이 변경된 이후 심사청구할 때에도 이와 같다.

(5) 심사청구는 교통사고환자별로 건강보험심사평가원의 이의제기결과통보서를 기준으로 청구하여야 하며, 심사청구액의 범위는 이의제기금액 이내로 한다.

나. 심사청구 접수

(1) 심의회는 제출된 심사청구서가 관련 법령 및 이 고시에서 정한 사항에 부합하지 아니하는 경우에는 그 접수를 거부하여야 한다. 다만, 심의회는 「자동차손해배상보장법」의 기간 이내에 심사청구인에게 필요한 사항에 대해 수정·보완할 것을 요

청할 수 있으며, 심사청구인이 동 기간을 도과하여 심사청구서를 제출하거나 수정 · 보완 자료를 제출하지 않은 경우 심의회는 접수를 거부할 수 있다.

(2) 심의회가 심사청구서를 접수한 때에는 접수증을 심사청구서에 기재된 심사청구인의 전자우편 주소로 송부하여야 한다.

(3) 심사청구인은 접수여부를 확인하여야 하며, 심의회에 접수된 심사청구서의 심사청구액을 임의로 변경할 수 없다.

다. 답변서 등

(1) 심의회는 심사청구를 접수한 때에는 심사피청구인에게 심사청구서 사본으로 그 사실을 통보하고, 건강보험심사평가원에게는 그 사실을 통보한다.

(2) 심사피청구인은 통보를 받은 날부터 30일 이내에 답변서와 이와 관련된 증빙자료를 심의회에 제출하여야 한다. 다만, 답변서를 제출하지 아니한 경우에는 건강보험심사평가원의 이의제기 결과와 동일한 것으로 본다.

(3) 건강보험심사평가원은 통보를 받은 날부터 30일 이내에 해당사건의 심사의견을 심의회에 제출하여야 한다.

라. 심사청구접수비용 부담 등

(1) 심사청구인은 심사청구사건 1건당 다음의 산식에 의하여 산정되는 접수비용을 심의회가 정하는 금융기관 계좌로 예치하여야 한다(10원 미만 절사).

> 접수비용 = 기본비용(5만원) + 부가비용(심사청구액×10%)

(2) 심의회가 심사청구사건을 심사결정한 때에 기본비용은 심사청구인이 부담한다. 단, 심사청구액이 10만원 미만인 경우 청구인이 부담하는 기본비용은 다음의 산식에 의하며 그 금액이 제1항의 기본비용과 차이가 있는 경우 심의회는 이를 청구인에게 반환한다(10원 미만 4사 5입).

> 심사청구인부담액 =기본비용(5만원)×(1-심사청구인인정금액/심사청구액)

(3) 심의회가 심사청구사건을 심사결정한 때에 부가비용은 다음 각 호의 산식에 따라 당사자가 각각 부담한다(10원 미만 4사 5입).

① 심사청구인 : 부가비용×(1-심사청구인인정금액/심사청구액)

② 심사피청구인 : 부가비용×심사청구인인정금액/심사청구액

(4) 심사피청구인은 자기부담 접수비용이 발생하는 경우에는 심의회 심사결정통지를 받은 날로부터 30일 이내에 심사청구인에게 이를 반환하여야 한다.

마. 심의회 운영규정

(1) 심의회 심사청구 절차 등과 관련하여 이 규정에서 정하지 않은 사항 및 시행에 필요한 세부 사항은 심의회가 정한다.

7. 보칙

가. 기간의 계산

(1) 「자동차손해배상 보장법 시행규칙」에 따른 기간의 계산은 건강보험심사평가원이 의료기관으로부터 자동차보험진료수가를 청구받은 날 또는 이의제기를 받은 날부터 기산한다.

(2) 다음의 어느 하나에 해당하는 경우에는 그에 소요되는 기간은 「자동차손해배상 보장법 시행규칙」에 따른 기간에 산입하지 아니한다.

① 자료 제출

② 청구오류에 대한 수정 · 보완

③ 자문

④ 심사관련 자료제출

⑤ 현지확인

나. 수수료의 지급 등

(1) 보험회사등은 「자동차손해배상보장법 시행령」에 따른 업무위탁 수수료를 건강보험심사평가원에 지급하여야 한다.

(2) 건강보험심사평가원과 보험회사등은 협의체를 구성하여 심사업무 위탁에 따른 수수료를 협의하여 정할 수 있다. 이 경우 수수료가 협의되기 전까지는 전년도 수수료를 준용하여 운영한다.

(3) 장기간 수수료가 협의되지 아니하는 경우 국토교통부장관이 중재할 수 있다.

(4) 협의체에서 정하여진 수수료는 건강보험심사평가원과 각각의 보험회사등 사이에

합의된 것으로 본다.

(5) 기타 수수료의 징수, 납부절차 및 방법 등에 관하여 필요한 사항은 건강보험심사평가원장과 보험회사등의 장과의 협의에 의하여 별도로 정하여 운영할 수 있다.

다. 재검토기한

(1) 국토교통부장관은 「훈령 · 예규 등의 발령 및 관리에 관한 규정」에 따라 이 고시에 대하여 2024년 1월 1일 기준으로 매3년이 되는 시점(매 3년째의 12월 31일까지를 말한다)마다 그 타당성을 검토하여 개선 등의 조치를 하여야 한다.

참고문헌

건강보험심사평가원. 자동차보험진료수가 심사업무처리에 관한 규정. 2023.

건강보험심사평가원 홈페이지 https://www.hira.or.kr/

국토교통부. 자동차보험진료수가 심사업무처리에 관한 규정. 국토교통부 고시 제2023-410호

국토교통부. 자동차보험진료수가에 관한 기준. 국토교통부 고시 제2023-2호

금융감독원. 자동차보험 표준약관. 2023.

금융감독원. 자동차보험가이드. 홈페이지 https://fss.or.kr/fss/main/contents.do?menuNo=200634

김헌수 외. 자동차보험 심사위탁 효과 분석. 순천향대학교 산학협력단. 2016.

윤석준. 합리적 의료비용 운영을 위한 진료비 심사체계 개선방안 연구용역 보고서. 건강보험심사평가원. 2018.

홍석철 외. 자동차보험 심사 효과분석 및 발전방안 수립. 서울대학교 산학협력단. 2020.

제6장 의료급여제도 요양급여 산정기준

학습목표	
	1. 의료급여제도에 대해 이해하고, 이용절차를 설명할 수 있다. 2. 의료급여수가의 기준 및 일반기준을 설명할 수 있다. 3. 의료급여 환자의 청구방법을 이해하고, 청구서 및 명세서 서식을 작성할 수 있다.

제1절 의료급여의 이해

1. 의료급여제도 개요

1.1 개념 및 정의

의료급여제도란 생활유지 능력이 없거나 생활이 어려운 저소득 국민의 의료문제(질병, 부상, 출산 등)를 국가가 보장하는 공공부조 제도로 건강보험과 함께 국민 의료보장의 중요한 수단이 되는 사회보장제도이다.

의료급여수급권자는 의료급여법에 의해 의료급여를 받을 수 있는 자격을 가진 자로 아래와 같다.

구분	대상
1종 수급권자	• 국민기초생활보장 수급자 – 근로무능력가구, 시설수급자, 결핵질환자, 희귀난치성질환 또는 중증질환자 • 타법적용자 – 이재민, 노숙인

구분	대상
	– 타법적용자 중 근로무능력자 (의상자 및 의사자의 유족, 입양아동(18세 미만), 국가유공자, 국가무형문화재의 보유자, 북한이탈주민, 5 · 18민주화운동 관련자) • 행려환자
2종 수급권자	• 국민기초생활보장 수급자 및 타법적용자* 중 1종수급권자 기준에 해당되지 않는 자

자료 : 건강보험심사평가원, 「2023 알기 쉬운 의료급여제도(2022)」, p4.

2021년 기준 의료급여 수급권자는 1,526,632명이며, 수급권자 1인당 진료비는 6,398,342원, 수급권자 1인당 내원일수는 78일이다.

2. 이용 절차

2.1 의료급여 절차

의료급여는 본인부담이 없거나 소액만 지급하는 특성으로 인해 제2 · 3차의료급여기관으로 진료가 집중될 수 있는 소지가 높다. 이에 의료자원의 효율적 활용과 대형병원으로의 환자 집중현상을 방지하기 위하여 건강보험의 2단계 요양급여와 달리 3단계 급여절차를 규정함으로써, 수급권자의 합리적인 의료이용 유도와 의료자원의 효율적 배분을 도모하고 있다. 따라서, 의료급여 절차에 의하지 않고(의료급여의뢰서 없이) 의료급여기관을 이용한 경우에는 진료비 전액을 본인이 부담해야 한다.

의료급여기관은 「의료법」, 「약사법」 등에서 정하는 의료기관 및 약국 등으로, 3단계의 진료전달체계로 구분되어 있다. 제1차의료급여기관은 '의원급'으로 의원, 보건소, 보건지소, 보건진료소, 보건의료원, 약국 등이 해당되며, 제2차의료급여기관은 병원, 종합병원, 제3차의료급여기관은 상급종합병원이 해당된다.

수급권자가 의료급여를 받고자 하는 경우 먼저 제1차의료급여기관(의원급)에 의료급여를 우선 신청하여야 하며, 진찰 결과 또는 진료 중에 제2차 또는 제3차의료급여기관의 진료가 필요한 경우에는 진료담당의사의 진료의견이 기재된 '의료급여의뢰서'를 제출하여야 한다. 의료급여의뢰서는 발급받은 날부터 7일(공휴일 제외) 이내에 제2차 또는 제3차의료급여기관에 제출(7일 이내에 진료를 예약하고 진료를 받는 때에 의료급여의뢰서를 제출하는 경우에는 예약접수일을 의료급여의뢰서 제출일로 봄)하여야 하며, 의료급여를 의뢰받은 의료급

구 분	담당기관	업무 내용
1. 대상자 선정	시·군·구 (보장기관)	• 통합조사관리팀의 자산조사 등을 거쳐 국민기초생활보장 수급자 선정되면 의료급여 자격 취득 • 타법지원 대상자는 해당부처의 통보 또는 민원인 신청을 받아 수급자로 선정 • 행려환자는 병·의원의 신청을 받아 수급자로 선정
2. 공단자료전송	시·군·구 (보장기관)	• 수급자의 자격정보를 건강보험공단으로 전송 * 수급자 병의원 이용 시 건강보험공단 자료로 자격확인
3. 급여실시	병의원, 약국 등 (의료급여기관)	• 진료 전 요양기관정보마당*을 통한 자격확인 – 종별구분, 본인부담여부, 선택의료급여기관 적용여부 등 • 진찰·검사 등 의료급여 실시 – 수급자 본인부담금 납부(건강생활유지비 지급 대상자는 잔액에서 차감 후 부족한 금액은 수급자 직접 납부) • 진료 후 요양기관정보마당을 통해 건강보험공단에 급여일수, 진료유형(입원, 외래) 등 전송 * 건강보험공단에서 진료확인번호 부여
4. 의료급여비용 청구·심사	의료급여기관, 심사평가원	• 의료급여기관 : 심사평가원에 비용심사 청구 – 진료확인번호 기재 – 청구 가능일로부터 3년 이내 청구 • 심사평가원 : 의료급여비용 심사 및 통보 (의료급여기관, 보장기관, 건강보험공단)
5. 의료급여비용 지급·통보	공단	• 의료급여기관에 의료급여비용 지급(심사평가원 심사결정금액) • 보장기관에 지급결과 통보
6. 사후관리	보건복지부, 시·군·구 (보장기관), 공단, 심사평가원	• 보건복지부 – 정책수립, 지도감독 및 행정처분 등 • 시·군·구 – 전·출입, 사망 등 수급자 관리 – 확인조사 및 수시조사 실시 – 의료기관 과다 이용자 사례관리 등 – 부정수급권자 관리 및 부당이득금 징수 등 • 국민건강보험공단 – 부정적 수급 의심자(급여제한 대상 등) 발췌 – 시군구에 내역 제공 및 부정수급 조사 등 • 건강보험심사평가원 – 의료급여기관 청구진료비 심사 – 병의원 허위·부당청구 현지조사지원 등

[그림 6-1] 의료급여의 운영체계

자료 : 건강보험심사평가원, 「2023 의료급여 실무편람」, 2022

여기관은 수급권자의 상태가 호전되는 때에는 '의료급여회송서'를 수급권자에게 발급하여 회송할 수 있다.

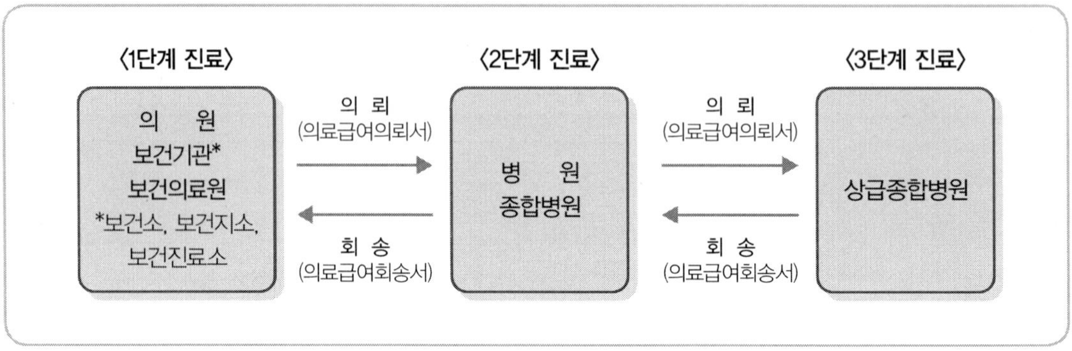

[그림 6-2] 의료급여절차도

자료: 건강보험심사평가원, 「2023 알기 쉬운 의료급여제도(2022)」, p5.

다만, 다음과 같은 경우에는 의료급여 단계별 진료가 적용되지 않는다.

제2차의료급여기관 또는 제3차의료급여기관에 의료급여 신청이 가능한 경우

- 응급환자
- 분만
- 결핵질환, 희귀난치성질환, 중증질환자(보건복지부장관 고시)
- 의료급여기관에서 근무하는 자가 그 근무하는 기관에서 진료 받는 경우
- 등록 장애인이 장애인 보조기기를 지급 받는 경우
- 등록 장애인이 장애인구강진료센터에서 진료 받는 경우
- 감염병의 확산 등 긴급한 사유가 있는 경우(보건복지부장관 고시)
- 국가건강검진을 받은 사람이 결핵질환의 확진검사를 받는 경우

제2차의료급여기관에 의료급여 신청이 가능한 경우

- 재활의학과에서 작업치료 · 운동치료 등의 재활치료를 받는 경우
- 한센병환자
- 등록 장애인
- 섬 · 벽지 지역(국민건강보험법 시행령 제45조제1호) 의료급여 수급권자

- 상이등급을 받은 자
- 15세 이하의 아동이 진료 받는 경우

2.2 선택의료급여기관 이용절차

선택의료급여기관이란 의료급여 상한일수를 초과한 수급자가 여러 의료급여기관 이용에 따른 약제 병용 투여 및 중복투약으로 인하여 건강상 위해 발생 가능성이 높으므로, 차기연도 말까지 본인이 선택한 의료급여기관을 우선 이용토록 하는 것을 조건으로 상한일수를 연장할 수 있는 제도이다. 다만, 연장승인신청자 중 다음 해 복용할 약제를 처방받은 것으로 인해 당해연도 급여일수가 초과된 사람에 대하여 시 · 군 · 구청장은 의료급여심의위원회의 심의를 거쳐 당해연도 선택의료급여기관 지정 제외자로 처리할 수 있다.

3. 의료급여 본인일부부담금

의료급여 입원본인일부부담금(식대제외)은 1종수급권자와 2종수급권자 중 장애인은 무료이며, 2종수급권자는 의료급여비용총액의 10%를 부담한다. 식대의 본인일부부담률은 20%이며, 2인실 입원료, 3인실 입원료, 치아홈메우기 등은 대상에 따라 본인부담률을 달리 운영하고 있다.

의료급여 외래본인일부부담금은 다음과 같이 급여기관 종별과 의료급여수급권자 종별로 차등 적용된다.

[표 6-1] 의료급여 본인일부부담금

수급권자	입원	외래			
		1차 (의원)	2차 (병원)	3차 (상급종합병원)	약국
1종	없음	1,000원	1,500원	2,000원	500원
2종	10%	1,000원	15%	15%	500원

본인일부부담금은 보상제와 상한제가 적용되어 일정 금액을 초과하면 국가가 지원해 주고 있으며, 상한제의 기준은 다음과 같다.

[표 6-2] 보상제와 상한제 기준

수급권자	보상제 기준	상한제 기준
1종	매 30일간 본인부담금 2만원 초과시 초과금액의 50% 보상	매 30일간 본인부담금 5만원 초과시 초과금액 전액 지원
2종	매 30일간 본인부담금 2만원 초과시 초과금액의 50% 보상	연간 본인부담금이 80만원을 초과하면 초과금액 전액 지원

제2절 의료급여수가의 기준 및 일반기준

1. 의료급여수가의 기준 및 그 계산방법

1.1 급여비용 산정

의료급여기관의 급여비용 산정은 "건강보험 행위 급여 · 비급여 목록표 및 급여 상대가치점수"(이하"상대가치점수")에 "건강보험요양급여비용의내역"의 단가를 곱한 금액과 국민건강보험법시행령의 약제 · 치료재료의 요양급여비용(제22조)에 따라 결정된 금액을 합하여 산정한다. 다만, 의료급여기관 종별가산율, 진찰료 등, 입원진료 범위, 검체검사 위탁기준 중 급여비용 청구 · 심사 및 지급절차, 혈액투석수가, 정신질환수가, 정신질환 외래수가, 정신질환 입원 및 낮병동 수가, 식대, 안치료 등「의료급여수가의 기준 및 일반기준」제2조에서 제14조에서 정하는 급여비용의 산정에 대해서는 예외로 한다.

1.2 의료급여기관 종별가산율

의료급여기관 종별가산율은 2~8%이며, 다만, 의원, 치과의원, 한의원, 보건의료원, 조산원, 보건소, 보건지소, 보건진료소, 약국 및 정신건강의학과 정액진료비, 혈액투석 정액수가를 산정하는 경우에는 종별가산율을 적용하지 않는다.

가. 제3차의료급여기관으로 지정된 종합병원, 동 병원에 설치된 치과대학 부속 치과병원 또는 한의과대학 부속 한방병원 : 8%

나. '가'에 해당하지 아니하는 종합병원, 치과대학부속치과병원, 한의과대학 부속 한방병원 및 국립병원 한방진료부 : 5%

다. '가'와 '나'에 해당되지 아니하는 병원, 치과병원, 한방병원, 요양병원, 정신병원 : 2%

1.3 진찰료 등

가. 진찰료(약국의 경우에는 조제료, 약국관리료, 조제기본료, 복약지도료를 말함)의 경우에는 상대가치점수 차등수가는 적용하지 아니한다.

나. 의료질평가지원금, 전문병원 관리료 등(전문병원 관리료 · 전문병원 의료질지원금)은 의료급여비용의 산정에 적용하지 아니한다.

1.4 입원진료 범위

가. 제1차의료급여기관(보건의료원 제외)에서는 입원진료비용을 산정할 수 없다. 다만, 다음의 경우는 입원진료비용을 산정할 수 있다.

① 분만 및 수술을 동반하는 경우

② 정신질환, 한센병환자의 치료, 골절로 인하여 입원치료가 불가피한 경우

③ 입원진료 중 의료급여수급권자로 자격이 변동된 경우

④ 말기암환자에 대한 입원 진료가 필요한 경우

나. 입원은 진료상 필요하다고 인정되는 경우에 적절한 기간에 한하며, 단순한 통원불편 간병인력부재 등의 사유로 입원지시를 하여서는 아니된다.

1.5 안치료

영안실 안치료는 1일 3,750원으로 하되, 영안실 안치기간은 3일 이내로 한다. 환자측의 귀책사유로 안치기간이 3일을 초과하는 경우에는 초과일분의 안치료는 그 보호자가 부담한다.

2. 일반기준

2.1 의료급여의 장소 등

가. 의료급여는 의료급여기관내에서 행하여야 한다. 다만, 다음의 경우에는 예외로 한다.

① 「응급의료에 관한 법률」에 따른 응급환자를 진료하는 경우

② 국가 또는 지방자치단체의 장이 공익상 필요하다고 인정하여 요청하는 경우

③ 환자의 질병상태가 이송이 현저히 곤란하여 환자 또는 보호자가 보장기관에 왕진을 신청하여 보장기관이 의료급여기관으로 하여금 왕진을 하게 한 경우

④ 보건복지부장관이 정하는 바에 따라 가정간호 등 가정에서 의료급여를 실시하는 경우

⑤ 촉탁의가 사회복지시설 내에서 진료 후 사회복지시설 입소자에게 처방하는 경우

나. 위의 규정에 의하여 왕진을 요청하고자 하는 경우에는 수급권자 또는 보호자가 "왕진신청서"를 작성하여 관할 보장기관에 제출하여야 한다. 이 경우 보장시설내의 수급권자의 경우는 촉탁의만으로는 적절한 진료가 곤란한 때에 한한다.

다. 보장기관은 수급권자 또는 보호자가 제출한 "왕진신청서"를 검토한 후 왕진인정여부를 결정하여 "왕진결정통보서"를 지체없이 의료급여기관에 송부하고, 해당 수급권자 또는 보호자에게 그 결과를 통보하여야 한다. 이 경우 보장기관이 왕진요청사유에 해당하지 아니한다고 회신한 수급권자에 대한 왕진비용이 청구된 것으로 확인된 경우에는 그에 해당하는 급여비용을 환수 조치할 수 있다.

2.2 입원병상기준

수급권자에 대한 입원진료는 일방병상에서 하여야 하며, 의료급여기관이 환자진료상 필요로 하여 수급권자를 일반병상보다 우수한 상급병상에 입원시킨 경우 병상간의 입원료 차액은 별도 산정하지 않는다.

제3절 의료급여비용 청구방법 및 청구서 · 명세서 서식 작성요령

1. 의료급여비용 청구방법

1.1 청구인

의료급여비용(이하 "급여비용")은 해당 의료급여기관의 대표자(개설자)가 청구한다.

1.2 의료급여비용 청구 및 자료제출 매체의 선택

의료급여기관은 요양급여비용 작성요령에 따라 의료급여비용 청구 및 자료제출 매체를 선택하여 의료급여비용을 청구하되, 혈액투석 정액수가와 정신질환 정액수가를 청구하고자 하는 경우에는 반드시 전산매체 또는 정보통신망으로 청구하여야 한다.

1.3 청구주기

급여비용의 청구는 건강보험과 연계 심사가 가능하도록 요양급여비용과 동일한 진료월의 진료분을 함께 청구한다.

1.4 청구처

급여비용을 청구하고자 하는 의료급여기관은 "의료급여비용심사청구서(이하 "청구서")"와 "의료급여비용명세서(이하 "명세서")", 기타 필요한 서류를 첨부하여 건강보험심사평가원(이하 "심사평가원")에 청구한다. 상급종합병원, 상급종합병원에 설치된 치과대학부속치과병원 및 한의과대학부속한방병원의 급여비용은 심사평가원 본원으로, 그 외의 보건의료기관의 급여비용은 소재지에 따른 심사평가원 지원으로 청구한다.

1.5 사본의 보관

청구인은 청구서와 명세서의 사본을 의료급여법에 따라 의료급여비용계산서 부본 또는 본인부담금수납대장, 의료급여비용심사청구서 및 의료급여비용명세서, 약제 및 치료재료 그밖에 의료급여 구성요소의 구입에 관한 서류, 개인별 투약기록, 그밖에 간호관리등급료의 산정자료 등 급여비용의 산정에 필요한 서류 및 이를 증명하는 서류를 5년간 보존(디스켓 · 마그네틱 테이프 등 자기매체에 저장 가능)하여야 한다.

1.6 청구서와 명세서의 구분

청구서는 진료분, 진료분야, 입원과 외래, 처방조제와 직접조제로 각각 구분하여 기재 청구하며, 이 경우 제1차의료급여기관에서의 외래진료, 조제투약(1차의료급여), 제2차 또는 제3차의료급여기관에서의 입원, 외래진료나 제1차의료급여기관에서의 입원진료(2차의료급여) 여부를 청구서의 해당란에 표시(∨)하여야 한다. 제3차의료급여기관 및 종합병원의 진료분야 구분은 요양급여비용 작성요령과 같다.

명세서는 진료분야의 구분이 같은 진료과, 본인부담금 산정방법(1종, 2종)별로 구분하여 편철하여야 하며, 입원 또는 외래별로 각각 분철하여 청구하여야 한다. 명세서의 구분작성은 요양급여비용 작성요령 제8조에 따라 분리 · 작성한다. 다만, 외래 진료시 야간 내원 등으로 인해 익일까지 연속하여 진료(6시간 미만)가 이루어진 경우 방문일자는 공단에서 전송받은 진료확인번호의 진료일자로 한다.

2. 의료급여비용청구서 작성요령

2.1 접수번호

※란은 심사평가원이 기재한다.

2.2 의료급여기관 기호 및 명칭

의료급여기관 기호 및 명칭은 국민건강보험법의 규정에 의한 요양기관기호 및 명칭을 기재한다.

2.3 진료구분

첨부되는 명세서의 1차 의료급여 또는 2차 의료급여 해당 여부에 따라 청구서 해당란에 1차 또는 2차 의료급여 여부를 표시(∨)한다.

2.4 건수

청구서의 구분별 건수는 첨부된 명세서의 건수와 같아야 한다.

2.5 10원 미만의 절사

청구서의 청구액, 본인일부부담금 란에는 10원 미만을 절사한 금액을 기재하고, ⑬청구액, ⑮본인일부부담금, ⑯장애인의료비란은 매 명세서상의 청구액, 본인일부부담금, 장애인의료비를 각각 합계한 금액을 기재하며, ⑭의료급여비용총액1란은 ⑬청구액, ⑮본인일부부담금, ⑯장애인의료비의 합계액을 기재하되, 매 명세서상의 대지급금을 합계한 금액은 ⑬청구액에 포함되어 있으므로 합계하지 아니한다.

2.6 수취인

청구서 수취인은 심사평가원장으로 한다.

3. 의료급여비용명세서 작성요령

3.1 공통사항

가. 보장기관

의료급여를 받은 수급권자의 관할 시 · 군 · 구 기호와 명칭을 기재하여야 한다.

의료급여수가의 기준 및 일반기준(별지 제3호 서식)

서식번호	G	1	0	1	(년 월분)	※접수번호			
의료급여기관	①기 호				의료급여비용심사청구서				
	②명 칭		급여구분	1차	2차	④전화번호		⑤청구단위구분	
	③소 재 지					⑥우편번호			
	작 성 자	⑦성 명	(서명 또는 날인)			대행청구 단 체	⑨ 기 호		
		⑧생년월일					⑩ 명 칭		

구 분			⑫건 수	⑬청구액	⑭의료급여 비용총액1	⑮본인일부 부담금	⑯장애인의 료비	⑰ 의료급여 비용총액2, 진료비총액	⑱보훈 청구액	⑲의료급여 100분의100 본인부담금총액	⑳보훈 본인 일부부담금	㉑100분의 100미만총액	㉒100분의 100미만본인 일부부담금	㉓100분의 100미만 청구액	㉔100분의 100미만 보훈청구액
계															
의과	입원	1													
	외래	2													
치과	입원	3													
	외래	4													
한의과	입원	5													
	외래	6													
조산		7													
약국	처방조제	8													
	직접조제	9													

상급종합병원 종합병원 치과대학부속치과병원 한방병원 진료분야구분	1	2	3	4	5	6	9
	내과 분야	외과 분야	산소아청소년과 분 야	안이비인후과 분 야	피부·비뇨의학과 분 야	치과	한의과

「의료급여법 시행규칙」 제20조제1항에 따라 의료급여비용의 심사를 청구합니다.
「한국보훈복지의료공단법 시행령」 제17조의 2에 따라 진료비용의 심사를 청구합니다.

청구일자 : 년 월 일

청 구 인 : (서명 또는 날인)

□ **건강보험심사평가원장 귀하**
□ **한국보훈복지의료공단이사장 귀하**

첨 부: 의료급여비용 명세서 매
전산매체 ( ) 매
처 방 전 매

190mm × 268mm(일반용지 60g/㎡(재활용품))

주 : 1. ※란은 건강보험심사평가원이 기재합니다.
2. 급여구분 – 1차의료급여: 제1차의료급여기관의 외래진료·조제투약
2차의료급여: 제2차 또는 제3차의료급여기관에서의 입원·외래진료나 제1차의료급여기관에서의 입원진료
3. 진료비총액, 보훈청구액 및 보훈 일부부담금은 보훈위탁진료 의료급여기관의 '보훈 국비환자' 진료분인 경우에 한하여 기재합니다.

나. 의료급여기관

기호 및 명칭은 국민건강보험법의 규정에 의한 요양기관기호 및 명칭을 기재하여야 한다.

다. 종별구분

1종수급권자는 1, 2종수급권자는 2, 행려환자(일정한 거소가 없는 자로 행정기관이 응급진료를 받게 한 경우 경찰관서로부터 무연고자임을 확인받아 시장 · 군수 · 구청장이 수급권자로 인정한 자를 말한다)는 4, 노숙인 등은 N, 2종수급권자 중 장애인 2차의료급여는 6, 2종수급권자 중 장애인 1차의료급여는 8로 정확히 기재하여야 한다. 다만, 2종수급권자 장애인의 장애인의료비에서 지원하지 않는 의료급여 명세서의 경우는 2로 기재한다.

라. 보훈 등 구분

보훈위탁진료 의료급여기관의 의료급여수급권자 중 보훈 국비환자인 경우에는 '4'를 기재하여야 한다.

마. 보장시설 및 노숙인시설 기호

보장시설에 입소해 있는 수급권자 또는 노숙인 의료급여 수급권자가 의료급여를 받는 경우에는 보장시설기호란에 보장기관이 부여한 보장시설기호 또는 노숙인시설기호를 기재한다.

바. 세대주 및 수진자

① 의료급여증에 기재된 성명과 주민등록번호를 기재하며, 주민등록번호 등 인적사항을 알 수 없는 경우에는 별도로 부여된 의료급여 관리번호를 다음과 같이 기재한다.

□ 행려환자인 경우(주민등록번호가 확인된 자 포함)

○ 관리번호 구성

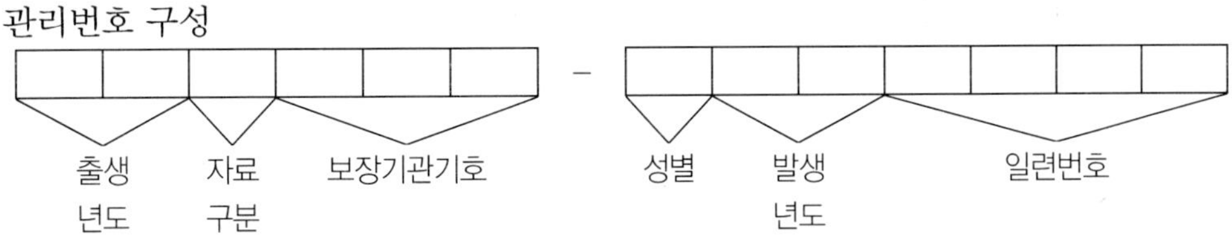

○ 출생년도(2자리) : 출생년도 마지막 2자리를 기재

○ 자료구분(1자리) : 3

○ 보장기관기호(3자리) : 해당 시 · 군 · 구 행정동 부호 앞 3자리를 기재

○ 성별(1자리)

1800년대 및 1900년대 출생(남 : 1, 여 : 2)

2000년대 출생(남 : 3, 여 : 4)

○ 발생년도(2자리) : 발생년도 마지막 2자리를 기재

2000년 발생 → 00, 2007년 발생 → 07

○ 일련번호(4자리) : 보장기관에서 중복되지 않도록 일련번호를 부여

(예시)

○ 서울 종로구(3000000)에서 2007년도 7번째 발생한 행려환자(1960.03.30일생, 남자)의 경우

6	0	3	3	0	0	-	1	0	7	0	0	0	7
1960 년생		자료 구분	종로구행정동 부호				남자	2007년 발생		일련번호			

□ 보장시설입소자가 아닌자로서 주민등록번호 불명자인 경우

○ 관리번호 구성

						-							
출생 년도		자료 구분	보장기관기호				성별	관리번호 부여년도		일련번호			

○ 출생년도(2자리) : 출생년도 마지막 2자리를 기재

○ 자료구분(1자리) : 4

○ 보장기관기호(3자리) : 해당 시 · 군 · 구 행정동 부호 앞 3자리를 기재

○ 성별(1자리)

1800년대 및 1900년대 출생(남 : 1, 여 : 2)

2000년대 출생(남 : 3, 여 : 4)

○ 관리번호 부여년도(2자리) : 관리번호 부여년도 마지막 2자리를 기재

2000년 → 00, 2007년 → 07

○ 일련번호(4자리) : 보장기관에서 중복되지 않도록 일련번호를 부여

(예시)

○ 2007.1.15일 대전동구(3640000) 100번째 기초생활보장번호 부여자(1957.5.30일생, 남자)의 경우

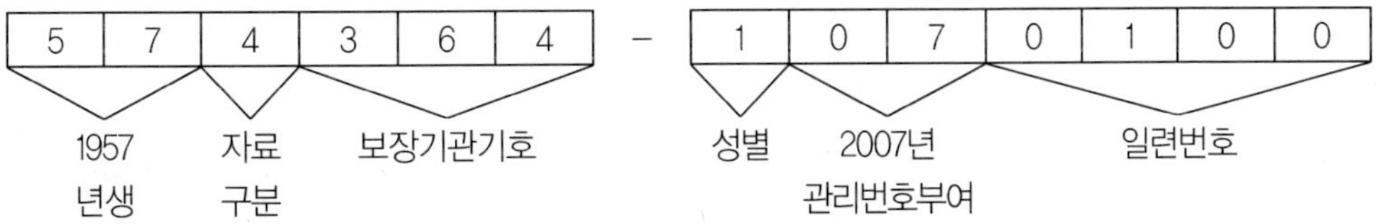

ㅁ 보장시설입소자 또는 노숙인시설 중 주민등록번호 불명자인 경우

○ 관리번호 구성

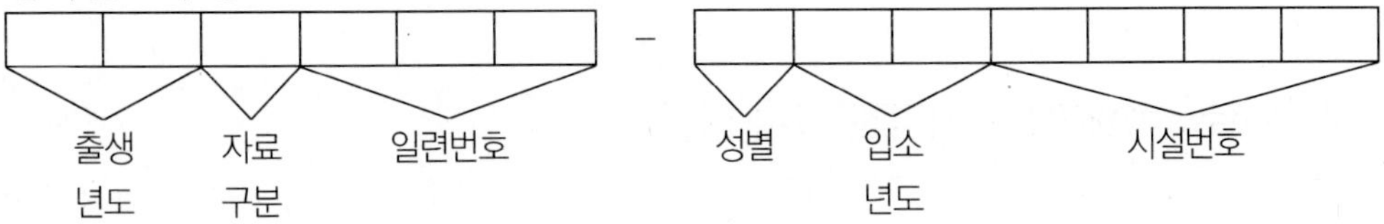

○ 출생년도(2자리) : 출생년도 마지막 2자리를 기재

○ 자료구분(1자리) : 5

○ 일련번호(3자리) : 보장기관에서 중복되지 않도록 일련번호를 부여

○ 성별(1자리)

1800년대 및 1900년대 출생(남 : 1, 여 : 2)

2000년대 출생(남 : 3, 여 : 4)

○ 입소년도(2자리) : 입소년도 마지막 2자리를 기재

2000년 발생 → 00, 2007년 발생 → 07

○ 시설기호(4자리) : 보장시설 또는 노숙인시설 4자리

(예시)

○ 2004.1.15일 ○○시 감로당(2349)에 입소된 150번째 노인(1930.3.30일생, 여자)의 경우

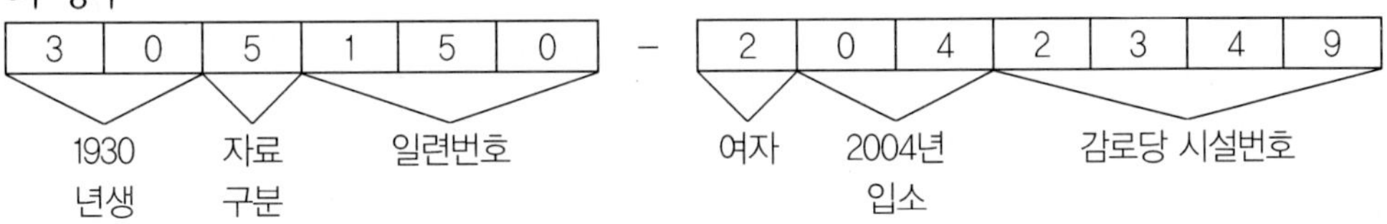

② 국민기초생활 보장법 제5조의2(외국인에 대한 특례)에 의한 외국인 배우자의 경우 주민등록번호란에 출입국관리법에서 정하는 외국인등록번호(13자리)를 기재한다.

③ 신생아가 수급권자가 될 경우에는 "수진자 성명"란에 "산모이름"과 신생아임을 구분할 수 있도록 "아기"를 함께 쓰거나 이름을 쓰고 주민등록번호란에는 앞부분의 "생년월일"과 뒷 부분의 남 · 여 구분(3 또는 4)만 기재한다. 다만, 쌍태아의 경우에는 주민등

록번호의 끝자리에 첫째아이는 “1”, 둘째아이는 “2”를 기재한다.

(예시) 2004년 1월 1일 출산한 남아의 경우

세대주성명	홍 길 동	주민등록번호
수급권자성명	이은영아기 또는 홍철수	040101-3

3.2 행위별 수가 적용건의 명세서 항목별 작성방법

가. 의료급여생애전환기검진 실시 당일 진찰료

의료급여생애전환기검진 실시 당일 별도의 질환에 대한 진찰이 이루어진 경우에는 진찰료 산정코드 세 번째 자리에 4로 기재한다.

나. 안치료

수급권자가 의료급여기관에서 입원진료 중 사망한 경우나 외래에서 6시간 이내에 사망한 경우는 의료급여수가기준에서 정한 금액을 3일 이내로 산정한다.

참고문헌

건강보험심사평가원, 「2023 알기 쉬운 의료급여제도」, 2022

건강보험심사평가원, 「2023 의료급여 실무편람」, 2022

국가법령정보센터 홈페이지 https://www.law.go.kr (2023. 11. 28) 의료급여법 시행규칙, [시행 2023. 11. 17.] [보건복지부령 제976호, 2023. 11. 17., 타법개정]

보건복지부 홈페이지, https://www.mohw.go.kr/kor/ (2023. 11. 29) 의료급여수가의 기준 및 일반기준, [시행 2024. 1. 1] [보건복지부고시 제2023-248호]

이규식, 「의료보장과 의료체계」, 2008. 9. 계축문화사

통계청 KOSIS https://www.kosis.kr (2023. 12. 2) 연도별 의료급여 주요지표

제 2 편

요양급여비용 청구방법 및 청구서·명세서 작성

제7장 요양급여비용 청구방법 및 명세서 작성요령

제8장 요양급여비용 청구방법 및 청구서 · 명세서 작성 실제

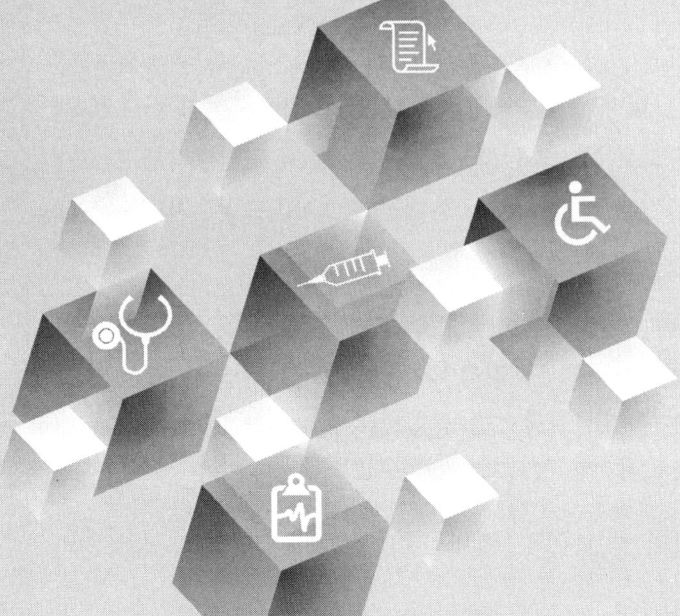

H E A L T H I N S U R A N C E

제2편은 요양급여비용 청구방법 및 명세서 작성요령과 실제 요양급여비용 명세서를 작성할 수 있도록 다양한 진료기록지를 제시하였다. 외래, 입원으로 구분하여 진료과별 진료기록지를 검토하고 진료비 요양급여비용명세서를 작성할 수 있다. 또한 질병군별 포괄수가제도 적용, 본인부담금 경감제도 등 진료기록지를 제시하여 진료비 요양급여비용명세서를 다양한 진료과별로 작성해 보고, 진료명세서의 조건을 변경하여 청구능력을 보다 향상시킬 수 있도록 구성하였다.

요양급여비용명세서 상의 수가는 매년 상대가치점수 및 단가가 달라지기 때문에 제8장에 제시된 요양급여비용명세서 상의 수가는 2024년을 기준으로 작성하였다. 국민건강보험법에 의한 요양급여비용의 내역은 보건복지부장관이 정하여 고시하는 "요양급여의 상대가치점수"의 유형별 분류에 따른 점수당 단가로 하며, 유형별 분류에 의한 점수당 단가는 「의료법」에 따른 의료기관 중 병원, 요양병원, 정신병원 및 종합병원은 81.2원, 의원 93.6원, 치과의원 및 치과병원 96.0원, 한의원 및 한방병원 98.8원, 조산원 158.7원, 「약사법」에 따른 약국 및 한국희귀 · 필수의약품센터 99.3원, 「지역보건법」에 따른 보건소 · 보건의료원 및 보건지소와 「농어촌 등 보건의료를 위한 특별조치법」에 따라 설치된 보건진료소는 93.5원으로 한다(보건복지부고시 제2023-271호). 다만, 연도별로 달라지는 상대가치점수당 단가에 의한 요양급여비용명세서 상의 수가 변동은 QR코드를 통해 매년 달라진 요양급여비용명세서를 확인할 수 있다.

외래요양급여비용명세서는 2012년 1월 청구분부터 내원일자별로 작성하여야 하므로 일자별 요양급여 진료비 명세서를 기준으로 작성하였다. 질병군별(DRG) 포괄수가제도 요양급여비용명세서는 전자청구가 원칙이기에 본 장에서는 질병군별(DRG) 포괄수가제도 진료기록지만 확인한다.

같은 진료과이더라도 요양기관 종별(의원급, 병원급, 종합병원급, 상급종합병원급)에 따라 수가가 다르므로 요양기관 종별을 변경하여 요양급여비용명세서를 작성해 보고, 또한 항목에 따른 가산 적용을 달리하여 요양급여비용명세서를 작성해 봄으로써, 건강보험 청구능력을 키우도록 한다.

본문의 제8장 "요양급여비용 청구방법 및 청구서 · 명세서 작성 실제"는 황성완 등(2022)의 예제를 인용하여 제시하였다.

제7장 요양급여비용 청구방법 및 명세서 작성요령

학습목표

1. 요양급여비용 청구방법을 이해한다.
2. 요양급여비용명세서를 작성할 수 있도록 한다.

제1절 요양급여비용 청구방법 및 명세서 작성

1. 총칙

가. 목적

「국민건강보험법 시행규칙」 제19조제3항에 따른 요양급여비용의 청구방법, 요양급여비용 심사청구서 · 요양급여비용 명세서 및 검체검사공급내역통보서의 서식과 작성요령에 관한 사항을 규정함을 목적으로 한다.

나. 청구인

요양급여비용청구인 또는 검체검사공급내역통보인은 해당 요양기관의 대표자(개설자)가 된다.

다. 정보통신망 이용촉진 및 정보보호 등에 관한 법률의 준용

요양기관이 요양급여비용을 정보통신망을 이용한 전자문서교환방식(EDI, 포털서비스, 인터넷 등)으로 청구하거나, "검체검사위탁에 관한 기준"에 따른 수탁기관이 검체검사공급내역을 정보통신망으로 통보하는 경우 전자문서, 전자서명, 전자문서의 효력, 전자문서의 도달시기, 전자문서 내용의 추정 등은 「정보통신망 이용촉진 및 정보보호 등에 관한 법률」을 준용한다.

라. 작성방법

정보통신망으로 요양급여비용을 청구하거나 검체검사공급내역을 통보하는 경우에는 "전자문서 작성요령(별첨 1)"에, 전산매체(디스켓 또는 CD 등)로 청구하는 경우에는 "전산매체 작성요령(별첨 2)"에, 서면으로 청구하는 경우에는 "서면서식 작성요령(별첨 3)"에 각각 의하되 이 요령에서 정하지 않은 세부작성요령은 건강보험심사평가원장이 정할 수 있다.

2. 청구방법

가. 요양급여비용 청구 및 자료제출 매체의 선택

(1) 요양기관은 정보통신망, 전산매체 또는 서면 중 한가지의 방법을 선택하여 요양급여비용을 청구한다. 다만, 수탁기관의 검체검사공급내역, 호스피스 요양급여비용은 정보통신망으로 제출한다.

(2) 요양기관이 정보통신망으로 요양급여비용을 청구하거나 수탁기관이 정보통신망으로 검체 검사공급내역을 통보하고자 하는 경우에는 "전산청구(포털, EDI, 전산매체)신청서" 1부를 건강보험심사평가원에 제출한다. 단, EDI를 이용한 전자문서교환방식의 경우에는 보건복지부장관이 지정한 전산망관리자의 전산망 이용서비스에 가입한 후 "전산청구(포털, EDI, 전산매체)신청서" 1부를 건강보험심사평가원에 제출한다.

(3) 요양기관이 전산매체로 요양급여비용을 청구하고자 하는 경우에는 사전에 "전산청구 (포털, EDI, 전산매체)신청서" 1부를 건강보험심사평가원에 제출한다.

(4) 정보통신망 또는 전산매체로 청구하는 요양기관에서 청구방법을 변경하고자 하는 경우에는 사전에 "전산청구(포털, EDI, 전산매체) 변경신청서" 1부를 건강보험심사평가원에 제출한다.

(5) 건강보험심사평가원은 신청이 접수되면 정보통신망 또는 전산매체 청구기관으로 등록, 변경(해지)한 후 요양기관에 통보한다.

(6) 원료약, 요양기관 자체 조제(제제)약 및 치료재료 구입내역목록표의 제출매체는 다음과 같다.

① 정보통신망으로 요양급여비용을 청구하는 요양기관은 정보통신망으로 목록표를 제출한다.

② 전산매체 또는 서면으로 요양급여비용을 청구하는 요양기관은 서면 또는 정보통신망으로 목록표를 제출한다.

③ 정보통신망 또는 전산매체로 요양급여비용을 청구하는 요양기관이 청구오류에 대한 수정 · 보완을 요청받은 경우에는 정보통신망으로 목록표를 제출한다.

(7) 요양병원의 환자평가표는 포털서비스로 제출한다.

(8) "전산청구(포털, EDI, 전산매체) 신청 · 변경신청서"제출 및 결과 등에 대한 통보는 정보통신망을 이용할 수 있다.

나. 요양급여비용심사청구서 등의 제출

(1) 요양기관은 요양급여비용을 청구하고자 하는 때 (또는 처방전만을 발행하는 때)에는 요양급여비용심사청구서에 요양급여비용명세서와 기타 필요한 서류를 첨부하여 심사평가원에 제출한다.

(2) 요양기관은 원료약, 요양기관 자체 조제(제제)약 및 치료재료의 실구입가격을 확인할 수 있는 목록표를 건강보험심사평가원에 제출한다.

(3) 요양병원은 정액수가 적용 명세서별 환자평가표를 심사평가원에 제출한다.

(4) 요양기관 종별, 소재지별 제출처는 다음과 같다.

① 상급종합병원, 상급종합병원에 설치된 치과대학부속치과병원 및 한의과대학부속한방병원은 건강보험심사평가원의 본원

② 종합병원, 상급종합병원에 설치된 경우를 제외한 치과대학부속치과병원 및 한의과대학부속 한방병원, 병원, 치과병원, 한방병원, 요양병원, 정신병원, 의원, 치과의원, 한의원, 보건의료원 및 보건소, 보건지소, 보건진료소, 조산원, 약국, 한국희귀 · 필수의약품센터의 요양기관 소재지별로 해당되는 건강보험심사평가원의 지원

(5) 수탁기관이 검체검사공급내역을 심사평가원에 통보할 경우에는 검체검사를 의뢰한 요양기관의 요양급여비용청구처로 통보한다.

[표 7-1] 요양급여비용 청구처

지 역	청 구 처
서울	건강보험심사평가원 서울지원
부산, 제주	건강보험심사평가원 부산지원
대구, 경북	건강보험심사평가원 대구지원
광주, 전남	건강보험심사평가원 광주지원
대전, 충북, 충남, 세종	건강보험심사평가원 대전지원
경기(남부)	건강보험심사평가원 수원지원
울산, 경남	건강보험심사평가원 창원지원
경기(북부), 강원	건강보험심사평가원 의정부지원
전북	건강보험심사평가원 전주지원
인천	건강보험심사평가원 인천지원

주1) 상급종합병원에 설치된 치과대학부속치과병원 및 한의과대학부속한방병원은 건강보험심사평가원 본원으로 청구함

주2) 상급종합병원에 설치된 경우를 제외한 치과대학부속치과병원 및 한의과대학부속한방병원은 건강보험심사평가원 관할 지원으로 청구함

다. 자료의 전송 등

(1) 정보통신망으로 요양급여비용을 청구할 때 전송한 전자문서가 건강보험심사평가원에 접수되었는지 여부를 확인하여야 하고, 접수일은 전자문서 전체가 건강보험심사평가원에 도달한 날로 한다.

(2) 정보통신망으로 요양급여비용을 청구하는 요양기관이 청구내역을 소명하기 위한 진료기록부 등 기타 필요한 자료를 제출하고자 할 때에는 화상자료(Image Data) 또는 모사전송(Fax) 등을 이용할 수 있으며, 모사전송을 이용할 때에는 해당 자료가 요양급여비용 청구 전에 도달될 수 있도록 한다.

라. 요양급여비용명세서의 구분 및 작성방법

(1) 동일 수진자에 대한 요양급여비용명세서는 다음과 같이 작성한다.

① 입원의 경우 입원진료기간의 요양급여내역을 동일한 요양급여비용명세서에 통합하여 작성한다. 다만, 요양병원형 수가를 적용하는 수진자의 요양급여비

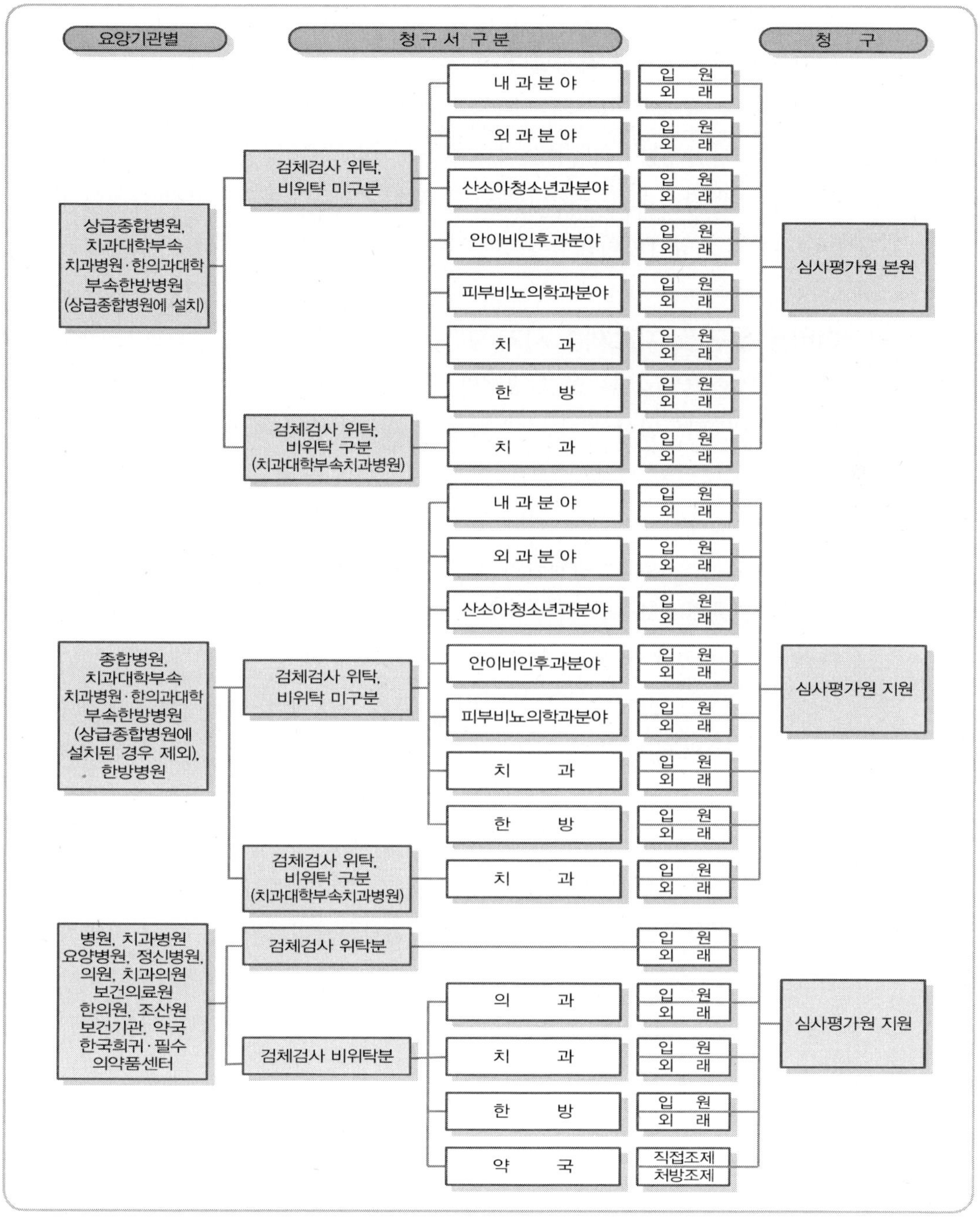

[그림 7-1] 요양기관종별 요양급여비용 청구체계

주1) 정보통신망, 전산매체로 요양급여비용을 청구하는 요양기관은 검체검사 위탁여부에 관계없이 진료분야별로 입원, 외래로 구분하여 청구함

주2) 요양병원의 의과 입원은 장기환자와 제외환자의 요양급여비용으로 구분하여 청구함

용명세서는 정액수가 적용기간과 행위별수가 적용기간(특정기간)의 요양급여 내역을 구분하여 각각 작성한다.

② 외래의 경우 요양급여내역을 방문일자별로 각각 작성한다.

③ 약국(한국희귀 · 필수의약품센터 포함)의 처방조제인 경우에는 처방전별로 명세서를 각각 작성하며, 직접조제인 경우에는 방문일자별로 각각 작성한다.

(2) 동일 수진자의 요양급여비용명세서는 연이어 각각 작성한다.

마. 요양급여비용 청구 및 자료제출 시기

(1) 정보통신망으로 요양급여비용을 청구할 경우에 청구시기는 다음과 같다.

① 입원진료는 퇴원일이 속한 날의 다음 주 월요일부터 청구할 수 있다. 다만, 월의 말일과 초일이 모두 포함된 주의 요양급여비용을 청구하는 경우에는 이를 월별로 구분하여 청구한다(월단위 청구 : 0, 주단위 청구 : 1~6).

② 외래진료(약국 포함)는 내원일이 속한 날의 다음 달 초일부터 월별로 청구한다.

(2) 서면 또는 전산매체로 요양급여비용을 청구하는 경우에는 내원일(입원진료의 경우는 퇴원일)이 속한 다음 달 초일부터 월별로 청구한다.

(3) 명세서를 방문일자별(약국의 경우 처방전별)로 작성하는 의료기관의 외래요양급여비용 및 약국약제비는 방문일이 속한 다음 주 월요일부터 주단위로 구분하여 청구할 수 있다. 다만, 월의 말일과 초일이 모두 포함된 주의 요양급여비용을 청구하는 경우에는 이를 월별로 구분하여 청구한다.

(4) 30일을 초과하여 입원진료를 하는 경우에는 연계 심사가 가능하도록 기재방법에 따라 월단위로 분할 청구할 수 있다. 다만, 의약품관리료의 경우에는 일괄하여 청구한다.

① 정보통신망과 전산매체의 경우 청구구분란에 분리청구코드, 기청구명세서의 접수번호, 명세서일련번호 및 최초입원개시일을 기재한다.

② 서면의 경우 명세서 상단에 최초입원개시일을 기재하고, 진료내역 하단의 "특정내역"란에 기청구명세서의 접수번호, 명세서일련번호, 당월요양개시일, 수술명 및 주요진료내용, 월별 요양급여비용총액 1 등을 기재한다.

(5) 요양기관은 원료약, 요양기관 자체 조제(제제)약 및 치료재료에 대한 구입내역을 요양급여비용명세서 접수전에 제출하여야 한다.

(6) 수탁기관은 위탁기관에 검사결과를 통보하는 시점에 정보통신망으로 검체검사공

급내역을 통보할 수 있다.

(7) 요양병원의 환자평가표는 해당 진료분의 요양급여비용명세서 접수전에 제출하여야 한다.

(8) 「국민건강보험법 시행령」에 따라 본인부담상한액의 최고금액을 넘는 경우에는 그 초과금액에 대하여 건강보험심사평가원에 청구한다. 이 경우 건강보험심사평가원은 정보통신망 또는 전산매체 청구기관의 해당 요양급여비용이 청구되는 즉시 그 내용을 확인하여 국민건강보험공단에 통보한다. 다만, 외래 진료분은 환자 개인별 누적관리가 가능한 경우 입원 진료분과 동일한 방법으로 청구 · 통보할 수 있다.

(9) 요양병원형 수가를 적용하는 요양급여비용은 청구매체 및 입원기간에 관계없이 월별로 구분하여 진료월 다음달 초일부터 청구한다.

바. 검체검사 위탁 요양급여비용 청구

(1) 요양급여비용을 서면으로 청구하는 위탁기관 중 검체검사를 위탁한 건은 반드시 검체검사위탁분에 대하여 입원, 외래로 분철하여야 하며 동일 수진자의 정률 및 정액건 중 어느 한 쪽에 위탁검사가 있을 경우에는 함께 앞뒤로 편철하여 청구한다. 다만, 종합병원의 경우 검체검사 위탁건을 포함하여 진료분야, 입원, 외래로 각각 구분하여 검체검사 위탁건 목록표를 건강보험심사평가원에 첨부하여 청구한다.

(2) 항산균약제 감수성 검사는 청구시 검사의뢰 접수증을 첨부한다.

(3) 장기 또는 골수공여 적합성여부 확인을 위한 조직형검사 및 HLA교차시험은 검사비용 전액을 본인이 부담토록 하고 추후 보험급여 여부를 결정하는 검사임을 검체검사 의뢰지에 반드시 기재하여야 하며, 보험급여로 결정된 때에는 즉시 수탁기관에 통보한다.

사. 가정간호 요양급여비용 청구

가정간호를 실시하는 요양기관은 가정간호요양급여에 소요된 비용을 “건강보험 행위 급여 · 비급여 목록표 및 급여 상대가치점수(상대가치 점수표) 4. 가정간호 기본방문료”산정지침에 따라 청구한다.

아. 요양급여비용심사청구서와 요양급여비용명세서의 구분

(1) 요양급여비용심사청구서와 요양급여비용명세서는 진료분야, 입원과 외래, 처방조제와 직접조제로 각각 구분한다.

(2) 진료분야의 구분은 다음과 같다.

① 상급종합병원, 종합병원, 치과대학부속치과병원 및 한방병원은 구분한다.

② 병원(치과대학부속치과병원 및 한방병원 제외), 의원, 보건의료원 등은 의과, 치과 및 한방, 입원과 외래로 구분한다.

(3) 전산매체로 요양급여(의료급여)비용을 청구할 때에는 건강보험, 의료급여로 각각의 요양급여비용심사청구서 등을 구분, 생성하여 동일한 디스켓 또는 CD 등에 수록하여 제출할 수 있다.

(4) 수탁기관의 검체검사공급내역통보서는 위탁기관별로 구분한다.

(5) 요양병원 입원 요양급여비용 요양급여비용심사청구서와 요양급여비용명세서는 장기환자와 제외환자로 각각 구분한다.

(6) 요양급여비용의 청구 및 자료제출체계는 다음과 같다.

[표 7-2] 상급종합병원, 종합병원, 치과대학부속치과병원 및 한방병원의 진료분야 구분

진료분야	진료과
내과분야	내과, 정신건강의학과, 신경과, 결핵과, 영상의학과, 방사선종양의학과, 가정의학과, 직업환경의학과, 병리과, 진단검사의학과, 핵의학과, 예방의학과
외과분야	외과, 심장혈관흉부외과, 신경외과, 정형외과, 성형외과, 재활의학과, 마취통증의학과, 응급의학과
산 · 소아청소년과분야	산부인과, 소아청소년과
안 · 이비인후과분야	안과, 이비인후과
피부 · 비뇨의학과분야	피부과, 비뇨의학과
치과	치과
한의과	한의과

주1) 응급실내 응급의학과에서 진료한 경우에는 응급의학과로 분류. 단, 응급환자가 응급실을 경유하여 입원한 경우에는 해당 상병의 진료분야별 진료과목으로 분류

주2) 응급실에서 응급의학과가 아닌 다른 진료과에서 진료한 경우에는 해당 상병의 진료분야별 진료과목으로 분류

[표 7-3] 진료과목 코드

※ "진료과목"은 실제 진료를 받은 진료과목(병원 이상) 또는 상병명에 해당되는 진료과목(의원)을 아래 코드로 기재하되, 진료과목이 2개 이상에 해당되는 경우에는 이를 모두 기재하여야 한다.

① 의과

진료과목	코드번호	진료과목	코드번호
내과	01	피부과	14
신경과	02	비뇨의학과	15
정신건강의학과	03	영상의학과	16
외과	04	방사선종양학과	17
정형외과	05	병리과	18
신경외과	06	진단검사의학과	19
심장혈관흉부외과	07	결핵과	20
성형외과	08	재활의학과	21
마취통증의학과	09	핵의학과	22
산부인과	10	가정의학과	23
소아청소년과	11	응급의학과	24
안과	12	직업환경의학과	25
이비인후과	13	예방의학과	26

※ 내과 세부전문과목

진료과목	코드번호	진료과목	코드번호
내부 통합	00	신장내과	05
소화기내과	01	혈액종양내과	06
순환기내과	02	감염내과	07
호흡기내과	03	알레르기내과	08
내분비 · 대사내과	04	류마티스내과	09

※ 내부 세부전문과목 운영기관 중 일부 분리하지 않고 통합 운영하는 분야는 '00'으로 기재

② 치과

진료과목	코드번호	진료과목	코드번호
구강악면외과	50	구강내과	56
치과보철과	51	영상치의학과	57
치과교정과	52	구강병리과	58
소아치과	53	예방치과	59

치주과	54	통합치의학과	61
치과보전과	55	-	-

③ 한방

진료과목	코드번호	진료과목	코드번호
한방내과	80	한방신경정신과	84
한방부인과	81	침구과	85
한방소아과	82	한방재활의학과	86
한방안 · 이비인후 · 피부과	83	사상체질과	87

④ 보건기관 진료과

진료과	코드번호	진료과	코드번호
의과	1	물리치료를 실시한 경우	5
치과	2	한방에서 시술만 시행한 경우	7
조산	3	한방에서 투약만 실시한 경우 응급	8
피임시술 (자궁내장치, 정관절제술 또는 난관결찰술)을 시행한 경우	4	한방에서 시술과 투약을 병행한 경우	9

자. 요양급여비용심사청구서와 요양급여비용명세서의 보관

(1) 청구인은 요양급여비용심사청구서와 요양급여비용명세서의 사본을 「국민건강보험법 시행규칙」에서 정한 바에 따라 보관한다.

(2) 국민건강보험공단 및 건강보험심사평가원은 요양급여비용심사청구서와 요양급여비용명세서를 5년간 보관한다.

(3) 보관기간의 기산일은 심사가 완결된 날이 속하는 연도의 다음 연도 1월 1일로 한다.

차. 접수

(1) 건강보험심사평가원은 요양급여비용심사청구서 등이 접수된 경우 지체 없이 접수증을 발급한다.

(2) 요양급여비용심사청구서 등을 정보통신망으로 접수한 경우에는 건강보험심사평가원은 전송된 자료가 형식에 적합한지 여부를 확인하여 접수하고 그 결과를 정

보통신망으로 해당 요양기관에 통보한다.

카. 대행청구통지방법

(1) 「국민건강보험법」에 따라 대행청구단체로 하여금 요양급여비용을 대행하여 심사청구하게 하고자 하는 요양기관의 대표자는 최초로 대행청구를 하는 때까지 서식에 따른 대행청구통지서를 건강보험심사평가원에 통지하여야 하며, 통지한 내역에 변동사항이 있는 경우에는 서식에 따른 대행청구통지서에 그 내역을 기재하여 지체 없이 건강보험심사평가원에 통지하여야 한다.

(2) 「국민건강보험법」에 따라 대행청구업무를 하고자 하는 단체의 장은 대행청구가 이루어지기 전에 단체의 장, 작성자 및 대행청구수수료에 관한 정보를 건강보험심사평가원에 통지하여야 하며, 통지한 내역에 변동사항이 있는 경우에는 지체 없이 건강보험심사평가원에 통지하여야 한다.

3. 요양급여비용심사청구서 및 요양급여비용명세서 서식

가. 전자문서

(1) 요양기관과 심사평가원이 요양급여비용 청구와 관련하여 사용할 수 있는 전자문서의 종류는 다음과 같다.

① 요양급여비용 심사청구서

② 요양급여비용 명세서

㉮ 의 · 치과용명세서

㉯ 한방용명세서

㉰ 보건기관용(보건의료원 제외)명세서

㉱ 약국용명세서

㉲ 의료급여비용 정액명세서

③ 치료재료 및 약제 구입내역통보서

④ 요양기관 자체 조제 · 제제약 내역통보서

⑤ 심사자료 제출내역서

⑥ 검체검사 공급내역통보서

⑦ 요양급여(의료급여)비용 심사청구서 · 명세서 등 접수(반송)증

⑧ 요양급여비용 심사결과통보서
⑨ 의료급여비용 심사결과통보서
⑩ 심사자료 요청내역서
⑪ 수탁기관 통보확인결과통보서
⑫ 원외처방약제비 심사결과통보서
⑬ 원외처방약제비 심사결과(추가)통보서
⑭ 요양급여비용 정산심사내역서
⑮ 의료급여비용 정산심사내역서
⑯ 원외처방약제비 정산심사내역서
⑰ 이의신청(재심사조정청구, 정산심사)결정서
⑱ PACS 등 영상자료 제출내역서
⑲ 환자평가표 파일

나. 전산매체 서식 등

(1) 요양기관이 전산매체로 요양급여비용을 청구하고자 하는 경우 사용할 수 있는 서식 및 전산 파일은 다음과 같다.

① 청구파일 라벨
② 청구서 파일
③ 명세서 파일
④ 요양급여비용 마지막 정보파일(End of File)
⑤ 심사참고자료 일람표
⑥ 원료의약품 구입증빙자료 목록표
⑦ 조제(제제)약 목록표
⑧ 치료재료 구입목록표
⑨ 요양급여비용 심사청구서

(2) 전산 파일의 수록사양(File Layout)은 건강보험심사평가원장이 정하여 공고한 “전산매체파일 수록사양”에 따른다.

다. 서면 서식

요양기관이 서면으로 요양급여비용을 청구하고자 하는 경우 사용할 수 있는 서식은 다음과 같다.

① 요양급여비용 심사청구서(GI01)
② 요양급여비용 명세서(의과입원)(GI02)
③ 요양급여비용 명세서(의과외래 일자별, 정률 및 정액)(GI03)
④ 요양급여비용 명세서(치과입원)(GI04)
⑤ 요양급여비용 명세서(치과외래 일자별, 정률 및 정액)(GI05)
⑥ 요양급여비용 명세서(조산원입원)(GI06)
⑦ 요양급여비용 명세서(보건기관입원)(GI07)
⑧ 요양급여비용 명세서(보건기관외래 : 처방전 미발행 및 발행)(GI08)
⑨ 요양급여비용 명세서(한방입원)(GI012)
⑩ 요양급여비용 명세서(한방외래 일자별, 정률 및 정액)(GI013)
⑪ 요양급여비용 명세서(약국직접조제)(GI20)
⑫ 요양급여비용 명세서(약국처방조제)(GI21)
⑬ 검체검사 위탁건 목록표
⑭ 치료재료 구입목록표

제2절 요양급여비용심사청구서 및 명세서 구분방법

1. 심사청구서

(1) 심사청구서의 입원 · 외래 구분청구 등 요양기관종별 심사청구서의 구분방법은 "요양급여비용 청구방법, 심사청구서 · 명세서서식 및 작성요령의 요양기관종별 요양급여비용 청구체계"에 따른다.

(2) 상급종합병원 및 종합병원 검체검사위탁건의 경우 위탁검사와 비위탁검사를 구분하지 않고(치과대학부속치과병원은 구분함), 진료분야별, 입원 · 외래별로 명세서를 분리하여 청구서를 각각 작성하되, 서면의 경우 청구서별로 "검체검사 위탁건 목록표"를 첨부한다.

(3) 병원급이상 의료기관에서 다른 직역의 진료과목을 추가 개설한 경우 의과, 치과, 한의

과 진료를 각각 구분하여 청구서를 작성한다.

(4) 약국의 경우는 처방전에 의하지 아니하고 직접 조제한 명세서와 처방전에 의해 조제투약한 명세서를 분리하여 청구서를 각각 작성한다.

(5) 외래 명세서 방문일자별 및 처방전별(직접조제인 경우 조제일자별) 작성 후 주단위로 구분하여 청구할 경우에는 반드시 주단위로 명세서를 분리하여 청구서를 각각 작성한다.

(6) 기타

(가) 보훈위탁진료 요양기관 보훈 국비환자 진료분의 경우 국가지원범위에 따라 국비질환 진료분과 국비질환 이외의 타 질환 진료분으로 구분하여 각각 청구서를 작성한다.

(나) 보훈병원 국비보험 대상자 진료분의 경우 건강보험(의료급여) 진료내역(1차 명세서)과 보훈병원 의료수가기준을 적용한 진료내역(2차 명세서)을 각각 구분하여 청구서를 작성한다.

2. 명세서

가. 상급종합병원, 종합병원, 치과대학부속치과병원 및 한방병원의 명세서

(1) "상급종합병원 및 종합병원, 치과대학부속치과병원 및 한방병원의 진료분야 구분"에 기재된 진료과목순으로 구분한다.

(2) 치과는 구강악안면외과, 치과보철과, 치과교정과, 소아치과, 치주과, 치과보존과, 구강내과, 영상치의학과, 구강병리과, 예방치과, 통합치의학과 순으로 구분한다. 다만, 한방은 한방내과, 한방부인과, 한방소아과, 한방안 · 이비인후 · 피부과, 한방신경정신과, 침구과, 한방재활의학과, 사상체질과 순으로 구분한다.

나. 외래 방문일자별 및 처방전별(직접조제인 경우 조제일자별) 명세서

(1) 동일 수진자의 명세서는 방문일자(처방전 또는 조제일자)별로 구분하여 연이어 각각 작성한다.

(2) 서면의 경우에는 「일자별」로 표시된 명세서에 작성하되, 명세서 일련번호는 방문일자(처방전)별로 연이어 부여한다. 또한, 수진자일련번호는 수진자별 명세서 총 건수와 순서를 표기(예: 3-1, 3-2, 3-3)하되, 명세서가 1건인 경우에는 1-1로

기재한다.

다. 「본인일부부담금 산정특례에 관한 기준」에 따른 명세서

「국민건강보험법 시행령」에 따른 「본인일부부담금 산정특례에 관한 기준」에 해당하는 진료(당일 발행한 처방전으로 약국에서 의약품을 조제 받는 경우 포함) 및 가정간호에 대한 요양급여비용과 위 기준에 해당되지 않는 비용(외래본인일부부담률)이 동시에 발생된 경우에는 명세서를 각각 분리하여 연이어 작성한다.

라. 기타

(1) 「국민건강보험법 시행령」에 따라 동일 수진자의 본인일부부담액이 상이한 경우에는 명세서를 각각 분리하여 연이어 작성한다.

(2) 요양병원의 입원 명세서는 정액수가 적용기간과 행위별수가 적용기간(특정기간)의 요양급여내역을 구분하여 각각 작성한다.

(3) 진찰 및 처방전 발행 이외의 진료내역이 없어 청구액이 발생하지 않는 경우에도 처방내역을 포함하여 명세서를 작성 · 청구한다.

3. 기타

가. 서면청구기관의 경우

(1) 약국 및 외래 명세서의 한 묶음이 400건 이상일 경우에는 400건씩 묶으며, 입원의 경우는 100건 이상일 경우 100건씩 묶어서 구분한다.

(2) 명세서 일련번호는 매 명세서마다 순서대로 기재하되, 명세서 1건이 2매 이상인 경우에는 해당 건수마다 연번호(1-1, 1-2 등)를 기재한다.

나. 자료제출방법의 일원화

정보통신망, 전산매체 또는 서면 중 한가지의 방법을 선택하여 요양급여비용을 청구하되, 청구구분(원청구, 추가 · 보완청구 등)을 불문하고 동일한 방법을 사용하여 청구하여야 한다.

제3절 요양급여비용명세서 작성요령

1. 일반(공통)사항

1.1 명세서 일반내역

가. 최초입원 개시일

30일을 초과하여 계속 입원한 환자의 요양급여비용을 분리청구하는 경우에는 해당 입원의 최초 입원일자(년, 월, 일)를 기재한다(※ 추가청구분의 경우에는 기재하지 않음)

나. 수진자 인적사항 등

(1) 증번호, 보장시설 및 노숙인 시설기호

건강보험의 경우 증번호는 "– "을 포함하여 12자리로 기재하고, 의료급여의 경우 보장시설기호 또는 노숙인 시설기호를 기재한다.

(2) 성명, 주민등록번호

① 가입자성명은 건강보험증에 기재된 가입자(세대주)의 성명(한글 또는 영문)을 기재한다.

② 수진자의 성명과 주민등록번호는 건강보험증에 기재된 성명, 주민등록번호를 기재하되, 주민등록번호는 생년월일 다음의 "–"은 생략하여 13자리로 기재하고, 수진자의 성명은 한글 또는 영문으로 기재하며, 수진자가 가입자 본인인 경우에도 성과 이름을 기재한다.

※ 건강보험증과 주민등록증상의 주민번호가 서로 다른 경우에는 '특정내역(기재)란'에 주민등록상의 주민번호도 동시에 기재한다.

③ 신생아로서 건강보험증에 등재 확인을 받지 못한 경우에는 "수진자성명"란에 '산모이름'과 '아기'를 함께 쓰고(이름이 있는 경우에는 '이름'기재), '주민등록번호'란에는 앞부분의 '생년월일'과 남 · 여 구분(3 또는 4)을 기재하고, 나머지 자리는 "0"으로 채워서 기재하며, 서면의 경우에는 주민등록번호의 생년월일과 남 · 여 구분만 기재한다. 다만, 쌍태아인 경우에는 주민등록번호의 끝자리에 첫째 아이는 1, 둘째 아이는 2로 기재한다.

다. (당월) 요양급여일수

(1) 해당 명세서상 요양급여를 받은 실 일수를 기재한다(※ 외용제 또는 인슐린 등 분할투여 약제의 요양급여일수는 실 투약일수를 반영).

(2) 입원 또는 내원일수에 투약일수(의료기관의 경우 원내투약일수)를 산입하여 산정하되, 입원 또는 내원일수와 투약일수가 중복될 경우에는 1일로 기재한다.

(3) 100분의 100본인부담 약제 등의 조제 시 조제료 등을 요양급여비용으로 산정할 경우에만 해당 조제일수를 요양급여일수로 산입한다.

라. 입원경로

요양급여비용을 정보통신망 또는 전산매체로 청구하는 병원급이상 요양기관에서 기재하되, 요양기관 도착경로와 입원경로를 각각 구분하여 해당항목의 코드를 기재한다.

■ 도착경로

1	2	3
타요양기관 경유	응급구조대 후송	기 타

■ 입원경로

1	2
응급실	외래

마. 진료결과

명세서상 최종 진료일의 환자상태를 구분하여 진료결과에 따라 해당 코드를 기재한다.

▶ 진료결과 : 1 (계속), 2 (이송), 3 (회송), 4 (사망), 9 (퇴원 또는 외래치료종결)

진 료 결 과	구분코드
최종진료일 당시 입원중이거나 계속 내원이 예정된 경우	1
타 요양기관으로 환자의 진료를 의뢰한 경우	2
당초 의뢰한 요양기관 또는 1단계 요양기관으로 보낸 경우	3
요양기관 내에서 사망이 확인된 경우	4
이송, 회송, 사망에 해당되지 않은 퇴원인 경우이거나 계속 내원이 필요치 않아 외래진료가 종결된 경우	9

바. 요양급여 비용총액 1

기본 진료료, 약제 등 요양기관 종별가산율이 적용되지 않는 요양급여비용, 요양기관 종별가산율이 적용되는 진료행위료와 가산금액을 모두 합하여 총 금액에서 10원 미만 절사한 금액을 기재하되, 100분의 100미만 총액, 100분의 100본인부담 및 비급여를 제외한 총 금액을 기재한다. 단, 보훈병원의 국비일반(상이처, 무자격자) 또는 국비보험(급여) 2차명세서의 경우 보훈병원 의료수가를 적용한 총 금액 및 가산금액을 모두 합하여 기재한다. (※ 국비가산적용 이전 금액임)

사. 본인일부부담금 (「국민건강보험법 시행령」에 따름)

(1) 본인일부부담금에서 100원 미만 절사한 금액으로 기재하되, 입원진료의 경우에는 10원 미만 절사한 금액으로 기재한다. 또한, 입원 요양급여비용명세서 중 특수장비(CT, MRI, PET)를 이용한 진료의 경우에는 특수장비총액 ×외래본인일부부담률 + [요양급여비용총액 1 − 특수장비총액 ×입원본인일부부담률] 금액에서 10원 미만 절사한 금액으로 기재한다.

(2) 본인부담상한액 초과금이 발생한 경우에도 실제 본인이 부담한 금액과 본인부담상한액 초과금을 합하여 기재한다.

(3) 의약분업 예외환자가 외래에서 원내 조제(한의과 제외)한 경우에는 약가총액 × 30/100(1세 미만 영유아의 경우에는 21/100(단, 보건소 · 보건지소 · 보건진료소는 제외)) + [요양급여비용총액 1 − 약가총액 ×외래본인일부부담률]에서 100원 미만 절사한 금액으로 기재한다.

(4) 임신부 외래 진료의 경우 요양급여비용총액 1의 10%~40%(본인일부부담률) 금액(단, 의약분업 예외환자의 경우 약가총액은 30%, 나머지 요양급여비용은 10%~40% 적용)에서 100원 미만 절사한 금액으로 기재한다.

※ 의원급 10%, 병원급 20%, 종합병원 30%, 상급종합병원 40% 본인일부부담

(5) 요양기관의 외래진료를 통하여 주기적으로 의사의 처방에 따라 구입(사용)하여야 하는 치료재료 중 보건복지부장관이 정하여 고시하는 치료재료 및 관련 행위(교체를 위한 직접적 행위에 한정)의 경우(해당 치료재료 및 관련 행위료를 제외한 요양급여비용총액 1×외래본인일부부담률)+(해당 치료재료 및 관련 행위료 총액의 20/100(1세 미만 영유아의 경우에는 14/100)) 금액에서 100원 미만 절사한 금액으로 기재한다. 다만, 「본인일부부담금 산정특례에 관한 기준」에 의한 중증질환자 산정특례 대상은 제외한다.

(6) 해당 질병(고혈압(I10), 당뇨병(E11))으로 의원 외래 진료를 지속적으로 받겠다는 의사를 표시한 경우 그 다음 외래 진료부터 {진찰료총액×20/100 + {(요양급여비용총액 1−진찰료총액)×30/100} (단, 65세 이상인 경우 본인일부부담금 금액에서 100원 미만 절사한 금액으로 기재한다.)

(7) 「국민건강보험법 시행령」과 「본인일부부담금 산정특례에 관한 기준」에 따라 약국 요양급여비용총액의 본인부담률 산정 특례 대상으로 상급종합병원 외래진료 시 의사가 발행한 처방전에 따라 약국에서 의약품을 조제 받은 경우 약국 요양급여 비용총액 1의 50%, 종합병원 외래진료 시 의사가 발행한 처방전에 따라 약국에서 의약품을 조제 받은 경우 약국 요양급여 비용총액 1의 40% 금액에서 100원 미만 절사한 금액으로 기재한다.

※ 단, 다음의 처방전에 따라 약국에서 조제하는 경우에는 적용 제외함

- ㅇ 읍 · 면 지역 소재 종합병원의 의사가 발행한 처방전
- ㅇ 「한국보훈복지의료공단법」에 따른 보훈병원의 의사가 발행한 처방전
- ㅇ 「독립유공자예우에 관한 법률」 등에 따라 국가보훈처장이 진료를 위탁한 상급종합병원 또는 종합병원의 의사가 해당 법률에서 정한 의료지원대상자에게 발행한 처방전

(8) 일반건강검진 후 검사결과에 따라 고혈압 · 당뇨병 · 결핵 질환을 확진하기 위해 실시하는 진료인 경우(의원 및 병원만 해당, 단, 결핵의 경우는 종합병원 및 상급종합병원 포함)에는 '0'을 기재한다.

(9) 보건복지부장관이 정하여 고시하는 항목에 대해 정신건강의학과 외래진료로 요양급여를 받은 경우에는 외래정신치료총액 ×10%~40%(본인 일부부담률) + (요양급여총액1－외래정신치료총액) ×외래본인일부부담률 금액에서 100원 미만 절사한 금액으로 기재한다.

※ 외래정신치료총액 : 외래정신치료(아1 개인정신치료, 아2 집단정신치료) 금액 ×요양기관종별가산율 금액에서 끝수처리하지 않은 금액

※ 의원급 10%, 병원급 20%, 종합병원 30%, 상급종합병원 40% 본인일부부담

(10) 조산아와 저체중 출생아의 외래진료(출생일부터 5년이 되는 날까지의 외래진료)에 대한 요양급여의 경우에는 요양급여비용총액의 5%에 금액에서 100원 미만 절사한 금액으로 기재한다.

(11) 입원기간 중 식대금액이 발생한 경우 (식대총액×50%) + (요양급여비용총액 1－식대총액)×입원본인부담률 금액에서 10원 미만 절사한 금액으로 기재한다.

※ 조산원은 (식대총액×50%) 금액에서 10원 미만 절사한 금액을 기재

(12) 상급종합병원 · 종합병원 · 병원 · 한방병원 · 요양병원(「정신건강증진 및 정신질환자 복지서비스 지원에 관한 법률」에 따른 정신의료기관 중 정신병원인 요양병

원, 「장애인 복지법」에 따른 의료재활시설로서 「의료법」의 요건을 갖춘 의료기관인 요양병원에 해당)에서 2인실 · 3인실 · 4인실 입원료를 산정하는 경우에는 {2인실 · 3인실 · 4인실 입원료총액 ×30%~50%(본인일부부담률)} + {(요양 급여비용총액 1−2인실 · 3인실 · 4인실 입원료총액)×입원본인일부부담률} 금액에서 10원 미만 절사한 금액으로 기재한다.

※ 상급종합병원: 2인실 50%, 3인실 40%, 4인실 30% 본인부담

※ 종합병원 · 병원 · 한방병원 · 요양병원: 2인실 40%, 3인실 30% 본인부담

(13) 자연 분만에 대한 요양급여와 신생아(조산아, 저체중 출생아 포함)에 대한 입원진료인 경우에는 '0'을 기재한다.

※ 입원기간 중 식대금액이 발생한 경우에는 (식대총액×50%) 금액에서 10원 미만 절사한 금액을 기재

(14) 「국민건강보험법 시행령」 및 「본인일부 부담금 산정특례에 관한 기준」에 따른 결핵질환자 산정특례 대상에 대한 요양급여(당일 발행한 처방전으로 약국 또는 한국희귀 · 필수의약품센터에서 의약품을 조제받는 경우도 포함)로 외래 또는 입원진료(고가의료장비(CT, MRI, PET) 포함) 시 '0'을 기재한다.

※ 입원기간 중 식대금액이 발생한 경우에는 (식대총액×50%) 금액에서 10원 미만 절사한 금액을 기재

(15) 「국민건강보험법 시행령」 및 「본인일부 부담금 산정특례에 관한 기준」에 따른 등록 희귀질환 및 중증난치질환자 산정특례 대상에 대한 요양급여(당일 발행한 처방전으로 약국 또는 한국희귀 · 필수의약품센터에서 의약품을 조제받는 경우도 포함)로 외래 또는 입원진료(고가 의료장비(CT, MRI, PET) 포함) 시 요양급여비용총액 1의 10% 금액에서 100원 미만 절사한 금액으로 기재하되, 입원진료의 경우에는 10원 미만 절사한 금액으로 기재한다.

※ 입원기간 중 식대금액이 발생한 경우에는 (식대총액×50%) + {(요양급여비용총액 1 − 식대총액)×10%} 금액에서 10원 미만 절사한 금액을 기재

(16) 고위험 임신부에 대한 입원진료인 경우에는 요양급여비용총액 1의 10% 금액에서 10원 미만의 절사한 금액으로 기재한다.

※ 입원기간 중 식대금액이 발생한 경우에는 (식대총액×50%) + {(요양급여비용총액 1 − 식대총액)×10%} 금액에서 10원 미만 절사한 금액을 기재

(17) 「국민건강보험법 시행령」 및 「본인일부부담금 산정특례에 관한 기준」에 따른 등

록 중증질환자에 대한 요양급여(당일 발행한 처방전으로 약국 또는 한국희귀 · 필수의약품센터에서 의약품을 조제받는 경우도 포함)로 외래 또는 입원진료(고가의료장비(CT, MRI, PET) 포함) 시 요양 급여비용총액 1의 5% 금액에서 100원 미만 절사한 금액으로 기재하되, 입원 진료의 경우에는 10원 미만 절사한 금액으로 기재한다.

※ 입원기간 중 식대금액이 발생한 경우에는 (식대총액×50%) + {(요양급여비용총액 1 – 식대총액)×10%} 금액에서 10원 미만 절사한 금액을 기재

(18) 65세 이상인 사람이 등록된 틀니 또는 치과임플란트 요양급여를 받는 경우에는 요양급여비용총액의 30% 금액에서 100원 미만 절사한 금액으로 기재하되, 입원진료의 경우에는 10원 미만 절사한 금액으로 기재한다.

※ 단, 차상위 희귀질환 · 중증난치질환 또는 중증질환 본인부담경감대상자의 경우 등록된 틀니 요양급여는 요양급여비용총액의 5%, 등록된 치과임플란트 요양급여는 요양급여비용총액의 10% 금액으로 기재하고 차상위 (장애인) 만성질환 · 18세미만 본인부담 경감대상자의 경우 등록된 틀니 요양급여는 요양급여비용총액의 15%, 등록된 치과임플란트 요양급여는 요양급여비용총액의 20% 금액으로 기재한다.

(19) 제왕절개분만 입원진료(단, 차상위 환자는 제외), 15세 이하 아동(단, 신생아, 조산아 및 저체중 출생아, 차상위 환자는 제외)의 입원진료인 경우에는 요양급여비용 총액 1의 5% 금액에서 10원 미만 절사한 금액으로 기재한다.

※ 입원기간 중 식대금액이 발생한 경우에는 (식대총액×50%) + {(요양급여비용총액 1 – 식대총액)×5%} 금액에서 10원 미만 절사한 금액을 기재

(20) 18세 이하 아동의 치아홈메우기 외래진료 또는 16세 이상 18세 이하 아동의 치아 홈메우기 입원진료로 요양급여를 받는 경우에는 {치아홈메우기총액×10%(본인일부부담률)} + {(요양급여총액 1–치아홈메우기총액)×외래 · 입원본인일부 부담률} 금액에서 외래인 경우 100원 미만 절사한 금액으로 기재하고, 입원인 경우 10원 미만 절사한 금액으로 기재한다.

※ 치아홈메우기총액: (치아홈메우기 금액×요양기관종별가산율) 금액에서 끝수처리하지 않은 금액

※ 15세 이하 아동의 치아홈메우기 입원진료 시: {요양급여총액 1 ×5%(입원본인부담률)} 금액에서 10원 미만 절사한 금액으로 기재

(21) 보건복지부장관이 정하여 고시하는 추나요법에 대하여 요양급여를 받는 경우에는 {추나요법총액 ×30%~80%(본인일부부담률)} + {(요양급여비용총액 1 – 추나요법총액)×외래 · 입원본인일부부담률} 금액에서 외래진료의 경우는 100원 미만 절사한 금액으로 기재하고, 입원진료의 경우에는 10원 미만 절사한 금액으로 기재한다.

※ 추나요법총액 : (추나요법 금액×요양기관종별가산율) 금액에서 끝수처리하지 않은 금액

※ 복잡추나(추간판장애, 척추협착 외): 80% 본인부담

※ 단순추나, 복잡추나(추간판장애, 척추협착), 특수(탈구)추나 : 50% 본인부담 (단, 건강보험 차상위 1종은 30%, 차상위 2종은 40% 본인부담)

(22) 보건복지부장관이 정하여 고시하는 경증질환(「본인일부부담금 산정특례에 관한 기준」 "약국 요양급여비용총액의 본인부담률 산정특례 대상"질환에 해당)으로 상급종합병원에서 외래진료를 받는 건강보험 재진 환자 중 「국민건강보험법 시행령」에 따라 진찰료 총액을 제외한 요양급여비용 총액의 60/100을 본인일부부담하는 환자의 경우에는 요양급여비용 총액의 100% 금액에서 100원 미만 절사한 금액으로 기재한다.

(23) 보훈위탁진료 요양기관(같은 기관에서 발행한 처방전에 따라 조제하는 약국 포함)의 보훈국비환자 진료(조제)분(공상 등 구분 '4', '7'모두 해당)인 경우에는 「국가보훈대상자 의료지원에 관한 규칙」에 따른 본인일부부담금을 기재한다.

(24) 보훈병원 국비보험대상자의 건강보험(의료급여) 진료분(1차 명세서, 공상 등 구분 'B'해당)인 경우에는 「국가보훈대상자 의료지원에 관한 규칙」에 따른 본인일부부담금을 기재하고 보훈병원 국비보험(급여) 2차 명세서(공상 등 구분 'D' 해당)의 경우에는 1차 명세서 심결 본인일부부담금을 기재한다.

(25) 희귀질환 의료비 지원대상자는 '희귀질환자 의료비지원사업'에서 지원하는 비용을 포함하여 기재한다.

(26) 건강보험 차상위 장애인 만성질환 · 18세미만 본인부담경감대상자는 「국민건강보험법 시행령」에 따른 본인부담액 중 '장애인 복지사업'에서 지원하는 장애인의료비를 제외한 금액을 기재한다.

(27) 긴급복지 의료지원대상자가 본인부담상한액초과금이 발생한 경우는 실제 본인이 부담하는 금액, '긴급지원사업'에서 지원하는 지원금 및 본인부담상한액초과금을 합하여 기재한다.

(28) 잠복결핵감염 검진비지원대상은 '잠복결핵감염 검진비지원사업'에서 지원하는 지원금을 기재한다(건강보험 100분의 100본인부담금 제외).

아. 본인부담상한액 초과금

(1) 「국민건강보험법 시행령」에 따라 입원기간 내에 본인일부부담금의 총액이 본인부담상한액의 최고금액을 넘는 경우에는 그 초과금액(본인부담상한액을 확인할 수 있는 경우에는 그 초과금액)을 기재하며, 입원건의 분리 또는 추가청구 시에는 원청구와 연계하여 초과한 금액을 기재한다. 이 경우 다른 법령에 따라 국가나 지방자치단체로부터 받는 의료비 지원금(요양급여비용 명세서에 기재하여야 하는 지원금에 한함)을 제외하고 본인부담상한액초과금을 기재한다.

※ 외래의 경우는 환자별 누적관리가 가능한 경우에 한함

※ 2020년 1월 1일부터 요양병원(요양병원 중 「정신건강증진 및 정신질환자 복지서비스 지원에 관한 법률」에 따른 정신의료기관 중 정신병원인 요양병원 및 「장애인복지법」에 따른 의료재활시설로서 「의료법」의 요건을 갖춘 의료기관인 요양병원은 제외)은 본인 부담상한제 사전급여 적용 제외됨에 따라 본인부담상한액초과금을 청구할 수 없음

※ 「국민건강보험법 시행령」에 따라 상급종합병원 · 종합병원 · 병원 · 한방병원 · 요양병원(「정신건강증진 및 정신질환자 복지서비스 지원에 관한 법률」에 따른 정신의료기관 중 정신병원인 요양병원 및 「장애인 복지법」에 따른 의료재활시설로서 「의료법」의 요건을 갖춘 의료기관인 요양병원으로 한정) · 정신병원 일반입원실의 2인실 · 3인실 및 정신과 입원실의 2인실 · 3인실 입원료, 상급종합병원 경증질환 외래진료, 치과임플란트, 한방 추나요법, 선별 급여(100/100 미만), 전액본인부담(100/100)은 본인부담상한액에서 제외됨

예시 본인부담상한액을 초과하여 계속 입원한 환자의 입원비용을 분리청구한 경우(본인부담상한액: '23년 780만원을 적용받는 경우)

구 분	요양급여 비용총액 2	요양급여 비용총액 1	본인일부 부담금	청구액	본인부담 상한액초과금	실제 본인부담금
원청구	4,000만원	4,000만원	800만원	3,200만원	20만원	780만원
분리청구	1,000만원	1,000만원	200만원	800만원	200만원	없음

자. 청구액

(1) "요양급여비용총액 1"에서 「국민건강보험법 시행령」에 따른 "본인일부부담금"을 제외한 금액을 기재하며, 장애인 의료비가 발생한 경우에는 "요양급여비용총액 1"에서 "본인일부부담금"과 "장애인의료비"를 제외한 금액을 기재한다.

(2) 보훈위탁진료 요양기관의 보훈 국비환자 중 상이처, 무자격자인 경우 '0'으로 기재하고 보훈병원 국비보험(급여) 2차 명세서의 경우에는 1차 명세서 심결 공단부담금을 기재한다.

※ 상급종합병원의 외래진료 시 원외처방전만 발행하여 청구액이 발생하지 않은 경우에는 "0"으로 기재한다.

차. 지원금

(1) 희귀질환 지원대상자의 경우 '희귀질환자 의료비지원사업'에 따른 해당 지원 대상자에게 지원하는 비용을 기재한다.

※ 단, 비급여, 전액본인부담금(100/100), 선별급여(100/100미만), 상급종합병원, 종합병원, 병원, 한방병원 · 요양병원(「장애인복지법」에 따른 장애인 의료재활시설로서 「의료법」의 요건을 갖춘 의료기관인 요양병원으로 한정) · 정신병원 일반입원실의 2인실 · 3인실 입원료 및 정신과 입원실의 2인실 · 3인실 입원료, 한방 추나요법 요양급여비용은 지원 대상에서 제외

예시 '23.7월 희귀질환 산정특례대상자가 입원하여 본인부담상한제를 적용받은 경우

공상 등 구분	요양급여 비용총액 2	요양급여 비용총액 1	본인일부 부담금[주1]	지원금[주2]	본인부담 상한액초과금[주3]	청구액
H	5,900만원	5,900만원	590만원	590만원	–	5,310만원

주1) 본인일부부담금 : 5,900만원(요양급여비용총액 1) ×10%(산정특례 본인부담률) = 590만원(10원 미만 절사)
주2) 지원금 : '희귀질환자 의료비지원사업'에 따른 해당 지원대상자에게 지원하는 비용(☞ 본인일부부담금)
주3) 본인부담상한액초과금 : 본인일부부담금(189만원) 중 지원금을 제외하여 본인부담상한액(780만원)을 초과한 금액

(2) 긴급복지 의료지원대상자의 경우 '긴급지원사업'에 따른 해당 지원대상자에게 지원하는 비용을 기재한다.

※ 단, 본인일부부담금 중 긴급지원사업에서 지원하는 비용을 지원금란에 기재

예시 입원 본인일부부담금 중 긴급복지 의료비로 300만원을 지원받고, 본인부담상한제 적용받는 경우(본인부담상한액 : '23년 780만원을 적용받는 경우)

공상 등 구분	요양급여 비용총액 2	요양급여 비용총액 1	본인일부 부담금[주1]	지원금[주2]	본인부담 상한액초과금[주3]	청구액
G	6,000만원	6,000만원	1,200만원	300만원	120만원	4,800만원

주1) 본인일부부담금 : 6,000만원(요양급여비용총액 1) ×20%(입원환자 본인부담률) = 1,200만원(10원 미만 절사)

주2) 지원금 : '긴급지원사업'에 따른 해당 지원대상자에게 지원하는 비용(☞ 본인일부부담금 중 긴급지원사업에서 지원하는 비용 기재)

주3) 본인부담상한액초과금 : 본인일부부담금(1,200만원) 중 지원금(300만원)을 제외하고 본인부담상한액 (780만원)을 초과한 금액

(3) 잠복결핵감염 검진비지원대상자의 경우 '잠복결핵감염 검진비지원사업'에서 지원하는 비용을 10원 미만 절사하여 기재한다.

※ 단, 비급여, 전액본인부담(100/100), 2인실 · 3인실 입원료 해당 의료비는 지원 대상에서 제외

예시 잠복결핵감염 검진비지원 대상으로 잠복결핵감염 검진을 위해 병원에서 외래 진료한 경우

- 명세서 특정내역기재란에 특정내역구분 'MT002', 특정내역 'F009'기재

특정 기호[주1]	요양급여 비용총액 2	요양급여 비용총액 1	본인일부 부담금[주2]	지원금[주3]	본인부담 상한액초과금	청구액[주4]	건강보험 100분의100 본인부담금총액
F009	11만원	5만원	2만원	2만원	–	3만원	6만원

주1) 특정기호 F009 : '잠복결핵감염 검진비지원대상자'를 의미

주2) 본인일부부담금 : 5만원(요양급여비용총액 1) ×40%(병원 외래본인부담률) = 2만원(100원 미만 절사)

주3) 지원금 : '잠복결핵감염 검진사업'에 따른 해당 지원대상자에게 지원하는 비용(☞ 본인일부부담금)

주4) 청구액 : 5만원(요양급여비용총액 1) – 2만원(본인일부부담금) = 3만원

카. 장애인의료비

건강보험의 경우 차상위 장애인 만성질환 · 18세미만 본인부담경감대상자에게 '장애인복지사업'에서 지원하는 금액을 기재한다.

※ 단, 비급여, 전액본인부담(100/100), 선별급여(100/100미만), 식대, 65세 이상 틀니 · 임플란트, 2인실 · 3인실 입원료[상급종합병원, 종합병원, 병원, 한방병원 · 요양병원(「장애인복지법」에 따른 장애인 의료재활시설로서 「의료법」의 요건을 갖춘 의료기관인 요양병원으로 한정) · 정신병원], 한방 추나요법 의료비는 지원 대상에서 제외

예시 A의원 외래에서 원외처방없이 원내주사 1회 투여한 경우

공상 등 구분	요양급여 비용총액 2	요양급여 비용총액 1	본인일부 부담금	장애인 의료비	청구액	특정내역 MT020[주1]
F	25,000원	25,000원	750원	750원	23,500	01

주1) 의원급 외래에서 본인일부부담금은 100원 미만 절사한 금액으로 산정해야 하나 장애인의료비가 발생된 경우에는 정액본인부담액에서 장애인의료비를 제외한 금액으로 기재

주2) 특정내역 MT020 : '원내 직접조제·투약횟수'를 표시하는 특정내역 구분코드

타. 요양급여 비용총액 2, 진료비총액

(1) "요양급여비용총액 2"는 "요양급여비용총액 1"과 건강보험(의료급여) 100분의100 본인부담금총액을 합하여 기재하되, 10원 미만 절사한 금액을 기재한다.

(2) "진료비총액"은 다음의 보훈국비환자의 경우에 한하여 기재한다.

① 보훈위탁진료 요양기관(같은 기관에서 발행한 처방전에 의거 조제하는 약국 포함)의 보훈국비환자인 경우 비급여와 요양급여비용[건강보험(의료급여) 100분의100본인부담금총액, 보훈 등 100분의100본인부담 포함]을 모두 합한 총 금액으로 기재하되, 10원 미만 절사한 금액을 기재한다.

② 보훈병원의 국비일반(상이처, 무자격자) 또는 국비보험(급여) 2차 명세서의 경우 보훈병원 의료수가를 적용한 총 금액(100/100미만 항에 대한 보훈병원 의료수가 적용금액 포함)을 기재하되, 국비가산 금액을 합하여 10원 미만 절사한 금액을 기재한다.

파. 보훈청구액

(1) 보훈위탁진료 요양기관(같은 기관에서 발행한 처방전에 따라 조제하는 약국 포함)의 보훈국비환자 또는 보훈병원 국비일반(상이처, 무자격자) 명세서의 경우 진료비총액에서 본인일부부담금, 청구액, 보훈 본인일부부담금 및 건강보험(의료급여) 100분의100본인부담금총액을 제외한 금액을 기재한다.

(2) 보훈병원 국비보험(급여) 2차 명세서의 경우 진료비총액에서 1차 명세서 심결 공단부담금, 본인일부부담금, 건강보험(의료급여) 100분의100본인부담금총액 및 보훈 본인일부부담금을 제외한 금액을 기재한다.

하. 건강보험(의료급여) 100분의100 본인부담금 총액

"건강보험(의료급여) 100분의100본인부담금"을 합하여 기재하되, 10원 미만 절사한 금액을 기재한다.

다만, 보훈병원 국비보험(급여) 1차명세서의 경우 「국가보훈대상자 의료지원에 관한 규칙」에 따른 금액을 기재하고 2차명세서의 경우 1차명세서 심결 건강보험(의료급여) 100분의100본인부담금총액을 기재한다.

거. 보훈 본인일부부담금

(1) 보훈위탁진료 요양기관의 보훈 국비환자 또는 보훈병원 국비일반(무자격자) 명세서의 경우 「국가보훈대상자 의료지원에 관한 규칙」에 따른 보훈 등 100분의 100 본인부담액과 비급여를 합한 금액의 해당 본인일부부담금을 기재한다.

(2) 보훈병원의 국비보험(급여) 2차의 명세서의 경우 비급여항을 합한 금액의 해당 본인일부부담금을 기재한다.

(3) 보훈 본인일부부담금은 100원 미만 절사한 금액으로 기재하되, 입원진료의 경우에는 10원 미만 절사한 금액으로 기재한다.

너. 100분의 100 미만 총액

(1) A항, B항, D항 및 E항의 치료재료, 약제 등 요양기관 종별가산율이 적용되지 않은 요양급여비용, 요양기관 종별가산율이 적용되는 진료행위와 가산금액(원미만 4사5입)을 합하여 총 금액에서 10원 미만 절사한 금액을 기재한다.

(2) 보훈병원의 국비일반(상이처, 무자격자) 또는 국비보험 2차명세서의 경우 보훈병원 의료수가를 적용한 총 금액 및 가산금액을 모두 합하여 기재한다(※국비 가산 적용 이전 금액임).

더. 100분의100 미만 본인 일부부담금

(1) 「선별급여 지정 및 실시 등에 관한 기준」에 따른 본인일부부담금을 기재하되 10원 미만 절사한 금액을 기재한다.

예시 A의원(종별가산율 15%)에서 외래 진료한 경우

항	목	코드구분	코드	단가	분류명	일투	총투	금액
A	02	8	K4101031	31,580	흡인용 카테타	1	1	31,580
B	02	8	M1019025	2,970	IV IN LINE FILTER	1	1	2,970
D	01	3	646902200	16,780	자이티가정	1	1	16,780
E	03	1	D0160003	55,180	KL-6정량검사 [정밀면역검사]	1	1	55,180
100분의100미만 총액[주1)]				100분의100미만 본인일부부담금[주2)]		100분의100미만 청구액[주3)]		
114,780원				80,310원		34,470원		

주1) 51,330원(A,B,D,E항의 종별가산미적용(I란) 금액 소계) + 55,180원(A,B,D,E항의 종별가산적용(II란) 금액 소계) + 8,277원 (가산금액(원미만 4사5입): 55,180원(종별가산적용(II란) 금액 소계) ×15%(종별가산율)) = 114,780원

주2) 31,580원(A항 총액) ×50%(A항 본인부담률) + 2,970원(B항 총액) ×80%(B항 본인부담률) + 16,780원(D항 총액) ×30%(D항 본인부담률) + 63,457원(E항 총액: 55,180원 + 8,277원 (55,180원 ×15%)) ×90%(E항 본인부담률) = 80,311.3 ⇒ 80,310원(10원 미만 절사)

주3) 114,780원(100분의100미만 총액) − 80,310원(100분의100미만 본인일부부담금) = 34,470원

(2) 보훈 국비환자 또는 보훈병원 보훈감면환자의 경우에는 「국가보훈대상자 의료지원에 관한 규칙」에 따른 100분의100미만 본인일부부담금을 기재하고 보훈병원 국비보험 2차명세서의 경우 1차명세서 심결 100분의100미만 본인일부부담금을 기재한다.

※ 본인부담상한제 미적용

러. 100분의100미만 청구액

(1) 100분의100미만 총액에서 「선별급여 지정 및 실시 등에 관한 기준」에 따른 본인일부부담금을 제외한 금액을 기재한다.

(2) 보훈위탁진료 요양기관의 보훈국비환자 중 상이처, 무자격자인 경우 0'으로 기재하며, 보훈병원 국비보험 2차명세서의 경우 1차명세서 심결 공단부담금을 기재하며, 보훈병원 보훈감면환자의 경우 100분의100미만 총액에서 100분의100미만 본인일부부담금과 100분의100미만 보훈청구액을 제외한 금액을 기재한다.

머. 100분의100미만 보훈청구액

(1) 보훈위탁진료 요양기관의 보훈국비환자 또는 보훈병원 국비일반(상이처, 무자격자) 및 보훈감면환자 명세서의 경우 100분의100미만 총액에서 100분의100미만

본인일부부담금 및 100분의100미만 청구액을 제외한 금액을 기재한다.

(2) 보훈병원 국비보험 2차명세서의 경우 100분의100미만 총액에서 1차명세서 심결 100분의100미만 본인일부부담금 및 100분의100미만 청구액을 제외한 금액을 기재한다.

버. 기타

※ 서면청구기관만 해당

(1) 기본진료 · 약제 · 특정 재료(I) 및 진료행위(II)

- 각 항목의 내역란 "금액"의 합계액을 (I)란과 (II)란에 그대로 기재한다.

(2) 투약료총액

- 「국민건강보험법 시행령」에 따른 의약분업 예외환자가 외래에서 원내 조제(한의과 제외)하여 본인일부부담률을 30% 적용하는 경우 '3. 투약료'항 약가총액(의약품관리료, 조제 · 복약지도료, 주사료(약가 포함) 제외)을 기재한다.

(3) 특수장비총액

- 입원진료시에도 특수장비(CT, MRI, PET)에 소요된 요양급여비용은 외래 본인일부부담률을 적용하므로 "S. 특수장비"란의 (I)란, (II)란 금액과 요양기관 종별가산율 금액을 합한 금액을 기재한다(원미만 4사5입).

(4) 특수재료 및 관련 행위료 총액

- 「장애인복지법 시행령」에 따라 요양기관의 외래진료를 통하여 주기적으로 의사의 처방에 따라 구입(사용)해야 하는 치료재료 중 보건복지부장관이 정하여 고시하는 치료재료의 경우 해당 치료재료 비용 및 관련 행위(교체를 위한 직접적 행위에 한정) 비용을 "T. 특수재료 및 관련 행위료" 기본진료 · 약제 · 특정재료(I)란과 진료행위(II)란의 해당 금액의 합계를 각각 기재한다(원미만 4사5입).

※ 보건복지부장관이 정하여 고시한 치료재료비용 본인부담액 경감 적용 대상

① 「장애인복지법 시행령」에 따른 장루 · 요루 장애인

② 후두전적출술을 시행한 환자

(5) 소계

– "1"항부터 "T"항까지의 기본진료 · 약제 · 특정재료(Ⅰ)란과 진료행위(Ⅱ)란의 해당 금액의 합계를 각각 기재한다.

(6) 가산율

① "%"표 앞에는 당해 요양기관의 해당 가산율을 기재한다.

② 진료행위(Ⅱ)의 소계란 금액에 요양기관 종별가산율을 곱한 금액(소계 ×요양기관 종별가산율)을 기재한다(원미만 4사5입).

※ 보훈위탁진료 요양기관 보훈국비환자 국비진료분(보험자종별 '7')은 건강보험 요양기관 종별가산율에 따른다.

(7) 요양급여비용 총액 1

– "기본진료, 약제, 특정재료(Ⅰ)란의 소계 + 진료행위(Ⅱ)란의 소계 + 요양기관 종별가산율 금액"을 기재하되, 10원 미만의 끝수는 절사한 금액을 기재 한다.

1.2 명세서 상병내역

가. 상병분류 구분

(1) 각 상병분류기호별 주 · 부상병, 배제된 상병을 구분하는 구분자로서 상병분류기호별로 반드시 해당 구분자를 기재한다.

(2) 작성방법

① 전산청구(정보통신망, 전산매체)

상병분류기호	상병분류구분
• 치료나 검사에 대한 환자의 요구가 가장 컸던 상병을 첫 번째 자리에 기재 (주상병) • 진료기간 중 주상병과 함께 있었거나 발생된 병태로서 환자 진료에 영향을 주었던 상병은 두 번째 자리부터 중요도 순으로 기재 (부상병) • 최종상병이 확진된 경우 주상병 또는 부상병 이외에 이전에 고려하였지만 배제된 상병을 기재 (배제된 상병)	• 상병분류기호란에 기재된 상병분류기호에 대하여 주상병, 부상병, 배제된 상병 구분을 위한 구분자를 기재 [구분코드] 1 (주상병) 2 (부상병) 3 (배제된 상병)

② 서면청구

㉠ 주상병은 첫 번째 자리(제1단)에 기재하고, 부상병은 두 번째자리(제2단)부터 중요도 순으로 기재 후 배제된 상병을 연이어 기재

㉡ 배제된 상병이 있는 경우는 배제된 상병임을 별도 명시함

– 예) R/O 폐결핵(배제된 상병) 등

예시 1 '출혈이 있는 급성 위궤양'을 주상병으로 내원하여 '급성 인후두염' 상병을 함께 진료한 경우

상병분류기호	상병분류구분
K2501 (출혈이 있는 급성 위궤양)	1 (주상병)
J060 (급성 인후두염)	2 (부상병)

예시 2 폐결핵이 의심되어 폐결핵과 관련된 검사 등을 실시하였으나, 최종 폐렴으로 확진된 경우

상병분류기호	상병분류구분
J128 (기타 바이러스 폐렴)	1 (주상병)
A160 (세균학적 및 조직학적으로 음성인 공동이 있는 폐결핵)	3 (배제된 상병)

나. 상병명, 상병분류기호

(1) 일반원칙

① 통계청 고시에 따른 「한국표준질병 · 사인분류」의 분류기호(고시 적용일에 따름)를 주상병, 부상병, 배제된 상병 순으로 기재하되, 주상병은 반드시 첫 번째 자리(제1단)에만 기재하고, 부상병, 배제된 상병은 각각 2개 이상인 경우 중요도 순으로 각각 기재한다.

② 상병분류기호는 알파벳과 숫자를 사용하여 표현한다.

㉠ 한국표준질병 · 사인분류(KCD)에 따라 기재(KCD 7차, 2016.1.1시행)

- 알파벳과 숫자를 병행하여 기재
- 각 질병을 감염원이나 인체 해부학적 부위, 기타 요인 등에 따라 22장으

로 분류하면서 알파벳을 이용하여 구분. (예) A와 B는 특정 감염성 및 기생충성 질환, G는 신경계통의 질환을 의미

- 각 장에서의 세부 분류는 숫자를 사용하여 구분. (예) A01.0은 특정 감염성 및 기생충성 질환 중 장티푸스(Typhoid fever)를 의미

③ 요양급여비용 청구시 '.'이나 '*', '†' 등 특수기호는 사용하지 않는다.

㉠ 한국표준질병 · 사인분류의 특수기호

- "."는 상병분류기호의 3단위 이전과 3단위 이후 분류 구분을 의미
- "검표(†)"는 환자상태를 자세히 나타내기 위해 원인(기저질환)이 되는 상병을 의미
- "별표(*)"는 검표 상병의 발현증세에 해당하는 상병을 의미

㉡ 요양급여비용 청구시 특수기호를 표기하지 않은 상병분류기호만 표기

예시 신경매독에 의한 "매독성 파킨슨 질병"으로 진단된 경우 의무기록에는 질환의 원인에 해당되는 "증상성 신경매독(A52.1)"과 증상을 나타내는 "달리 분류된 질환에서의 파킨슨증(G22)"을 묶어서 A52.1† G22* 로 표기하되, 요양급여비용 청구시에는 특수기호(†, *)는 제외하고 A521, G22만 기재함

④ 청구된 상병분류기호는 의무기록 내용과 일치하여야 한다.

㉠ 요양급여비용 명세서에 기재하는 상병분류기호는 의무기록지에 기록되어 있는 자료를 근거로 작성하여야 함

㉡ 심사조정 방지를 위하여 상병분류기호를 추가 기재하거나 더 중한 질환으로 기재하지 않도록 함

⑤ 의료기관을 방문하게 만든 가장 중요한 병태를 주상병으로 기재한다.

㉠ 주상병 기재원칙(상병분류구분 '1'로 기재)

- 진료기간 중 최종적으로 진단받은 병태로서 치료나 검사에 대한 환자의 요구가 가장 컸던 병태를 주상병으로 기재

예시 '복부통증'으로 내원한 환자의 진료 결과 '급성충수염'이 확인되어 '급성충수염'에 대한 진료를 하였다면 주상병은 최종적으로 진단된 '국소 또는 범복막염의 언급이 없는 급성 충수염(K358)'으로 기재함

- 위와 같은 병태가 둘 이상 있을 때는 의료자원을 가장 많이 사용하게 했던 한 가지 병태를 주상병으로 기재

예시 알코올 의존증후군, 알코올성 간경변증을 진단받은 환자로, 재원기간 동안 정신과 8일, 소화기내과 4일, 실제 진료비도 정신과 재원기간 동안에 더 많이 발생하였다면 주상병은 '만성 알코올중독증(F102)'으로 기재하고, 부상병은 '복수를 동반하지 않은 알코올성 간경변증(K7030)'으로 기재함

- 진료 개시 후 주된 상병과 관련된 질환이나 합병증이 발생하였을 경우에는 이로 인한 자원소모가 많다고 할지라도 기존 주상병을 유지

예시 삼각부염으로 투열요법을 위해 방광경검사를 시행 중 원위부 요도에 우발적인 사고로 요도열상이 진단된 경우, 주상병은 '요도삼각부염(N303)'을 유지하고, '달리 분류되지 않은 처치중의 우발적 천자 또는 열상(T812)'은 부상병으로 선정함

- 단, 진료 개시 후 의료기관을 방문하게 만든 병태와는 관련이 없는 새로운 병태가 발견되고, 이로 인한 자원소모가 더 클 때에는 새로운 상병을 주상병으로 기재

예시 충수염(K37) 치료를 위해서 입원한 환자가 입원 중 갑자기 뇌졸중이 발생하여 뇌졸중 치료를 주로 받은 경우는 뇌졸중(I64)을 주상병으로 선정함

- 진단이 내려지지 않은 경우에는 주 증상이나 검사의 이상소견 또는 문제점을 주상병으로 선택

예시 기침으로 내원한 환자가 치료가 끝날 때까지 특별한 원인을 발견하지 못하고, 단지

기침에 대한 증상 치료만 한 경우에는 기침(R05)을 주상병으로 선정함

㉡ 후유증의 기재원칙

- 세균, 바이러스 및 기타 감염체, 전신염증반응증후군, 후유증, 분만의 결과, 가족력, 개인력, 특수목적 코드 등 주상병으로 기재할 수 없는 분류부호는 원인 및 잔여병태 또는 후유증의 성격을 먼저 기재한 후 부가적으로 기재

예시
- 모든 분만에 대해서 분만의 결과를 분류하기 위해 주상병은 분만의 방법 또는 분만의 원인을, 부상병은 '분만의 결과(Z37-)'로 선정함
- 이전에 있던 트라코마로 인한 양안 실명으로 치료받은 경우 주상병은 '양안 실명(H540)'으로, 부상병은 '트라코마의 후유증(B940)'으로 선정함

⑥ 부상병은 두 번째 자리부터 기재한다.

부상병이란 (상병분류구분 '2'로 기재)

- 진료기간 중 주상병과 함께 있었거나, 진료기간 중 발생되어 환자 진료에 영향을 주었던 병태를 말하며, 주된 하나의 상병 이외는 부상병임

예시 '합병증을 동반하지 않은 2형 당뇨병', '고혈압', '류마티스관절염', '백내장'으로 진료를 받은 경우

→ 주상병 기재 원칙에 의해 합병증을 동반하지 않은 2형 당뇨병(E119)으로 확인되어 주상병으로 기재하였다면 고혈압(I109), 류마티스관절염(M069-), 백내장(H269-)은 부상병이 되며, 특별히 더 중요한 진단을 먼저 기재함

- 진료기간 중에 다루지 않은 과거에 진료 받았던 병태(기왕증)는 부상병으로 기재하지 아니함

예시
- 과거에 폐결핵을 앓았으나 이미 완치된 상태라서 진료기간 중 다루지 않았다면 폐결핵(A1621)은 부상병으로 기재하지 아니함
- 천식 기왕증이 있는 환자가 백내장으로 입원하였으나 진료기간 중 천식 발작 등이

없어 천식에 대한 진료는 하지 않았다면 '상세불명의 주로 알레르기성 천식(J4509)'은 기재하지 않고 '노년성 초기백내장, 오른쪽(H2500)'만 기재함

⑦ 불명확한 진단이나 의심나는 병태는 증상, 검사의 이상소견 등을 나타내는 코드를 기재한다.

㉠ 확진되지 아니한 경우 기재원칙

- 진료가 끝날 때까지 확진이 내려지지 않은 경우 R/O 상병을 기재하기 보다는 증상이나 검사의 이상을 나타내는 상병분류기호(R00−R99)를 기재함
- 단, 확진은 되지 않았지만 의사의 판단 하에 해당 질환에 준하여 진료를 한 경우에는 의심되는 상병명을 확진된 것으로 기재할 수 있음

예시
- '기침'으로 내원한 환자를 진료하여 치료가 끝날 때까지 특별한 원인을 발견하지 못하고, 단지 '기침'에 대한 증상 치료만 한 경우에는 R/O 상병이 아닌 '기침'증상에 대한 코드(R05)를 기재함
- 검사 등에서 확진은 되지 않았지만 진료한 결과 여러 가지 정황이 폐결핵이 강력히 의심되어 폐결핵 치료를 한 경우에는 'R/O 폐결핵(A1601 세균학적 및 조직학적으로 음성인 공동이 없거나 상세불명의 폐결핵)'으로 기재함

※ 증상 · 징후 등 코드(R코드)

달리 분류되지 않은 증상, 징후, 임상 또는 다른 조사 과정에서 얻어지는 병적인 결과, 그리고 달리 분류할 수 없는 진단에 관한 불명확한 병태(Symptoms, signs and abnormal clinical and laboratory findings, NEC: not elsewhere classified)를 나타내는 코드임

R코드로 기재하는 증상 또는 증후
• 증례에 관한 모든 사실을 검사하였음에도 더 이상 명확한 진단을 내릴 수 없는 경우 • 일시적인 것으로 증명되고 원인이 결정되지 않은 입원 당시의 증상 또는 징후 • 더 이상의 조사나 진료를 받지 않은 환자의 잠정 진단 • 진단이 내려지기 전에 조사나 치료를 다른 곳에 위탁한 경우 • 기타 다른 이유로 더 이상의 정확한 진단이 필요하지 않은 경우 • 의료에 있어서 중요한 문제임을 알리는 특정 증상이라 여겨지는 부가적인 정보

㉡ 특정 질병이 의심되어 검사한 결과 치료나 의학적 진료가 필요하지 않는 경우는 'Z03-'코드 사용

- Z코드는 현재 질환이 없지만 특별한 목적으로 보건서비스와 접촉하였거나 현재 증세에 대해 제한된 치료 또는 서비스를 받는 경우 사용하는 코드임
- 특정 질병이 의심되어 검사한 결과, 더 이상의 치료나 의학적 진료를 필요로 하지 않는 경우 'Z030~Z039'로 코드를 기재함

예시
- 심근경색증이 의심되어 검사한 결과 심근경색증이 아니어서 이에 대한 치료를 하지 않은 경우 Z034(의심되는 심근경색증의 관찰, 배제된, Observation for suspected myocardial infarction, ruled out)로 기재함
- 악성신생물이 의심되어 검사한 결과 정상으로 확인되어 이에 대한 치료를 하지 않은 경우 Z031(의심되는 악성신생물에 대한 관찰, 배제된, Observation for suspected malignant neoplasm, ruled out)로 기재함

⑧ 상병분류기호는 마지막 단위까지 구체적으로 기재한다.

㉠ 분류기호가 3단까지 분류된 경우는 3단분류를, 4단까지 분류된 경우는 4단분류를, 5단까지 분류된 경우는 5단분류를, 6단까지 분류된 경우는 6단분류를 기재함

예시
- K30(소화불량), K37(충수염) 등은 3단까지만 분류되어 있으므로 K30, K37로 기재하며,
- K29(위염 및 십이지장염)는 4단위에 질환의 요인에 의한 분류가 구분되어 있으므로 상세불명이라면 K297(상세불명의 위염)로 4단위까지 기재하고, C56(난소의 악성 신생물)은 4단위에 발생 부위에 의한 분류코드가 구분되어 있으므로 발생 부위가 오른쪽이라면 C560(난소의 악성 신생물, 오른쪽)으로 4단위까지 기재함
- C160(분문의 악성 신생물)은 5단위에 악성 신생물의 진행정도에 의한 분류코드가 구분되어 있으므로 조기 단계라면 C1600(분문의 악성 신생물, 조기)으로 5단위까지 기재하며, K501(대장의 크론병)은 5단위에 질병의 경·중에 의한 분류코드가 구분되어 있으므로 경도라면 K5010(대장의 크론병, 경도)으로 5단위까지 기재함

- '하악골의 골절(S026)'인 경우 골절의 세부 위치에 따라 5번째 자리에 분류코드(2~9)를 기재하며, 세부위치가 관절돌기인 경우 S0262로 분류하고 손상의 형태에 따라 6번째 자리에 분류코드(0 또는 1)를 기재함. 예를 들어, 하악골의 관절돌기의 골절이 폐쇄성인 경우 S02620(하악골의 관절돌기의 골절, 폐쇄성)으로 기재함

⑨ 확진된 상병분류기호와 동일 병태의 유사 상병분류기호는 같이 기재하지 않는다.

㉠ 원인이나 발병부위가 명확히 확인되어 확진된 상병분류기호를 기재한 경우 동일 상병의 '상세불명'또는 '기타'상병분류기호는 같이 기재하지 않도록 함

예시
- 확진된 상병분류기호인 '비브리오 콜레라(A000 또는 A001)'를 기재하였다면 원인이 불명확한 '상세불명의 콜레라(A009)'는 같이 기재하지 아니함
- '국소복막염을 동반한 급성 충수염(K353)'으로 확진되었다면 '기타 및 상세불명의 급성 충수염(K358)'을 같이 기재하지 아니함

⑩ 한쪽 성(sex)으로 제한된 상병분류기호가 별도 구분되어 있다.

㉠ 특정 성(姓)에만 국한되는 상병분류기호는 해당 성별에만 기재함

예시
- '전립선의 악성신생물(C61)', '고환의 염전(N44)' 등 남성에만 발생될 수 있는 질환을 여성에게 기재하지 아니함
- '자궁내막증(N80-)', '폐경 후 골다공증(M810-)' 등 여성에만 발생될 수 있는 질환을 남성에게 기재하지 아니함

⑪ 질병이환 및 사망의 외인(V01-Y98) 코드는 특정내역 기재란에 상병분류기호의 영문 첫 자리만 기재한다.

㉠ 질병이환 및 사망의 외인(V01-Y98)코드는 손상, 중독 등의 원인이 되는 주위의 환경사건과 상황을 분류한 기호로 단독으로 사용할 수 없으며 주로 S, T분류에 추가하여 사용됨

㉡ 요양급여비용 청구시에는 분류코드(V01-Y98)의 영문 첫 자리(V, W, X, Y)만 "특정내역기재란(서면의 경우 상해외인란)"에 기재함

※ 상해외인 : 손상, 중독 및 기타 유해작용의 원인이 되는 주위의 환경적 사건 및 상황

(2) 불임관련 상병

① 불임시술이나 불임시술 후 임신을 위하여 복원술을 시행한 경우 별도의 분류기호로 기재한다.

㉠ 본인이나 배우자가 우생학적 또는 유전학적 정신장애나 신체 질환이 있는 경우 등에 해당되어 불임시술(정관절제술 또는 결찰술, 난관결찰술, 자궁내장치)을 시행한 경우와 불임시술 후 임신을 위하여 복원술을 시행한 경우에 상병분류기호는 아래와 같이 기재함

구분	상병명	분류기호
불임시술	정관절제술 또는 결찰술	Z302
	난관결찰술	Z302
	자궁내장치	Z301
복원술	정관문합술	Z310
	정관절개술	Z310
	난관복원술	Z310

(3) 감염병 관련 상병

① 감염병은 진단이 확정된 경우에 한하여 「감염병의 예방 및 관리에 관한 법률」에 따른 감염병 상병분류기호'에 해당되는 상병분류기호를 기재한다.

② 「감염병의 예방 및 관리에 관한 법률」에 따른 감염병의 경우 진단이 확정된 경우에 한하여 해당 상병분류기호를 기재하고, 의심되지만 아직 확진되지 않은 경우에는 그 상황에 적합한 상병분기호를 기재함

예시 • 지속적인 고열(치료하지 않는 경우 4주~8주 동안 지속), 두통, 간장·비장종대, 상대적 서맥 등 주요한 임상증상과 혈중이나 소변, 대변 등 검체에서 살모넬라티피균(Salmonella Typhi)을 분리, 배양하여 확진된 장티푸스는 A010으로 기재함

다. 상해외인

(1) 「한국표준질병 · 사인분류」에 따라 상병의 원인에 해당하는 분류기호 중 영문 첫자리(V, W, X, Y)를 "특정내역기재란(MT001)"에 기재한다.

※ 서면으로 청구하는 경우 : 명세서 상단 "상해외인"란에 기재

(2) 고위험 임신부 및 자연분만 등 특정 입원기간 중 발생한 타 상병 등에 대한 진료분으로 별도의 명세서를 작성하는 경우에는 해당 구분코드(예: D 등)를 "특정내역기재란(MT001)"에 기재한다.

라. 특정기호

(1) 만성신부전증환자 등 「본인일부부담금 산정특례에 관한 기준」 및 장기이식(신장, 간, 췌장 등)환자 등 「장기등 이식에 관한 법률」 등에 해당되는 경우 "특정기호코드"의 해당 코드를 "특정내역기재란"에 반드시 기재한다.

※ 서면으로 청구하는 경우 : 명세서 상단 "특정기호"란에 기재

(2) 본인일부부담률 적용이 달라지는 특정기호가 중복 적용되는 경우 환자 본인부담률이 낮은 순으로 각각 기재한다.

마. 내원일자, 당월요양 개시일

(1) 내원일자(외래 명세서 해당)

- 해당 상병(명세서)의 요양급여를 위해 내원한 일자를 기재한다.

(2) 당월요양개시일(입원 명세서 해당)

- 해당 상병의 진료를 위하여 그 달에 최초 입원한 연, 월, 일을 기재한다.

바. 면허종류

(1) (의료기관) 주상병명에 대하여 진료한 진료과목의 주된 의사의 해당 면허 종류 구분자를 기재

(2) (약국) 의약품을 조제 · 투약한 주된 약사의 해당 면허종류 구분자를 기재

▶ 면허종류: 1(의사), 2(치과의사), 3(한의사), 4(약사), 5(한약사)

사. 면허번호

(1) (의료기관) 주상병명에 대하여 진료한 진료과목의 주된 의사, 치과의사 또는 한의사의 면허번호를 기재

(2) (약국) 의약품을 조제 · 투약한 주된 약사의 해당 면허종류 구분자를 기재

△ 면허번호 기재요령

- 왼쪽부터 주상병 진단에 영향력이 컸던 의사, 치과의사, 한의사 또는 의약품을 조제 · 투약한 주된 약사의 면허번호 1개만 기재

1.3 명세서 진료내역

가. 단가

행위에 대한 비용의 산정시에는 상대가치점수표의 유형별 분류점수에 점수당 단가를 곱하여 10원미만은 4사5입한 금액을 기재하며, 약가, 치료재료, 원료약 등의 경우는 "약제 및 치료재료의 비용에 대한 결정기준"에 따른 단가를 원미만은 4사5입하여 기재하되, 단가가 1원 미만인 경우는 1원으로 기재한다.

△ 구입약가 산정기준

- 매분기별 약제 실구입가격의 가중평균 가격으로 산정하되, "약제 급여 목록 및 급여 상한금액표"에 고시된 단위당 상한금액보다 높은 경우에는 상한금액을 구입약가로 산정한다.

나. 1회 투약량

1회에 투여한 량(소수점 이하 다섯째자리에서 4사5입)을 기재한다.

△ 기재대상

- 의 · 치과 명세서 : 의약품 해당
- 약국 명세서 : 의약품 해당

다. 총투여일수 또는 실시횟수

총투여일수 또는 실시한 횟수를 기재한다.

라. 1일 투여량 또는 실시횟수

1일에 투여한 량(소수점 이하 셋째자리에서 4사5입) 또는 실시횟수를 기재한다.

△ 의약품의 경우는 1일 투약횟수를 기재한다.

마. 금액

단가, 1일 투여량(또는 실시횟수), 총투여일수(또는 실시횟수)를 곱한 금액을 기재한다(원미만 4사5입).

△ 의약품의 경우는 단가, 1회 투약량, 1일 투여횟수, 총투여일수를 곱한 금액을 기재한다(원미만 4사5입).

바. 변경일

당월요양개시일 이후에 단가가 변경된 경우 또는 코드가 신설된 경우에 최초 실시(투여)한 일자를 기재한다.

사. 면허종류

(1) (의료기관) 실제 환자를 진료한 의사 및 실시한 간호사 등의 해당 면허 종류(단, 사회복지사는 자격종류)의 구분자를 기재

(2) (약국) 실제 의약품을 조제 · 투약한 약사의 해당 면허종류 구분자를 기재

▶ 면허종류: 1(의사), 2(치과의사), 3(한의사), 4(약사), 5(한약사), 6(간호사), 7(사회복지사)

아. 면허번호

(1) (의료기관) 실제 환자를 진료한 의사 및 실시한 간호사 등의 해당 면허번호(단, 사회복지사는 자격종류)를 기재

(2) (약국) 실제 의약품을 조제 · 투약한 약사의 해당 면허번호를 기재

△ 기재대상

- 상대가치점수표 제1장 기본진료료 외래환자 진찰료의 경우 진찰료를 1회 이상 산정 시 각각에 대한 해당 의사, 치과의사, 한의사
- 상대가치점수표 제6장 마취료 산정지침에 따른 "마취통증 의학과 전문의 초빙료"를 산정하는 경우 해당 의사

- 「요양급여의 적용기준 및 방법에 관한 세부사항」 내시경적 점막하 박리 절제술(ESD)을 산정하는 경우 시술의사
- 상대가치점수표 제15장 약국 약제비 조제기본료의 경우 조제기본료를 1회 이상 산정 시 각각에 대한 해당 약사
- 상대가치점수표 제2장 검사료 제5절 초음파 검사료를 산정하는 경우 해당 의사
- 상대가치점수표 제6장 마취료 감시 하 전신마취를 산정하는 경우 해당의사
- 상대가치점수표 제19장 응급진료 전문의 진찰료 및 권역외상센터 전문의 진찰료를 1회 이상 산정하는 경우 각각에 대한 해당 의사, 치과 의사
- 권역외상센터에서 중증외상환자에 대해 상대가치점수표 제19장제2절 응급의료행위 및 제3절 권역외상센터 응급의료행위를 산정하는 경우 해당 의사
- 상대가치점수표 제1장 기본진료료 가정간호 기본방문료[방문당]을 산정하는 경우 해당 간호사
- 상대가치점수표 제7장 이학요법료 재활사회사업을 산정하는 경우 해당 사회복지사
- 상대가치점수표 제8장 정신요법료 정신의학적사회사업을 산정하는 경우 해당 사회복지사
- 상대가치점수표 제14장 한방 시술 및 처치료 추나요법을 산정하는 경우 해당 한의사
- 상대가치점수표 제1장 기본진료료 원격협의진찰료를 산정하는 경우 해당 의사, 치과의사, 한의사
- 상대가치점수표 제2장 가정형 호스피스 방문료를 산정하는 경우 해당 의사, 간호사, 사회복지사

△ 기재대상 면허번호가 한 개인 경우: 왼쪽부터 해당 면허번호 기재

왼쪽 정렬					space																			
1	2	3	4	5																				

△ 기재대상 면허번호가 두개 이상인 경우: 왼쪽부터 면허번호 기재('/'로 구분)

면허번호						면허번호						면허번호						면허번호					
1	2	3	4	5	/	6	7	8	9	0	/	5	4	3	2	1	/	9	8	7	6	5	/

※ 단, 1개의 줄번호에 면허번호 자릿수는 100자리이므로 100자리를 초과하는 경우에는 2개 이상의 줄번호로 분리하여 기재

1.4 명세서 처방내역

가. 처방전 발급번호

요양기관에서 처방전을 발급한 경우에 부여하는 번호로서 처방전발급일자와 처방전발급순서에 따른 일련번호를 연이어 기재한다.

예시 • CCYYMMDD + 해당 처방전 발급일에 발생한 처방전의 일련번호(5자리)

나. 처방일수

처방전을 발급한 경우에 처방전에 기재된 처방약품별 처방일수 중 가장 긴 처방일수(외용제 또는 인슐린 등 분할투여 약제의 처방일수는 실 투약일수를 반영)를 기재하되, 처방일자별로 처방내역이 달라 각각 다른 약품을 조제하도록 처방된 경우에는 각각의 처방일수를 합산하여 기재한다.

예시
- 2023년 7월 1일부터 A정을 2일간, B정을 3일간, C정을 5일간 복용하도록 처방한 경우 → 처방일수는 5일로 기재
- 2023년 7월 1일부터 A정(10㎎)과 B정을 2일간 복용하고, 7월 29일부터 C정(5㎎)과 D정을 2일간 복용하도록 처방한 경우 → 처방일수는 4일로 기재

다. 처방전횟수(서면만 해당)

요양기관에서 원외처방전을 발행한 경우(주사제 원외처방 포함) 요양급여비용명세서 좌측 “3. 투약료 및 처방전 ③처방전”란에 횟수를 기재하되, 동일 수진자에게 1일 2매이상 처방전을 발행하더라도 1회로 기재한다.

라. 본인부담률 구분코드

「국민건강보험법 시행령」에 따른 약제를 처방한 경우, 환자본인이 부담할 비용의 부담률에 부여된 해당 구분코드(「의료법 시행규칙」 별지 제9호 처방전 서식의 "본인부담률구분코드"란에 작성)를 기재한다.

※ 처방전 본인부담률구분코드:
A(100분의50 본인부담), B(100분의80 본인부담), D(100분의30 본인부담), U(건강보험(의료급여) 100분의100 본인부담), V(보훈 등 100분의100 본인부담), W(비급여(보훈만 해당))

마. 처방내역 작성예시

※ 100/100본인부담 약제(보훈위탁진료 요양기관의 보훈국비환자 진료분은 비급여 약제까지 포함)인 경우에도 처방내역에 반드시 기재한다.

(1) 정보통신망 및 전산매체

예시 2023년 7월 1일 7일분의 처방전을 발급한 경우

• 처방내역

처방전 발급번호[주1)	처방 일수	반복 조제횟수 [주2)	줄번호 [주3)	코드 구분	코드	1회 투약량	1일 투여 횟수	총 투약 일수
2020070101234	7	–	0001	3	642901280	1	4	7
			0002	3	642701320	1	3	7

주1) 발급번호[CCYYMMDD(발급년월일)+일련번호5자리]
주2) 반복조제횟수는 사용유보
주3) 줄번호는 처방전 발급번호별로 약품코드의 일련번호를 기재

• 처방내역

항	목	코드구분	코드	단가	일투	총투	금액
01	01	1	AA154	17,320	1	1	17,320

(2) 서면

㉠ 처방내역을 입력 후 명세서에 인쇄하여 청구하는 경우

• 요양급여비용 명세서에 "처방전발급번호, 처방일수, 점검번호"와 처방 내역

을 기재한다.

- (인쇄순서)
  - "처방전발급번호, 처방일수"를 모두 기재 후 "점검번호"기재
  - 처방내역 및 진료내역

ⓛ 처방전을 첨부하여 청구하는 경우

- 요양급여비용명세서에 "처방전발급번호, 처방일수, 점검번호"만 기재하고, 처방내역은 기재하지 아니한다.
- (기재순서)
  - "처방전발급번호, 처방일수"를 모두 기재 후 "점검번호"기재
  - 진료내역

1.5 명세서 특정내역기재란

가. 특정내역(기재)란

(1) 원내투약일수, 특정기호, 상해외인, 원외처방내역(의료기관) 등 '작성요령 별표 8. 특정내역 구분코드'에 해당되는 항목에 대하여는 특정항목 구분코드별 기재요령에 따라 작성한다.

(2) 청구매체별 기재방법

① 정보통신망 또는 전산매체 청구기관

㉠ 특정내역은 명세서단위, 진료내역 줄번호단위, 처방내역 줄번호단위, 처방내역단위로 각각 작성한다.

- 동일 명세서 또는 동일 줄번호에 동일한 특정내역 또는 서로 다른 특정내역을 여러 개 기재하여야 할 경우에는 특정내역을 각각 작성한다(동일 명세서에 기재할 수 있는 특정내역은 명세서단위 999개, 줄번호별로 999개까지임).

ⓛ 항목의 특정내역 기재형식 중 숫자형은 9로, 문자형은 X로, 소수점 이하는 V로, 연월일은 CCYYMMDD로, 시간의 시 · 분은 HHMM으로 표기하며, 괄호( )는 크기를 나타냄

ⓒ 특정내역은 특정내역별 기재형식에 따라 기재하되, 내역(검사결과 등)이 없는 경우에는 공란(Space)없이, "/"한 후 다음 해당 내역을 기재한다.

- "/"로 구분된 2개 이상의 항목 중 첫 번째 항목에만 내역을 기재하는 경우에는 첫 번째 항목 내역 다음에 반드시 "/"를 표기하고, 두 번째 항목에만 내역을 기재하는 경우에는 반드시 "/"다음에 기재하여야 한다.

ⓓ 작성요령

- 발생단위구분

  명세서단위 특정내역 : '1'

  진료내역 줄번호단위 특정내역 : '2'

  처방내역 줄번호단위 특정내역 : '3'

  처방내역단위 특정내역 : '4'

- 처방전발급번호

  처방내역의 줄번호단위(발생단위구분: '3') 또는 처방내역단위(발생단위구분: '4')로 특정내역을 기재할 경우 해당 처방전발급번호를 기재

- 줄번호

  진료내역(발생단위구분: '2') 또는 처방내역(발생단위구분: '3')의 줄번호단위로 특정내역을 기재할 경우 해당 줄번호 4자리 숫자를 기재

- 특정내역구분

  '작성요령 별표 8. 특정내역 구분코드'에 해당되는 항목의 명일련 단위, 줄번호단위 또는 처방내역단위 구분코드를 기재

- 특정내역

  해당 명세서단위, 줄번호단위 또는 처방내역단위 기술사항을 특정내역구분코드별 기재형식에 따라 기재

② 서면청구기관

ⓐ '작성요령 별표 8. 특정내역 구분코드'의 특정내역에 해당되는 항목의 경우에는 명세서하단 '특정내역'란에 해당 항목별로 기재한다.

ⓑ 발생단위구분 및 줄번호는 생략하고, 특정내역 및 기술사항만 기재하되, 기술사항은 구체적으로 기재한다.

ⓒ 검체검사위탁 등과 같이 특정내역을 진료항목(검사)별로 각각 기재하여야 하

는 경우에는 해당 진료내역(검사 등) 코드 및 진료(검사)명, 기술사항 순으로 기재한다.

예시 AST(SGOT)검사를 위탁하여 3회 실시하여 특정내역을 3번 기재하는 경우

▶ 정보통신망 또는 전산매체로 청구하는 경우(의원급)

	목	줄	코드구분	코드	단가	일투	총투	금액
09	02	0010	1	D1860	1,740	1.1	3	5,742

특정내역기재란

발생단위구분	줄번호	특정내역구분	특정내역
2	0010	JS005	11358530/20200726
2	0010	JS005	11358530/20200727
2	0010	JS005	11358530/20200728

주) JS005 : '검체검사 위탁'임을 표시하는 특정내역 구분코드

▶ 서면으로 청구하는 경우

특정내역	D1860 AST(SGOT), L, 11358530, 2023.7.26. D1860 AST(SGOT), L, 11358530, 2023.7.27 D1860 AST(SGOT), L, 11358530, 2023.7.28

예시 2023년 7월 1일 상급종합병원 낮병동 재원하여 10시부터 17시까지 진료한 경우

▶ 정보통신망 또는 전산매체로 청구하는 경우(의원급)

발생단위구분	줄번호	특정내역구분	특정내역
1		MS005	202307011000/202307011700

주) MS005 : '낮병동 재원시간'임을 표시하는 특정내역 구분코드

▶ 서면으로 청구하는 경우

특정내역	AF100 낮병동 입원료, 재원시간, 2023.7.1., 10:00–17:00 (또는 AF100 낮병동 입원료, 재원시간, 2023.7.1., 10시–17시)

예시 경구약 10일분을 원내조제·투약한 경우(100/100본인부담약제는 제외)

▶ 정보통신망 또는 전산매체로 청구하는 경우(의원급)

발생단위구분	줄번호	특정내역구분	특정내역
1		MS001	010

주) MS001 : '원내투약일수(경구)'임을 표시하는 특정내역 구분코드

▶ 서면으로 청구하는 경우

특정내역	원내투약일수(경구), 10일분

예시 시설 등 공동이용에 따라 골밀도검사를 실시한 경우

▶ 정보통신망 또는 전산매체로 청구하는 경우(의원급)

발생단위구분	줄번호	특정내역구분	특정내역
2	0010	JS006	11380001/20230701

주) JS006 : '시설 등의 공동이용 진료'임을 표시하는 특정내역 구분코드

▶ 서면으로 청구하는 경우

특정내역	HC344 골밀도검사(재료대포함)-기타 방법에 의한 것, K, 11380001, 2023.7.1.

1.6 기타

가. 정보통신망 및 전산매체 청구기관

(1) I / II 구분 기재생략

각 진료항목별 요양기관 종별가산율 적용여부를 구분하기 위한 구분코드("Ⅰ", "Ⅱ")는 기재 생략하되, 기본진료료, 약제, 치료재료, 상대가치점수표 제1편 제1부 일반원칙 Ⅱ. 요양기관 종별가산율 2항에 명시된 항목(바이러스 혈청검사, 위탁검사, 혈액료 등) 등 상대가치점수표상의 요양기관 종별가산율이 적용되지 않는 요양급여비용은 요양기관 종별가산율을 적용하지 않은 금액으로 요양급여비용총액 1에 산입한다.

(2) 약국 청구기관의 경우 상병분류기호 미기재시에도 명세서 상병내역의 면허종류, 면허번호는 반드시 기재하여야 하며 전산매체 청구기관의 경우 상병분류기호 미기재시에도 명세서 상병내역(자료구분 '2')의 조제투약 일자는 반드시 기재하여야 한다.

(3) 기 타

㉠ 준용항목, 위탁진료(진료의뢰), 시설 등의 공동이용에 따른 진료, 개방병원 진료시에는 '1일 실시횟수'란에 실시한 기관의 종별가산율을 적용하여 기재하되,

요양기관 종별가산율을 적용하지 않은 금액으로 요양급여비용총액 1에 산입한다.

㉡ 검체검사를 위탁하여 실시한 경우에는 위탁검사관리료(10%)를 반영하여 '1일 실시횟수'란에 1.1로 적용하여 기재하되, 요양기관 종별가산율을 적용하지 않은 금액으로 요양급여비용총액 1에 산입한다.

나. 약제, 치료재료대 등의 기재시 유의사항

진료시 처방 · 투여된 경구약제, 주사제, 외용약은 제3항 또는 제4항에 기재하며, 마취, 이학요법, 처치 및 수술, 영상진단 및 방사선치료, CT 등의 촬영 시 사용된 약제, 치료재료 등은 해당 "항"(마취료, 이학요법료 등)별로 각각 기재한다.

다.「국민건강보험법 시행령」등에 따른 특례대상 진료 중 타 상병 진료분 명세서 분리 등 명세서 구분 · 작성 시 유의사항

(1) 상해외인 관련

구분	상해외인	입(내원)원 일수	요양급여일수	진료개시일
보건의료원 및 병원급이상 의료기관내 입원기간 중 의과 · 치과 · 한의과 협의진료분	'C'	0	협의진료 관련 요양급여일수만 기재하되, 실제 입원한 진료과의 요양급여일수와 중복되는 기간은 산정하지 않음(실제 입원한 진료과 요양급여일수와 중복시 '0')	해당 명세서상 협의진료를 최초 실시한 날
고위험 임신부, 자연분만 및 제왕절개분만 입원기간 중 타상병 진료분	'D'	0	타상병(기왕증 등) 관련 요양급여 일수만 기재하되, 분만과 관련된 요양급여일수와 중복되는 기간은 산정하지 않음(분만 관련 요양일수 와 중복시 '0')	해당 명세서상 기왕증 등에 대한 진료를 최초 실시한 날
차상위(장애인) 만성질환 · 18세미만 본인부담경감대상자 및 의료급여수급권자의 정신건강의학과 입원진료 중 다른 진료과목 전문의 진료분	'E'	중복된 일수 제외	해당 진료 요양급여일수만 기재하되, 다른 진료과목 전문의 진료 또는 정신건강의학과 전문의 진료로 인한 요양급여일수와 중복되는 기간은 산정하지 않음	해당 명세서상 다른 진료과목 또는 정신건강의학과에 대한 진료를 최초 실시한 날

구분	상해외인	입(내원)원 일수	요양급여일수	진료개시일
중증질환자, 희귀질환자 및 중증난치질환자, 결핵질환자 및 잠복결핵감염자가 산정특례 대상 상병 진료 중 타 상병 진료분 또는 타 상병 진료 중 해당 산정특례 대상 상병 진료분	'F'	중복된 일수 제외	타 상병(기왕증 등) 진료관련 요양급여일수만 기재하되, 산정특례진료로 인한 요양일수와 중복되는 기간은 산정하지 않음 (산정특례 진료의 요양일수와 중복 시 '0')	해당 명세서상 타 상병 또는 산정특례대상 상병에 대한 진료를 최초 실시한 날
의료급여수급권자 및 차상위(장애인) 만성질환 · 18세미만 본인부담경감 대상자가 외래에서 예약된 검사만을 실시한 경우 (정액 본인부담액을 산정하는 경우만 해당)	'H'	0	외래에서 의사 진찰없이 예약된 검사만을 실시하여 그 해당 내역을 별도 명세서로 작성하는 경우 별도 요양급여일수는 산정하지 않음	해당 명세서의 검사를 실시한 날
희귀질환 지원대상자가 지원대상 진료 중 타상병 진료분 또는 타상병 진료 중 지원대상 상병 진료분	'I'	중복된 일수 제외	해당 진료 요양급여일수만 기재하되, 희귀질환 진료 또는 타상병 진료로 인한 요양급여일수와 중복되는 기간은 산정하지 않음	해당 명세서상 희귀질환 진료 또는 타상병 진료를 최초 실시한 날
의료기관에 소속된 계약의사 또는 협약의료기관의 의사가 해당 의료기관이 아닌 사회복지시설 (노인장기요양보험법에 따른 장기요양보험법 포함)내 입소자에게 진료 후 원외처방한 경우 (약국의 처방조제 포함), 계약의사가 소속된 의료기관 (또는 협약의료기관) 및 사회복지시설이 모두 의약분업 예외지역에 해당되어 사회복지시설에서 진료 후 의료기관에서 원내조제 하거나 한의사가 원내조제한 경우, 의료기관에 소속된 계약의사(또는 협약의료기관 의사)가 사회복지시설에서 정신질환자를 진료 후 의료기관에서 원내 직접조제 · 투약한 진료분	J	중복된 일수 제외	해당 진료 요양급여일수만 기재	해당 명세서상 최초 진료를 실시한 날

구분	상해외인	입(내원)원 일수	요양급여일수	진료개시일
타법령(산재 · 자보 등) 입원기간 중 동 진료와 무관한 그 외 질병(기왕증 포함) 진료분	'K'	0	해당 진료 요양급여일수만 기재	해당 명세서상 최초 진료를 실시한 날
의료급여 혈액투석정액 외래진료 당일 동일 진료과목 의사가 혈액투석을 위한 정맥내카테터삽입술 또는 혈관중재시술 등을 실시한 경우 및 만성신부전 관련 합병증이 아닌 다른 상병으로 실시한 진료분	M	0	혈액투석정액 외래진료로 인한 요양급여일수와 중복되는 기간은 산정하지 않음	해당 명세서상 정맥내카테터 삽입술 또는 혈관중재시술을 실시하거나 만성신부전 관련 합병증이 아닌 다른 상병으로 진료를 실시한 날
잠복결핵감염 검진비지원대상자가 지원대상 진료 중 타상병 진료분 또는 타상병 진료 중 지원대상 상병 진료분	N	중복된 일수 제외	해당 진료 요양급여일수만 기재하되, 잠복결핵감염 검진진료 또는 타상병 진료로 인한 요양급여일수와 중복되는 기간은 산정하지 않음	해당 명세서상 잠복결핵감염 검진진료 또는 타상병 진료를 최초 실시한 날
의료급여정액수가 진료시 「의료급여수가의 기준 및 일반기준」에 의한 항목에 대한 진료분	O	0	의료급여정액수가 진료로 인한 요양급여일수와 중복되는 기간은 산정하지 않음	해당 명세서상 「의료급여수가의 기준 및 일반기준」에 의한 항목 관련 진료를 실시한 날
여성 청소년 대상 사람유두바이러스 (HPV) 예방접종 및 진찰 · 상담사업 지원대상 진료 중 타상병 진료분 또는 타상병 진료 중 지원대상 상병 진료분	R	0	해당 진료 요양급여일수만 기재하되, 여성 청소년 대상 사람유두 바이러스 (HPV) 예방접종 및 진찰 · 상담 진료 또는 타상병 진료로 인한 요양급여일수와 중복되는 기간은 산정하지 않음	해당 명세서상 여성 청소년 대상 사람유두바이러스(HPV) 예방접종 및 진찰 · 상담진료 또는 타상병 진료를 최초 실시한 날
장기이식 수혜자가 「국민건강보험법 시행령」의 규정에 의거 장기등 기증자의 장기등 적출 시 발생한 요양급여비용	S	입원 진료를 받은 실 일수를 기재	해당 요양급여비용 명세서에서 요양급여를 받은 실 일수를 기재함	해당 명세서상 해당 진료를 최초 실시한 날

구분	상해외인	입(내원)원 일수	요양급여일수	진료개시일
보건복지부장관이 정하는 난임진료 요양급여비용과 동시에 타 상병 등 진료로 별도의 명세서를 작성하거나 타 상병 등 진료기간 중 보건복지부장관이 정하는 난임진료 요양급여비용으로 별도의 명세서 발생 진료분	T	입원 진료를 받은 실 일수를 기재	해당 요양급여비용 명세서에서 요양급여를 받은 실 일수를 기재함	해당 명세서상 해당 진료를 최초 실시한 날
「국민건강보험 요양급여의 기준에 관한 규칙」에 따른 임상연구 또는 임상시험에 참여하는 환자의 질병이나 부상 등을 위한 진료와 동시에 타 상병 진료분	U	0	타상병(기왕증 등) 관련 요양급여일수만 기재하되, 임상연구 관련 요양급여일수와 중복되는 기간은 산정하지 않음	해당 명세서상 해당 진료를 최초 실시한 날

※ 입원환자 의약품관리료는 퇴원일을 기준으로 일괄 산정하며, 이 경우 환자본인부담률은 퇴원시점의 본인부담률에 따라 산정

(2) 특정내역 관련

구분	특정내역 (기재내용)	입(내)원 일수	요양급여일수	진료개시일
등록 틀니 또는 치과 임플란트 대상 진료와 동시에 타 상병 진료(등록 틀니 또는 치과 임플란트 대상 진료 포함)로 별도의 명세서를 작성하거나 타 상병 치료(등록 틀니 또는 치과 임플란트 대상 진료 포함)에 대한 진료기간 중 등록 틀니 또는 치과 임플란트 대상 진료분	MT037 (M)	0	해당 진료 요양급여일수만 기재. 단, 등록 틀니, 치과 임플란트 또는 타상병 진료로 인한 요양일수와 중복되는 기간은 산정하지 않음	해당 명세서상 틀니, 치과 임플란트 또는 타상병에 대한 진료를 최초 실시한 날

구분	특정내역 (기재내용)	입(내)원 일수	요양급여일수	진료개시일
특정기호 'F025'대상 진료분 (「국민건강보험법 시행령」에 따른 보건복지부장관이 정하여 고시하는 "약국 요양급여비용 총액의 본인부담률 산정특례대상"질환 환자가 상급종합병원에서 진료 받는 경우, 보건복지부장관이 정하여 고시한 본인부담률을 적용하는 외래 재진 진료)과 별도의 명세서를 분리작성 · 청구하는 경우	MT065 (A)	0	요양급여를 받은 실 일수를 기재	해당 명세서상 해당 진료를 최초 실시한 날
의료급여 수급권자가 「의료급여법 시행령」에 따른 잠복결핵 치료 관련 진료 중 타 상병을 동시에 진료하는 경우 급여비용총액 전부를 기금에서 부담하는 잠복결핵치료 관련 진료 내역을 분리작성 · 청구하는 경우	MT065 (B)	입(내)원 진료를 받은 실 일수를 기재	해당 요양급여비용 명세서에서 요양급여를 받은 실 일수를 기재	해당 명세서상 잠복결핵 치료 관련 진료를 최초 실시한 날
「국민건강보험 요양급여의 기준에 관한 규칙」에 따라 임상연구 관련 진료로 명세서를 작성 · 청구하는 경우	MT065 (C)	입(내)원 진료를 받은 실 일수를 기재	해당 요양급여비용 명세서에서 요양급여를 받은 실 일수를 기재	해당 명세서상 해당 진료를 최초 실시한 날

라. 「국민건강보험법 시행령」에 의한 의약분업 예외환자가 요양기관(한의과 제외) 외래 원내조제하여 약가 총액에 대한 본인부담률을 30% 적용하는 경우 명세서 작성시 유의사항

(1) 본인부담률 30% 적용 의약분업예외 대상자 범위

① 「약사법」 중 다음에 해당하는 외래환자로서 「본인일부부담금 산정특례에 관한 기준」에 따른 특례 대상자는 제외

㉠ 조현병(調絃病) 또는 조울증 등으로 자신 또는 타인을 해할 우려가 있는 정신질환자

㉡ 「감염병의 예방 및 관리에 관한 법률」에 따른 제1군 감염병환자

㉢ 국가유공자 등 예우 및 지원에 관한 법령에 따른 상이등급 1급부터 3급까지에 해당하는 자

㉣ 「5 · 18민주유공자예우에 관한 법률」에 따른 5 · 18민주화운동부상자 중 장해등급 1급부터 4급까지에 해당하는 자

㉤ 고엽제 후유의증 환자 지원 등에 관한 법령에 따른 고도장애인

㉥ 장애인복지 관련 법령에 따른 1급 · 2급 장애인 및 이에 준하는 장애인

㉦ 파킨슨병환자

㉧ 한센병환자

㉨ 장기이식을 받은 자에 대하여 이에 관련된 치료를 하는 경우

* 단, 기존의 외래 산정특례대상은 제외

(2) 본인부담률 30% 적용 진료비의 범위

요양급여비용명세서 「3.투약료」 항의 약가금액만 해당되며, 의약품관리료, 조제 · 복약지도료 및 주사료(약가포함)를 제외한 금액

(3) 의약분업 예외구분코드 기재방법

의약분업예외 대상자에게 투여한 '3. 투약료'항의 경구 · 외용제는 의약분업 예외 구분코드 중 환자 중심으로 코드(11~31)를 기재하고, 그 외 주사제(4항), 처치 · 검사 시 사용약제(8항 · 9항) 등은 약품구분단위의 코드(41~57)를 기재

예시 파킨슨병 환자에게 투약목적 경구약제 및 검사목적의 경구약제를 원내조제·투약한 경우

- 투약목적 약제 : '3. 투약료'항 기재 및 예외구분코드 "21"기재
- 검사목적 약제 : '9. 검사료'항 기재 및 예외구분코드 "55"기재

(4) 기타

① 투약목적인 의약품의 경우에만 '3. 투약료'항에 청구하여 본인부담률 30%를 적용하며, 검사, 처치 등에 사용한 의약품은 적용대상이 아님. 다만, 동일 의약품의 투여목적이 달라질 수 있는 경우에는 '3. 투약료'항으로 청구가능 함

② 의약분업 예외대상자에게 의약분업 예외 의약품(마약 등)을 원내조제한 경우에도

'3. 투약료'항에 청구하여 본인부담률 30% 적용

③ 의약분업 예외대상자가 응급진료, 양 · 한방 협의진료 시 양방 병(의)원에서 원내 조제하는 등 기타 의약분업예외사유가 동시에 발생하는 경우에도 '3. 투약료'항 해당 의약품은 본인부담률 30% 적용

마. 15세 이하 아동 입원 본인일부부담금 산정방법

(1) 본인일부부담금

구 분	입원 본인부담률	특정기호
「국민건강보험법 시행령」에 따른 신생아(조산아, 저체중 출생아 포함)	면제	F005
「국민건강보험법 시행령」에 따른 15세 이하 아동	5%	F018
「국민건강보험법 시행령」에 따른 6세 미만 아동	0%	F019
「국민건강보험법 시행령」에 따른 6세 이상 15세 이하 아동	3%	F020

※ 특수장비(CT, MRI, PET)까지 포함하여 본인부담 면제(또는 5%, 3%)임. 단, 식대(가산식대 포함)는 50% 본인부담(차상위 본인부담경감대상자는 식대(가산식대는 제외)는 20%)임

※ 신생아 : 「모자보건법」에 의한 출생 후 28일 이내의 영유아
조산아 : 제태기간 37주 미만인 자
저체중 출생아 : 출생체중 2,500g 이하인 자

(2) 신생아(조산아, 저체중 출생아 포함)의 명세서 작성방법

① 특정기호(F005) 기재

② 분만(자연분만, 제왕절개분만)으로 산모와 신생아 진료비 분리청구

2. 진료내역별 사항

2.1 의과 명세서

가. 진찰료

- 외래에서 환자를 진찰한 경우에 처방전의 발행과 관계없이 산정하되, 기본진찰료와 외래관리료의 소정점수를 합하여 산정한다.

- 상대가치점수표 제2부제1장 "기본진료료 [산정지침] 1. 진찰료. 가"항에 따라 산정하되, 그 금액을 "01항 01목 또는 02목"에 기재한다.

예시 동일 환자가 동일 날 종합병원 외래에 내원하여 내과와 신경과에서 각각 초진과 재진을 받은 경우

▶ 정보통신망 또는 전산매체로 청구하는 경우

항	목	코드구분	코드	단가	일투	총투	금액	면허종류	면허번호
01	01	1	AA156	18,520	1	1	18,520	1	12345
01	02	1	AA256	13,930	1	1	13,930	1	56789

▶ 서면으로 청구하는 경우

구분		(I)	(II)	코드	분류	단가	일투	총투	금액	면허종류	면허번호
1. 진찰료	① 초진 1 회	18,520원		AA156	초진료	18,520	1	1	18,520	1	12345
	② 재진 1 회	13,930원		AA256	재진료	13,930	1	1	13,930	1	56789
	:										

(1) 가정간호 기본방문료

① 가정간호 기본방문료는 진료담당의사(의사 또는 한의사)의 진단과 처방에 따라 가정전문간호사가 가정간호대상 환자에게 가정간호를 행하는 경우에 산정하며, 외래명세서의 진료내역 "01항 03목 응급 및 회송료 등"란에 기재하고, 실제 방문한 가정전문간호사의 면허종류와 면허번호 및 「본인 일부부담금 산정특례에 관한 기준」에 따른 해당 특정기호 "V008(또는 V194, V231, V293, V251, V274, V801, V811)"을 반드시 기재한다.

※ 서면으로 청구하는 경우 : 명세서 상단 "특정기호"란에 특정기호 "V008(또는 V194, V231, V293, V251, V274, V801, V811)"을 반드시 기재하고, "1. 진찰료-⑤ 가정간호기본방문료"의 기본진료 · 약제(I)란에 기재

② 가정전문간호사 1인당 가정간호 방문 횟수(가정간호 기본방문료 총 청구건수를 의미함)는 월평균(또는 주평균) 1일 7회까지 인정(이 경우 의료급여 환자를 포함)하며, 가정간호 기본방문료를 산정하는 경우에는 1개월(또는 1주일) 동안 요양기

관이 건강보험심사평가원에 신고한 가정전문간호사별 방문일수를 심사청구서별(접수번호별)로 첫 번째 명세서에만 특정내역(기재)란에 기재하여 청구한다.

※ 월평균(주평균) 가정간호 방문횟수(가정간호 기본방문료 총 청구건수): 1개월간(1주일간) 총 가정간호 기본방문료 청구건수 ÷1개월간(1주일간) 가정전문간호사 방문일수의 합

※ 가정전문간호사 방문일수: 명일련 단위 특정내역 구분코드 'MT062'에 '1개월 또는 1주일 동안 각 가정전문간호사별 방문일수 합/가정전문간호사 면허번호/방문일수/가정전문간호사 면허번호/방문일수…'순으로 기재
(서면으로 청구하는 경우에는 명세서 하단 "특정내역"란에 특정내역 구분 코드 'MT062'기재형식에 따라 기재하되, 1번 명일련"에 기재)

③ 「사회복지사업법」에 따른 사회복지시설(「노인장기요양법」에 따른 장기요양기관을 포함) 내에서 시설입소자에게 가정간호를 실시한 경우에는 가정간호 기본방문료 소정점수의 50%를 산정하며, 이 경우 명세서 특정내역기재란에 해당 요양시설기호를 기재하여 청구한다.

※ 요양시설기호: 줄번호 단위 특정내역 구분코드 'JS015'에 기재

④ 가정간호요양급여가 적용되지 않는 경우

㉠ 가정간호요양급여대상 이외의 요양급여비용은 외래본인부담률을 적용하고, 요양급여비용 명세서 작성방법은 가정간호요양급여비용 명세서와 구분 · 작성하여 앞뒤로 연이어 작성한다.

- 가정간호요양급여기간 중에 가정간호를 받고 있는 상병(합병증 포함)으로 투약 또는 검사 등의 진료를 받기 위하여 요양기관에 환자가 직접 내원하여 진료를 받은 경우나 내원 당일에 다른 상병을 진료 받을 목적으로 다른 진료과에서 외래진료를 받은 경우
- 가정방문간호를 받던 날에 응급상황 등으로 당해 요양기관을 내원하여 가정간호를 받고 있는 상병(합병증 포함) 또는 내원 당일에 다른 상병을 진료 받을 목적으로 다른 진료과에서 진료를 받은 경우
- 가정방문간호를 받은 날 이외의 다른 날에 가정간호요양급여를 받고 있는 상병(합병증 포함) 이외의 다른 상병으로 내원하여 검사, 투약, 처치 등을

받은 경우

(2) 협의진찰료

① 입원중인 환자의 특별한 문제에 대한 평가 및 관리를 위하여 해당 환자의 주치의가 아닌 다른 진료과목 [또는 세부 전문과목(분야)] 의사가 진료시 산정하며, "01항 03목 응급 및 회송료 등"란에 기재한다.

※ 서면으로 청구하는 경우 : "1. 진찰료 ④응급 및 회송료"란의 "기본진료, 약제, 특정재료(I)"란에 기재

(3) 만성질환관리료

① 고혈압, 당뇨병 등의 상병으로 당해 의료기관에 지속적으로 내원하는 재진환자에 대하여 교육 · 상담 등을 통하여 환자가 자신의 질병을 이해하고 합병증을 예방할 수 있도록 관리체계를 수립한 경우에 산정하며, "01항 03목 응급 및 회송료 등"란에 기재한다.

※ 서면으로 청구하는 경우 : "1. 진찰료-⑥만성질환관리료"의 (I)란에 기재

나. 입원료

입원료는 12시(정오)부터 익일 12시(정오)까지를 1일로 하여 1일당으로 산정하되, 입원과 퇴원이 24시간 이내에 이루어진 경우에는 전체 입원시간이 6시간 이상인 경우에 한하여 1일의 입원료를 산정한다. 단, 0~6시 사이에 입원하거나, 18~24시에 퇴원한 경우에는 입원료 소정금액의 50%를 별도로 산정할 수 있으며, 이 경우 그 시간을 "특정내역(기재)란"에 기재한다.

☞ 입원료 산정 기산점은 진료기록부 기재내역 및 환자가 실제로 입원실을 점유한 시점 등을 고려한 입원실 입실시간을 기준

(1) 모자동실 입원료 등

- 상대가치점수표 "제1장 기본진료료-2. 입원료 등-다(4)"항에 따라 1일당으로 산정하여 "02항 99목 기타"란에 기재한다.

※ 서면 및 전산매체로 청구하는 경우 : "2. 입원료-⑤신생아"의 (I)란에 기재

(2) 낮병동 입원료

- 분만후 당일 귀가 또는 이송된 경우, 지역응급의료기관, 응급의료시설, 응급의료기관이 아닌 종합병원 응급실 · 수술실 등에서 처치 · 수술 등을 받고 연속하여 6시간 이상 관찰 후 당일 귀가 또는 이송한 경우, 정신건강의학과의 '낮병동'에서 6시간 이상 진료를 받고 당일 귀가한 경우에 입원부담률에 따라 입원요양급여비용 명세서에 작성하되, 진료내역 "02항 99목 기타"란에 기재하고, "특정내역기재란"에 그 시간을 명시한다.
  ※ 서면으로 청구하는 경우: "2. 입원료 등-⑥기타"란의 (Ⅰ)란에 기재하고, 그 시간을 "특정내역"란에 명시한다.
  ☞ 낮병동 입원료의 산정 기산점은 의료기관에 내원하여 진료가 시작된 시간을 기준으로 함

(3) 무균치료실 입원료

- 조혈모세포이식환자를 「조혈모세포이식의 요양급여에 관한 기준」에 따른 시설 기준에 적합한 무균치료실에 격리하여 치료한 경우에 산정하며, "02항 99목 기타"란에 기재한다.
  ※ 서면으로 청구하는 경우 : "2. 입원료 등-⑥기타"란의 (Ⅰ)란에 기재

(4) 보육기료

- 질병이 있는 신생아를 보육기에서 진료한 경우에 1일당으로 산정하며, "02항 99목 기타"란에 기재한다.
  ※ 서면으로 청구하는 경우 : "2. 입원료 등-⑥기타"란의 (Ⅰ)란에 기재

(5) 식대

- 요양기관에 입원한 환자에게 의사처방에 의하여 식사를 제공하는 경우 식사종류(기본식사, 식사가산)에 따라 "02항 10목(기본식대), 11목(가산식대)"란에 각각 기재한다.
  ※ 서면으로 청구하는 경우 : "2. 입원료 등-⑦기본식대, ⑧가산식대"란의 (Ⅰ)란에 기재

다. 투약료

(1) 단가

① 보건복지부 고시「약제 및 치료재료의 비용에 대한 결정기준」제2조(구입 약가의 산정)에 따라 산정한다.

② 작성예시

㉠ 매분기마다 약제구입이 발생된 경우

- 분기 가중평균가격(분기별 구입한 약제총액의 합을 총 구입량으로 나눈 가격)을 다음 분기 둘째 달 초일 진료분부터 3개월까지의 진료분의 구입약가로 산정. 단, 분기 가중평균가격이「약제 급여 목록 및 급여 상한금액표」에 따른 상한 금액을 초과하는 경우에는 상한금액을 구입약가로 산정

의약품 구입내역				청구내역	
구입분기	구입일자	구입단가	구입량	진료월	단가
1/4분기	1월 7일	120원	120개	5월 1일 ~ 7월 31일	111원주1)
	1월 14일	100원	100개		
2/4분기	4월 7일	110원	200개	8월 1일 ~ 10월 31일	119원주2)
	5월 14일	130원	150개		
3/4분기	7월 7일	100원	200개	11월 1일 ~ 다음연도 1월 31일	97원주3)
	9월 14일	90원	100개		

주1) 1/4분기 가중평균가 적용: (120×120)+(100×100)/(120+100)=111원(원미만 4사5입)
주2) 2/4분기 가중평균가 적용: (110×200)+(130×150)/(200+150)=119원(원미만 4사5입)
주3) 3/4분기 가중평균가 적용: (100×200)+(90×100)/(200+100)=97원(원미만 4사5입)

㉡ 분기마다 약제구입이 발생되지 않은 경우(예: 수개월 분을 일시에 구입)

- 약제구입이 발생한 마지막 분기 가중평균가격을 계속하여 구입약가로 산정

의약품 구입내역				청구내역	
구입분기	구입일자	구입단가	구입량	진료월	단가
1/4분기	1월 7일	120원	120개	5월 1일 ~ 7월 31일	111원주1)
	1월 14일	100원	100개		
2/4분기	구입내역 없음			8월 1일 ~ 10월 31일	111원주2)

의약품 구입내역				청구내역	
구입분기	구입일자	구입단가	구입량	진료월	단가
3/4분기	7월 7일	100원	200개	11월 1일 ~ 다음연도 1월 31일	97원[주3)]
	9월 14일	90원	100개		

주1) 1/4분기 가중평균가 적용: (120×120)+(100×100)/(120+100)=111원(원미만 4사5입)

주2) 1/4분기 가중평균가 계속 적용

주3) 3/4분기 가중평균가 적용: (100×200)+(90×100)/(200+100)=97원(원미만 4사5입)

㉢ 요양기관에서 처음 구입한 의약품인 경우(예: 비급여에서 급여로 전환)

- 상한금액표에 따른 상한금액 범위에서 최초 구입한 가격을 구입약가로 산정 (분기 가중평균가격이 산정되어 적용되기 전까지 산정)

의약품 구입내역				청구내역	
구입분기	구입일자	구입단가	구입량	진료월	단가
1/4분기	1월 7일 (최초구입)	120원	120개	1월 7일 ~ 4월 30일	120원[주1)]
	1월 14일	100원	100개		
	2월 3일	110원	200개	5월 1일 ~ 7월 31일	116원[주2)]
	3월 14일	130원	150개		
2/4분기	4월 7일	100원	200개	8월 1일 ~ 10월 31일	97원[주3)]
	5월 14일	90원	100개		

주1) 상한금액 범위에서 최초 구입한 단가를 구입약가로 적용

주2) 1/4분기 가중평균가 적용: (120×120)+(100×100)+(110×200)+(130×150) /(120+100+200+150)=116원(원미만 4사5입)

주3) 2/4분기 가중평균가 적용: (100×200)+(90×100)/(200+100)=97원(원미만 4사5입)

㉣ 재고량이 없는 약제(예: 반품처리 등)를 종전과 다른 가격으로 새로 구입하는 경우

- 상한금액표에서 따른 상한금액 범위에서 새로 구입한 가격을 구입약가로 산정(처음 구입하여 사용한 약제로 보아 분기 가격평균가격이 산정되어 적용되기 전까지 산정)

<table>
<tr><th colspan="4">의약품 구입내역</th><th colspan="2">청구내역</th></tr>
<tr><th>구입분기</th><th>구입일자</th><th>구입단가</th><th>구입량</th><th>진료월</th><th>단가</th></tr>
<tr><td rowspan="4">1/4분기</td><td>1월 7일</td><td>120원</td><td>120개</td><td rowspan="2">5월 1일 ~ 5월 13일</td><td rowspan="2">116원[주1)]</td></tr>
<tr><td>1월 14일</td><td>100원</td><td>100개</td></tr>
<tr><td>2월 3일</td><td>110원</td><td>200개</td><td rowspan="3">5월 14일 ~ 7월 31일</td><td rowspan="3">90원[주2)]
(단가변경)</td></tr>
<tr><td>3월 14일</td><td>130원</td><td>150개</td></tr>
<tr><td rowspan="4">2/4분기</td><td>5월 14일
(반품처리)</td><td>130원</td><td>−100개</td></tr>
<tr><td>5월 14일
(새로구입)</td><td>90원
(단가변경)</td><td>100개</td><td rowspan="3">8월 1일 ~ 10월 31일</td><td rowspan="3">88원[주3)]</td></tr>
<tr><td>6월 7일</td><td>85원</td><td>150개</td></tr>
<tr><td>6월 20일</td><td>90원</td><td>100개</td></tr>
</table>

주1) 1/4분기 가중평균가 적용: (120×120)+(100×100)+(110×200)+(130×150)/(120+100+200+150)=116원(원미만 4사5입)

주2) 5월 14일 종전과 다른 가격으로 새로 구입한 단가를 구입약가로 적용

주3) 단가변경 이후 2/4분기 가중평균가 적용: {(90×100)+(85×150)}+(90×100)/(100+150+100)=88원(원미만 4사5입)

(2) 1회 투약량

- 의약품의 경우 1회에 투여한 양(소수점 이하 다섯째 자리에서 4사5입)을 기재한다.

(3) 1일 투여량, 투여횟수

- 의약품의 경우 1회에 투여한 횟수(소수점 이하 셋째 자리에서 4사5입)를 기재한다.

(4) 총투여일수

- 실 투약일수를 기재한다.

예시 포스포정을 1회 2T씩 하루 3회, 5일간 처방한 경우

▶ 처방내역

코드	1회투약량	1일투여량	총투여일수
664101610	2	3	5

▶ 진료(조제)내역: 처방내역 작성방법과 동일

코드	단가	1회투약량	1일투여량	총투여일수
664101610	82	2	3	5

예시 아세트아미노펜정 1회 1/3정(또는 0.3333 등), 1일 3회, 3일분으로 처방한 경우

▶ 처방내역: 「1회투약량」 란은 처방전에 기재된 대로 작성하되, 처방전에 1/3로 기재된 경우에는 0.3333(소수점 다섯째 자리에서 4사5입)으로 기재하고, 「1일투여량(횟수)」 란은 처방전에 기재된 대로 3, 「총투여일수」 란도 처방전에 기재된 대로 3을 기재

코드	1회투약량	1일투여량	총투여일수
655403770	0.3333	3	5

▶ 진료(조제)내역: 「1회투약량」 및 「1일투여량(횟수)」 란에는 1, 「총투여일수」 란에는 3을 기재

코드	단가	1회투약량	1일투여량	총투여일수
655403770	29	1	1	3

예시 푸로스판시럽 7.5mL/포를 하루 3회, 3일간 처방한 경우(시럽제 등 내복제를 생산규격 단위로 처방한 경우)

▶ 처방내역: 「1회투약량」란에 총 투약량(1포)를 기재하고, 「1일투여량(횟수)」 및 「총투여일수」란에는 모두 3을 기재

코드	1회투약량	1일투여량	총투여일수
641805275	1	3	3

▶ 진료(조제)내역: 처방내역 작성방법과 동일

코드	단가	1회투약량	1일투여량	총투여일수
641805275	228	1	3	3

예시 푸로스판 시럽 200(1)mL/병에서 5mL를 하루 3회, 3일간 처방한 경우(시럽제 등 내복제를 대용량 포장(분할조제용 시럽제)에서 소분조제 하도록 처방한 경우)

▶ 처방내역: 「1회투약량」란에 총 투약량(1포)를 기재하고, 「1일투여량(횟수)」 및 「총투여일수」란에는 모두 3을 기재

코드	1회투약량	1일투여량	총투여일수
641806241	5	3	3

▶ 진료(조제)내역: 처방내역 작성방법과 동일

코드	단가	1회투약량	1일투여량	총투여일수
641806241	30	5	3	3

※ 최소단위(예: 1mL 등)로 등재된 의약품(예: 분할조제용 내복제 등)은 규격에 '(1)'을 병행표기하여 최소단위당 상한금액을 표기함

예시 **생산규격단위 상한금액으로 등재된 더모베이트연고 15g을 처방한 경우**(외용 연고제를 생산규격단위로 처방한 경우)

▶ 처방내역: 「코드」란에 15g규격의 더모베이트연고 약품코드를 기재하고, 「1회투약량」란에 총 투약량(1개)를 기재하고, 「1일투여량(횟수)」 및 「총투여일수」 란에는 모두 1로 기재

코드	1회투약량	1일투여량	총투여일수
650002372	1	1	1

▶ 진료(조제)내역: 처방내역 작성방법과 동일

코드	단가	1회투약량	1일투여량	총투여일수
650002372	915	1	1	1

예시 **도모호론크림 500g/병에서 20g을 처방한 경우**(외용 연고제를 대용량 포장에서 소분조제 하도록 처방한 경우)

▶ 처방내역: 「코드」란에 500g규격의 도모호론크림 약품코드를 기재하고, 「1회투약량」란에 총 투약량 0.04(1/25, 소수점 다섯째 자리에서 4사5입)를 기재하고, 「1일투여량(횟수)」 및 「총투여일수」 란에는 모두 1로 기재

코드	1회투약량	1일투여량	총투여일수
657300413	0.04	1	1

▶ 진료(조제)내역: 처방내역 작성방법과 동일

코드	단가	1회투약량	1일투여량	총투여일수
657300413	21,500	0.04	1	1

예시 **트라스트패취를 1회 1매, 2일 1회, 10일분으로 처방한 경우**(외용제 파스류)

▶ 처방내역: 「1회투약량」 란에 총 투약량(5매)를 기재하고, 「1일투여량(횟수)」 및 「총투약일수」 란에는 모두 1로 기재

코드	1회투약량	1일투여량	총투여일수
64470220	5	1	1

▶ 진료(조제)내역: 처방내역 작성방법과 동일

코드	단가	1회투약량	1일투여량	총투여일수
64470220	482	5	1	1

예시 휴마로그주(1000unit/10mL/병) 1일 1회 4unit을 처방한 경우[분할투여한 인슐린제제(주사제)]

▶ 처방내역: 「1회투약량」란은 0.004(4/1000, 소수점 다섯째 자리에서 4사5입)로 기재하고, 「1일투여량(횟수)」 및 「총투여일수」란에는 모두 1로 기재

코드	1회투약량	1일투여량	총투여일수
670800351	0.004	1	1

▶ 진료(조제)내역: 처방내역 작성방법과 동일

코드	단가	1회투약량	1일투여량	총투여일수
670800351	22,583	0.004	1	1

(5) 퇴장방지 의약품 사용장려금 청구요령(의 · 치과, 약국)

① "퇴장방지의약품 사용장려비"는 "약제 급여 목록 및 급여 상한금액표"에 별도로 명시된 금액을 산정하며, 「장려금의 지급에 관한 기준」에서 정하는 바에 따라 작성 · 청구한다.

㉠ 사용장려금의 청구

- 원내에서 처방 · 조제하거나 의약분업예외지역 약국에서 직접 조제하는 경우에는 사용장려금을 구입약가와 구분하여 청구한다.
- 원외처방하는 경우에는 사용장려금만 청구한다.
- 요양급여비용명세서에는 「약제 급여 목록 및 급여 상한금액표」상의 사용 장려금을 다음과 같이 기재한다.

<table>
<tr><th>구분</th><th colspan="2">의 · 치과</th><th colspan="2">약 국</th><th>비 고</th></tr>
<tr><td rowspan="3">단가</td><td rowspan="2">원내 조제</td><td>구입약가[주1)]</td><td rowspan="2">직접 조제
직접 조제</td><td>구입약가주1)</td><td rowspan="3">직접조제의 경우 의약분업예외지역에 한하여 산정함</td></tr>
<tr><td>사용장려금</td><td>사용장려금</td></tr>
<tr><td>원외 처방</td><td>사용장려금</td><td>처방 조제</td><td>구입약가[주1)]</td></tr>
<tr><td rowspan="3">예외구분코드</td><td rowspan="2">원내 조제</td><td>해당 예외구분코드</td><td rowspan="2">직접 조제</td><td>–</td><td rowspan="3">–</td></tr>
<tr><td>99[주2)]</td><td>99[주2)]</td></tr>
<tr><td>원외 처방</td><td>99주2)</td><td>처방 조제</td><td>해당없음</td></tr>
</table>

주1) 구입약가가 상한금액을 초과하는 경우: 상한금액

주2) 해당의약품의 사용장려금을 청구할 경우 요양급여비용명세서 특정내역기재란'에 예외구분 코드('99')를 기재 (서면의 경우 '예외구분코드'란에 기재)

㉡ 사용장려금의 명세서 작성방법

△ 명세서 진료내역(조제투약내역)

- 사용장려금 지급대상 퇴장방지의약품의 '구입약가'와 '사용장려금'을 각각의 줄에 분리하여 산정하되, '사용장려금'은 특정내역 구분코드 'JS002'란에 "99"를 기재한다.
- 의 · 치과 명세서 진료내역에는 다음과 같이 기재한다.
  - '사용장려금'은 '03항(투약료)'또는 '04항(주사료)'의 각 목에 산정하고, 특정내역 구분코드 'JS002'란에 "99"를 기재한다.
  - 마취, 이학요법료, 처치 및 수술, 영상진단 및 방사선치료, CT · MRI · PET 촬영 등에 투여된 퇴장방지의약품의 '사용장려금'은 '구입약가'와 동일하게 해당 '05항(마취료) ~ S항(특수장비)'의 각 목에 산정하고, 특정내역 구분 코드 'JS002'란에 "99"를 기재한다.
  - 100분의100미만 본인부담 또는 전액(100/100)본인부담 퇴장방지의약품의 '사용장려금'도 동일하게 '03항(투약료) ~ S항(특수장비)'의 각 목에 산정하고, 특정내역 구분코드 'JS002'란에 "99"를 기재한다.

    ☞ '구입약가'는 해당 항(A항, B항, D항, E항, U항 등)의 각 목에 산정
- 약국 명세서 조제투약내역에는 다음과 같이 기재한다.
  - '사용장려금'은 '01항(약가)'의 각 목에 산정하고, 특정내역 구분코드 'JS002'란에 "99"를 기재한다.
  - 100분의100미만 본인부담 또는 전액(100/100)본인부담 퇴장방지의약품의 '사용장려금'도 동일하게 '01항(약가)'의 각 목에 산정하고, 특정내역 구분코드 'JS002'란에 "99"를 기재한다.

    ☞ '구입약가'는 해당 항(A항, B항, D항, E항, U항 등)의 각 목에 산정

■ 명세서 일반내역

- '사용장려금'은 공단부담금으로 전액 청구하되, 진료(조제)내역 줄번호단위 특정내역 구분코드 'JS002'란의 "99"에 해당하는 금액을 합산하여 명세서 일반내역의 '요양급여비용총액 1'란과 '공단청구액'란에 전액을 포함하고, '본인일부부담금, 100분의100 본인부담금총액, 100분의100미만 본인 일부부담금'란에는 제외하여 청구한다.

라. 전혈 및 혈액성분 제제

• 상대가치점수표 "제16장 전혈 및 혈액성분제제료"의 경우는 "04항 99목 기타"란에 기재하며, 수혈에 적용된 검사와 혈액 및 혈액성분제제주사료의 경우에도 "99목 기타"란에 기재한다.

※ 서면으로 청구하는 경우 : "4.주사료 ⑥수혈"란에 기재

마. 마취료

• 상대가치점수표 제6장 마취료 중 "마취"를 실시할 경우에는 마취관리기본[1시간 기준]으로 산정하며, 1시간을 초과하여 마취관리를 지속시킨 경우에 매 15분 증가할 때 마다 마취유지료를 산정한다. 이때, 요양급여에 소요된 약제 및 재료에 대한 비용은 "약제 및 치료재료의 비용에 대한 결정기준"에 따라 기재한다.

예시 병원급에서 전신마취를 1시간 40분 실시한 경우

▶ 정보통신망 또는 전산매체로 청구하는 경우

항	목	코드구분	코드	단가	일투	총투	금액
05	01	1	L1211	105,420	1	1	105,420
05	01	1	L1221	20,280	3	1	60,840
05	01	3	655400691	910	1	1	910
05	01	3	699900020	11	31.5	1	347
05	01	3	644912121	1,532	1	1	1,532
05	01	3	699917050	650	7	1	4,550
05	01	8	L9021001	3,530	2	1	7,060

주1) 마취약제·재료 단가는 상한금액 내에서 실제 구입한 금액을 기재

주2) 마취약·재료 중 산소, 할로탄, 이소플루란, 석시닐콜린, 판크로니움 아산화질소 등 약제는 코드구분을 "3"으로 기재하고, 탄산가스 흡수제(소다라임 등), 에테르 등 치료재료는 코드구분을 "8"로 기재

주3) 외래에서 마취시 사용한 약제는 '특정내역기재란'에 해당 예외구분코드(55)를 기재

주4) 금액은 원미만 4사5입하여 기재

▶ 서면으로 청구하는 경우

구	분	(I)	(II)	코드	분류명	단가	일투	총투	금액
5.	①	13,051원	158,960원	L1211	마취관리기본	105,420	1	1	105,420
마	1회				(1시간기준)				
취				L1221	마취유지	20,280	3	1	60,840
료					(15분증가마다)				
				655400691	석시콜린주200mg	910	1	1	910

구	분	(I)	(II)	코드	분류명	단가	일투	총투	금액
				699900020	산소 10L	11	31.5	1	347
				644912121	펜토탈소디움주	1,532	1	1	1,532
				699917050	아산화질소	650	7	1	4,550
				L9021001	탄산가스흡수제	3,530	2	1	7,060

주1) 단가는 상한금액내에서 실제 구입한 금액을 기재
주2) 외래에서 마취시 사용한 약제는 예외구분코드란에 "55"를 기재
주3) 금액은 원미만 4사5입하여 기재

① 마취중 감시료 청구방법

– 상대가치점수표 제6장 제1절 마취료 중 마취중 감시료는 마취 중 감시를 실시한 경우에 산정하되, "5항 01목 마취"란에 기재한다.

※ 서면으로 청구하는 경우 : "5.마취료"란의 (Ⅱ)란에 기재

바. 조혈모세포이식료

• 조혈모세포의 수집, 생체외처리, 이식준비 및 주입료는 "08항 01목 처치 및 수술료"란에 기재한다.

※ 서면으로 청구하는 경우 : "8. 처치 및 수술"란에 기재하되, 냉동처리료 및 보관료(X5020)는 (Ⅰ)란에 기재

사. 검사료

(1) 검체검사위탁의 경우 "09항 02목 위탁검사"란에 기재하되, 검체검사를 의뢰한 요양기관에서 청구한다.

(2) 「단가」는 해당 검체검사(분류코드)의 상대가치점수에 검사기관(수탁기관) 유형별 점수당 단가를 적용하고, 검사료와 위탁검사관리료(채혈 등 가검물 채취 및 검사 의뢰서 작성에 소요되는 비용, 소정금액의 10%)를 합한 1.1을 일투에 적용한다.

※ 검사기관(수탁기관)의 유형별 단가 적용(「검체검사 위탁에 관한 기준」 제5조)

• 의료기관인 요양기관: 해당 요양종별의 단가 적용

• 의과대학 기초의학교실, 진단검사의학교실, 기타 장관이 인정하는 기관: 의원의 단가 적용

• 치과대학구강병리학교실: 치과의원의 단가 적용

(3) 특정내역기재란에 발생단위구분, 해당 줄번호, 해당 특정내역 구분코드(JS005)

를 입력하고, 기재형식에 따라 [검사기관(수탁기관)기호/검사의뢰일]을 기재한다.

아. 영상진단 및 방사선치료료

• 영상진단(핵의학영상진단 및 골밀도검사 포함) 및 방사선치료료의 해당란(분류, 횟수란 등)에는 촬영부위, 촬영매수, 재료대 등을 다음과 같이 기재한다.

(1) 단순영상 진단

예시 의원급 단순영상진단(흉부 2매)의 경우

코드	분류명	단가	일투	총투	금액
G2102 K2053003	흉부 단순영상진단 2매 방사선필름 14"×17"	9,680 1,710	1 2	1 1	9,680 3,420

(2) 병원급 위장조영특수영상진단 8매의 경우

예시 의원급 단순영상진단(흉부 2매)의 경우

코드	분류명	단가	일투	총투	금액
HA010	위장조영	35,960	1	1	35,960
K2056001	방사선필름 10"×12"	858	4	1	3,432
K2058001	방사선필름 8"×10"	572	4	1	2,288
664100510	로바스과립(4g)	311	1	1	311
650100021	가소콜액	25	10	1	250
625400012	바리탑에치디현탁용분말	26	300	1	7,800

(3) CT영상 진단

예시 병원급에서 조영제 사용 "복부 CT"를 상근하는 영상의학과 전문의가 판독하고, 판독소견서를 작성·비치한 경우

▶ HA465006

조영제사용 복부CT(HA465) ×[100%+10%(영상의학과전문의판독)]

= 1,379.27(조영제사용 복부CT) ×(1+0.1)

= 1,517.20(소수점 이하 셋째 자리에서 4사5입) ×79.7원

= 120,920원(10원 미만 4사5입)

(4) MRI영상진단

예시 종합병원에 입원한 A환자의 외부병원 뇌(일반) MRI를 영상의학과 전문의가 2023.7.1.에 판독하고, 2023.7.5.에 3.0테슬라 이상, 품질관리 적합판정된 장비로 뇌 MRI를 '조영제 주입 전·후 촬영'방법으로 시행하고 영상의학과 전문의가 판독하여 판독소견서를 작성·비치한 경우

▶ 정보통신망 또는 전산매체로 청구하는 경우

항	목	줄번호	코드구분	코드	단가	일투	총투	금액
S	02	0050	1	HJ601	112,750	1	1	112,750
S	02	0051	1	HI201015	227,020	1	1	227,020
S	02	0052	1	HJ201004	108,100	1	1	108,100
S	02	0053	1	HB021	3,430	1	1	3,430
S	02	0054	3	641100391	34,923	1	1	34,923

특정내역기재란

발생단위구분	줄번호	특정내역구분	특정내역
2	0050	JT001[주1)]	HI101
2	0050	JT020[주2)]	20230701
2	0051	JT020[주2)]	20230705
2	0052	JT020[주2)]	20230705

주1) 특정내역 JT001: MRI 외부병원 필름 판독료 청구 시 실제 촬영된 자기공명영상진단 (MRI) 확인 코드 기재

주2) 특정내역 JT020: 입원 진료시 MRI검사 시행일자, MRI 외부병원 필름 판독일자를 기재

▶ 서면으로 청구하는 경우

구	분	(I)	(II)	코드	분류명	단가	일투	총투	금액
S. 마취료	② MRI 1회	38,353원	447,870원	HJ601	뇌MRI-외부병원 필름판독-영상의학과전문의	112,750	1	1	112,750
				HI201015	뇌MRI-조영제 주입전·후 촬영 판독(3테슬라 이상) 품질관리검사 적합판정	227,020	1	1	227,020

구	분	(I)	(II)	코드	분류명	단가	일투	총투	금액
				HJ201004	뇌MRI-조영제 주입전·후 촬영 판독료-영상의학 전문의 판독	108,100	1	1	108,100
				HB021	FULL PACS (특수영상)	3,430	1	1	3,430
				641100391	가도비스트주사	34,923	1	1	34,923
					특정내역	HJ601 외부필름판독료, HI101 HJ601 외부필름판독료, 2023.7.1. HI201015 뇌MRI, 2023.7.5. HI201004 뇌MRI판독료, 2023.7.5.			

(5) 방서성동위원소 사용 시

① 심근스캔에 99m TcO4 20mci(Generator를 사용한 경우)와 Pyrophosphate 1vial을 사용한 경우

- 구입가 : 99m TcO4 1mci 2,600원(상한금액 2,700원)

  Pyrophosphate 1vial 14,540원(상한금액 14,546원)

☞ Generator를 이용한 99m TcO4를 사용한 경우에는 요양기관이 실제 구입한 금액을 불문하고 "약제 급여 목록 및 급여 상한금액표"에 등재된 상한금액(2,700원/mci)으로 기재

예시

▶ 정보통신망 또는 전산매체로 청구하는 경우

항	목	줄번호	코드구분	코드	단가	일투	총투	금액
10	01	0022	3	656900510	2,700	20	1	54,000
10	01	0023	3	656900871	14,540	1	1	14,540

특정내역기재란

발생단위구분	줄번호	특정내역구분	특정내역
2	0022	JS002	45
2	0023	JS002	45

주) 방사성동위원소는 코드구분을 "3"으로 기재

▶ 서면으로 청구하는 경우

분류(예외구분코드)	단가	일투	총투	금액
(45) 울트라테크네카우제너레이터	2,700	20	1	54,000
(45) 테크네피로인산키트주사	14,540	1	1	14,540

자. 보훈 등 100분의100본인부담 및 비급여

(1) 보훈위탁진료 요양기관의 보훈국비환자 진료분과 보훈병원의 국비일반 대상자 진료분 및 국비보험(급여) 대상자 2차 명세서(보훈병원 의료수가기준을 적용한 진료내역)인 경우에 기재한다. 단, 보훈병원의 비급여항은 건강보험기준과 달리 적용하는 행위료 및 재료대를 기재한다.

(2) 의약품, 치료재료, 진료행위에 따라 각 목별로 구분하여 기재하며, 의약품 · 치료재료가 아닌 경우 및 정맥내유지침 등 상대가치점수표에 따른 산정항목은 '3목 진료행위'에 기재한다.

※ '목'구분 : 01(의약품), 02(치료재료), 03(진료행위)

차. 기타

(1) 준용항목

① 준용항목이 요양기관 종별가산율이 적용되는 항목인 경우에는 해당 진료수가 코드별로 '일투'에 "종별가산율"을 적용한다.

예시 병원급 요양기관에서 철조법을 준용하여 부비동염에 STI(Sinus Trans Iluminator) 장비를 이용한 검사를 실시한 경우

▶ 정보통신망 또는 전산매체로 청구하는 경우

항	목	줄번호	코드구분	코드	분류명	단가	일투	총투	금액
09	01	0022	2	JJJJJJ		6,250	1.2	1	7,500

특정내역기재란

발생단위구분	줄번호	특정내역구분	특정내역
2	0022	JS009	부비동염에 STI 장비를 이용한 검사, 철조법(F6030) ×100%

주1) 특정내역구분 JS009: '준용항목'임을 표시하는 특정내역 구분코드

주2) 특정내역 "부비동염에 STI 장비를 이용한 검사, 철조법×100%": 진료행위명 및 산출식

▶ 서면으로 청구하는 경우

코드	분류	단가	일투	총투	금액
JJJJJJ	부비동염에 STI 장비를 이용한 검사	6,250	1.2	1	7,500
특정내역	철조법(F6030) (100%)에 준용함				

(2) 시설, 장비 등 공동이용시

① 시설 등 공동이용을 의뢰한 요양기관에서 청구한다.

② 「단가」는 공동이용하여 진료한 해당 진료수가(분류코드)의 상대가치점수에 시설, 장비 등을 제공한 요양기관의 유형별 점수당 단가를 적용하고, 공동이용 요양기관(시설, 장비 등 제공기관)의 요양기관 종별가산율을 일투에 적용한다.

③ 특정내역기재란에 발생단위구분, 해당 줄번호, 해당 특정내역 구분코드(JS006)를 입력하고, 기재형식에 따라 [실시기관(시설, 장비 등 제공기관) 요양기관기호/진료의뢰일]을 기재한다.

※ 서면으로 청구하는 경우 : 특정내역란에 “해당 진료항목”과 “K”, “실시기관(시설, 장비 등 제공기관) 요양기관기호”, “진료의뢰일”을 기재

(3) 개방병원 진료시

① 참여의의 참여없이 개방병원에 검사 등만 의뢰하여 진료한 경우

㉠ 개방병원에 진료를 의뢰한 참여병 · 의원에서 청구한다.

㉡ 「단가」는 개방병원에서 진료한 해당 진료수가(분류코드)의 상대가치점수에 개방병원의 점수당 단가를 적용하고, 개방병원의 요양기관 종별가산율을 일투에 적용한다.

㉢ 특정내역기재란에 발생단위구분, 해당 줄번호, 해당 특정내역 구분코드(JS007)를 입력하고, 기재형식에 따라 [실시기관(개방병원) 요양기관기호/진료의뢰일]을 기재한다.

※ 서면으로 청구하는 경우 : 특정내역란에 “해당 진료항목”과 “P”, “실시기관(개방병원) 요양기관기호”, “진료의뢰일”을 기재

② 참여의가 개방병원에서 입원, 외래 수술 등을 진료한 경우

㉠ 개방병원에서 청구한다.

㉡ 「단가」는 개방병원 단가를 적용하고, 개방병원 종별가산율은 요양급여비용총액 1 산출시 일괄 적용한다.

㉢ 특정내역기재란에 발생단위구분, 해당 특정내역 구분코드(MT003)를 입력하고, 기재형식에 따라 [의뢰한 요양기관(참여병 · 의원)기호/진료형태]를 기재한다.

※ 서면으로 청구하는 경우 : 명세서상단 '상해외인'란에 "P"를 기재하고, 특정내역란에 의뢰한 요양기관(참여병 · 의원)기호 및 진료형태(입원, 외래)를 기재

(4) 타 요양기관 진료의뢰시

① 타 요양기관에 진료를 의뢰한 요양기관에서 청구한다.

② 「단가」는 진료를 의뢰한 해당 진료수가(분류코드)의 상대가치점수에 의뢰받아 진료를 실시한 기관의 유형별 점수당 단가를 적용하고, 의뢰받아 진료를 실시한 기관의 요양기관 종별가산율을 일투에 적용한다.

③ 특정내역기재란에 발생단위구분, 해당 줄번호, 해당 특정내역 구분코드 (JS008)를 입력하고, 기재형식에 따라 "의뢰받아 진료를 실시한 요양기관기호 /진료의뢰일"을 기재한다.

※ 서면으로 청구하는 경우 : 특정내역란에 "해당 진료항목"과 "T", "의뢰받아 진료를 실시한 요양기관기호", "진료의뢰일"을 기재

④ 요양급여비용 본인일부부담금

- 진료를 의뢰한 요양기관의 진료형태(입원/외래)에 따른 본인부담률을 적용한다.

※ 외래진료 중 타 요양기관에 진료의뢰 한 경우에는 의뢰받아 진료를 실시한 요양기관에서도 해당 요양급여비용을 청구할 수 있다. 이 경우, 의뢰 받아 진료를 실시한 요양기관의 「단가」 적용, 요양기관 종별가산율은 요양급여비용총액 1을 산출 시 일괄 적용 및 외래 본인부담률을 적용한다.

2.2 치과명세서

가. 상병명

(1) 통계청 고시 「한국표준질병 · 사인분류」에 따라 분류기호를 주상병, 부상병, 배제

된 상병 순으로 기재하되, 주상병은 반드시 첫 번째 자리(제1단)에만 기재하고, 부상병, 배제된 상병은 각각 2개 이상인 경우 중요도 순으로 각각 기재한다. '상병분류구분'란에 주상병은 '1', 부상병은 '2', 배제된 상병은 '3'을 함께 기재하며, 건강보험심사평가원장이 정하여 공고한 "치식구분 기재 요령"에 따라 상병의 부위(치식)를 표시한다.

나. 검사, 마취, 처치 및 수술

(1) 외래의 경우 처치 및 수술은 내역에 따른 행위별 구분란에 그 단위금액 및 실시치아수 또는 실시횟수를 기재하고, 분류란에도 실시부위(치식), 코드 (분류명), 실시치아수 또는 실시횟수 및 금액을 기재한다.

(2) 입원의 경우에는 실시한 처치 및 수술의 코드(분류명), 실시부위(치식), 실시횟수 및 금액을 분류내역란에 기재하고, 실시종목수와 합계한 금액을 구분란과 진료행위(Ⅱ)란에 기재한다.

(3) 검사, 마취의 경우에도 건강보험심사평가원장이 정하여 공고한 "치식구분 기재 요령"에 따라 해당 부위(치식)를 표시한다.

(4) 요양급여비용 명세서 "구분"란에 명시되어 있지 아니한 항목은 "기타"란에 기재하고, "분류"란에 그 내역을 상세히 기재한다(서면만 해당).

다. 치료재료

(1) 「치료재료 급여 · 비급여 목록 및 급여상한금액표」에 따라 치료재료에 산정하는 단가는 등재된 상한금액 범위 내에서 실구입가로 산정하되, "사용량"은 실사용량을 불문하고 상기 기준에서 정한 "사용기준량"으로 산정한다.

※ 근관충전용실러, 임시충전제, 근관충전제 등 행위료에 포함되어 별도 산정이 불가한 치료재료는 산정하지 아니함

예시 글래스아이오노머(화학중합)의 경우 1일 투여량 및 금액 산정방법

분류명	품 명	기준 사용량	코 드	구입금액 (원)	상한금액 (원)
글래스아이오노머	FUJI Ⅱ(1-1 pack)	32회	L7250161	48,640	48,640

☞ FUJI Ⅱ(1-1 pack)를 치아 1회에 사용하였을 경우 1일투여량 및 금액
- 1일 투여량: 기준사용량이 32회이므로 1회 ÷32회 = 0.03
- 금액: 48,640원 ×0.03(1일 투여량) = 1,459원

▶ 정보통신망 또는 전산매체로 청구하는 경우

항	목	코드구분	코드	단가	일투	총투	금액
08	01	8	L7250161	48,640	0.03	1	1,459

주1) "단가"란은 상한금액의 범위 내에서 실제 구입한 금액을 기재
주2) "일투"는 소수점 이하 셋째 자리에서 4사5입하여 소수점 이하 둘째 자리까지 기재
주3) 치료재료 코드구분은 "8"을 기재

▶ 서면으로 청구하는 경우

코드	분류	단가	일투	총투	금액
L7250161	FUJI II(1-1 pack)	48,640	0.03	1	1,459

주1) "단가"란은 상한금액의 범위 내에서 실제 구입한 금액을 기재
주2) "일투"는 소수점 이하 셋째 자리에서 4사5입하여 소수점 이하 둘째 자리까지 기재

라. 치과처치 및 수술약어표

약어	원어	약어	원어
보통	보통처치	치주처치	치주치료후처치
복조	치수복조	러버댐	러버댐장착
즉처	즉일충전처치	응급근관	응급근관처치
지각과민	지각과민처치	보철물제거	치관수복물또는보철물의 제거
즉발근충	당일발수 · 근충	치아진정	치아진정처치
근관와동	근관와동형성	발치 유	유치
근세척	근관세척	전	전치
근충	근관충전	구	구치
치은박리	치은박리소파술	난	난발치
내소염	구강내소염수술	매	매복치
후처치	수술후처치	–	–

마. 기타

(1) 본인부담상한제 적용 명세서 분철방법

① 등록 치과임플란트 진료와 타 진료 분리 및 본인부담상한제 적용여부

– 등록 치과임플란트 진료 및 타 진료(등록 틀니 등) 명세서 분리청구

– 등록 치과임플란트 진료 명세서는 본인부담상한제 미적용에 따라 본인부담

상한액초과금 기재하지 않음

(2) 그 외 기타사항은 의과명세서 작성요령과 동일하게 작성한다.

2.3 한방명세서

가. 단가, 금액

(1) 기준처방(임의처방)별 1일당 약가 또는 "한약제제 급여목록 및 상한금액표"상의 단위가격을 기재하되, 기준처방(임의처방)별 1일당 약가는 원미만을 4사5입 하여 금액을 정확히 기재한다.

(2) 단미엑스산제(분할투여한 처방)인 경우 1일투여량 란에 1일 총투여량(소수점 이하 셋째 자리에서 4사5입)을 기재하며, 총투여일수 란에는 실 투여일수를 기재한다.

(3) 금액은 기준처방(임의처방)별 1일당 약가 또는 "한약제제 급여목록 및 상한 금액표"단위가격에 1일 투여량 및 총투여일수를 곱하여 금액란에 기재한다.

나. 협의진찰료

(1) 양 · 한방 협진체계로 양방요양기관에 입원중인 환자를 한방의사가 진료하는 경우 협의진찰료는 "01항 99목 기타"란에 기재한다.

※ 서면으로 청구하는 경우: "1. 진찰료 ③기타"란의 기본진료 · 약제(I)란에 기재

예시

▶ 정보통신망 또는 전산매체로 청구하는 경우

항	목	코드구분	코드	단가	일투	총투	금액
01	99	A	11900	6,410	1	1	6,410

▶ 서면으로 청구하는 경우

구분		기본진료 (I)	진료행위 (II)	분류	단가	일투	총투	금액
진찰료	③ 기타	6,410		11900 협의진찰료	6,410	1	1	6,410

다. 가정간호 기본방문료

(1) 가정간호 기본방문료는 진료담당 한의사의 진단과 처방에 따라 가정전문간호사가

가정간호대상 환자에게 가정간호를 시행한 경우에 산정하며, 외래 명세서의 진료내역 "01항 99목 기타"란에 기재하고, 실제 방문한 가정전문 간호사의 면허종류와 면허번호 및 「본인일부부담금 산정특례에 관한 기준」에 따른 해당 특정기호 "V008(또는 V194, V231, V293, V251, V274, V801, V811)"을 반드시 기재한다.

※ 서면으로 청구하는 경우: 명세서 상단 "특정기호"란에 해당 특정기호 "V008(또는 V194, V231, V293, V251, V274, V801, V811)"을 반드시 기재하고, "1. 진찰료 -④가정간호기본방문료"의 기본진료 · 약제(Ⅰ)란에 기재

(2) 가정전문간호사 1인당 가정간호 방문 횟수(가정간호 기본방문료 총 청구건수를 의미함)는 월평균(또는 주평균) 1일 7회까지 인정(이 경우 의료급여 환자를 포함)하며, 가정간호 기본방문료를 산정하는 경우에는 1개월(또는 1주일) 동안 요양기관이 건강보험심사평가원에 신고한 가정전문간호사별 방문일수를 심사청구서별(접수번호별)로 첫 번째 명세서에만 특정내역 기재란에 기재하여 청구한다.

※ 월평균(주평균) 가정간호 방문횟수(가정간호 기본방문료 총 청구건수): 1개월간(1주일간) 총 가정간호 기본방문료 청구건수÷1개월간(1주일간) 가정전문간호사 방문일수의 합

※ 가정전문간호사 방문일수:
명일련 단위 특정내역 구분코드 'MT062'에 '1개월 또는 1주일 동안 각 가정전문간호사별 방문일수 합/가정전문간호사 면허번호/방문일수/ 가정전문간호사 면허번호/방문일수...'순으로 기재
(서면으로 청구하는 경우에는 명세서 하단 "특정내역"란에 특정내역 구분코드 'MT062'기재형식에 따라 기재하되, "1번 명일련"에 기재)

(3) 「사회복지사업법」에 따른 사회복지시설(「노인장기요양법」에 따른 장기요양기관을 포함) 내에서 시설입소자에게 가정간호를 실시한 경우에는 가정간호 기본방문료 소정점수의 50%를 산정하며, 이 경우 명세서 특정내역기재란에 해당 요양시설기호를 기재하여 청구한다.

※ 요양시설기호: 줄번호 단위 특정내역 구분코드 'JS015'에 기재

라. 식대

(1) 입원환자에게 식사를 제공하는 경우 식사종류(기본식사, 식사가산)에 따라 “02항 04목(기본식대), 11목(가산식대)”란에 각각 기재한다.

※ 서면으로 청구하는 경우: “2.입원료 등-④기본식대, ⑤가산식대”란의 (Ⅰ)란에 기재

마. 투약료

(1) 임의처방

① 정보통신망 및 전산매체 청구 시

(기재요령)

구분	임의처방	사용단미제
코드	C####0000 (####은 임의처방의 고유번호로서 동일 명세서 내에서 서로 다른 처방내역에 대한 코드가 중복되지 않도록 부여)	단미제 해당코드
단가	임의처방단가 (사용 단미제의 금액 SUM)	코드별 단가
일투	1(연령별 체감내용은 소수로 표현)	1일 총투여량
총투	약제 총 투여일수	1
금액	단가×일투×총투	단가×일투
준용명	임의처방명 (특정내역란에 기재)	기재하지 않음
가감 등 구분	H######### (#########의 자리에는 임의처방의 한약제제 코드와 동일한 9자리)	
비고	요양급여비용총액 1에 산입	요양급여비용총액 1에는 관련 없음

② 서면 청구시

㉠ 임의처방 1일 약가에 1일 투여량 및 총 투여일수를 곱한 후 원미만은 4사5입한다.

예시

분 류	단 가	1일투여량	총투여일수	금 액
C00010000 강독작감탕	557	1	3	1,671
623002560 감초엑스산	60	2	–	120
655001250 강활엑스산	109	2	–	218
655002090 독활엑스산	59	2	–	118
623002950 작약엑스산	67	1.5	–	주)101
계	4종	7.5g	–	557

주) 한의사의 임의처방인 강독작감탕을 투여 시 작약엑스산의 1일 투여 금액은 100.5원(67×1.5=100.5)에서 원미만 4사5입하여 101원으로 하고, 1일 약가는 557원(120+218+118+101=557)으로 총 3일 투여 시 1,671원(557×1×3=1,671)으로 산정

㉡ 임의처방을 만6세 소아에게 투여 시 처방별 1일 약가에 1일 투여량 및 총투여일수를 곱한 후 원미만은 4사5입한다.

예시

분 류	단 가	1일투여량	총투여일수	금 액
C00020000 가전평위산	1,979	0.5	3	주2)2,969
623002950 작약	67	8	–	536
655002090 독활	59	7	–	413
661300180 감초	60	8	–	480
623003210 천문동	62	3.6	–	주1)223
655001250 강활	109	3	–	327
계	5종	29.6g	–	1,979

주1) 만6세 소아에게 한의사의 임의처방인 가전평위산을 투여 시 천문동엑스산의 1일투여 금액은 223.2원(62×3.6=223.2)에서 원미만은 4사5입하여 223원으로 하고, 1일 약가는 1,979원 (536+413+480+223+327=1,979)으로 기재

주2) 총 3일 투여 시 2,968.5원(1,979(1일 약가)×0.5×3=2,968.5)에서 원미만은 4사5입하여 2,969원으로 산정

(2) 기준처방 또는 혼합엑스 산제

- 기준처방별 1일약가에 1일투여량 및 총투여일수를 곱하여 산정한다.

㉠ 성인

예시 오적산을 3일 투여한 경우(기준처방 가격표의 복용기준으로 투여 시)

코드구분	코 드	단 가	1일투여량	총투여일수	금 액
C	655006390	1,444	1	3	4,332

㉡ 소아

예시 오적산을 만 1세 이상 만 7세 미만 소아에게 복용기준으로 3일 투여한 경우

코드구분	코 드	단 가	1일투여량	총투여일수	금 액
C	655006390	1,444	0.5	3	2,166

(3) 기준처방에 가감이 있는 경우

① 기준처방약제에 가 · 감이 있는 경우에는 기준처방약제, 가미제 및 감미제를 모두 기재하며, 감미제에 해당되는 경우 금액란에는 "–"금액으로 기재한다. 또한, 기준처방, 단미엑스산제별로 가 · 감등 구분코드를 다음과 같이 기재한다. 기준처방은 "B#########", 감미제는 "S#########", 가미제는 "A#########"의 코드를 기재하며, "#########"의 자리에는 기준처방의 한약제제 코드와 동일한 9자리를 기재한다.

예시 오적산에 갈근엑스산 8g을 가(加)하고, 후박엑스산 1.6g을 감(減)한 경우

▶ 정보통신망 또는 전산매체로 청구하는 경우

코드구분	코 드	단 가	1일 투여량	총투여일수	금 액	가·감등 구분
C	655006390	1,444	1	3	4,332	B655006390
C	655001600	96	2	3	576	A655006390
C	623002950	67	1	3	–201	S655006390

▶ 서면으로 청구하는 경우

분 류	단 가	1일투여량	총투여일수	금 액
655006390 오적산	1,444	1	3	4,332
655001600 가)갈근	96	2	3	576
623002950 감)후박	67	1	3	–201
계				4,707

바. 고정용신축성 붕대 등 치료재료대 및 변증기술료

(1) 변증기술료, 시술 및 처치 시 사용된 치료재료대의 비용은 "04항 99목 기타"란에 기재한다.

– 치료재료대는 '약제 및 치료재료의 비용에 대한 결정기준'에 따라 상한금액 범위

내에서 요양기관에서 구입한 실구입가에 따른 실사용량으로 청구

※ 서면으로 청구하는 경우: 치료재료대는 "4.시술및처치료 ⑤기타"란의 기본진료 약제(I)란에 기재하고, 변증기술료는 "4.시술및처치료 ⑤기타"란의 진료행위 (II)란에 기재한다.

예시 ▶ 정보통신망 또는 전산매체로 청구하는 경우

항	목	코드 구분	코 드	단가	일투	총투	금액
04	99	A	40400(변증기술료)	3,680	1	1	3,680
04	99	H	K7203036 (탄력붕대7.5*215cm)	401	1	1	401

※ 탄력붕대의 코드구분은 반드시 "H"로 기재하여야 하며, 코드는 「치료재료 급여·비급여목록 및 급여상한금액표」에 등재된 코드로 청구하여야 함

▶ 서면으로 청구하는 경우

구 분		(I)	(II)	분 류	단가	일투	총투	금액
4.시술 및 처치료	⑤기타	401	3,680	40400 변증기술료	3,680	1	1	3,680
				K7203036 탄력붕대 7.5*215cm	401	1	1	401

사. 한방 물리치료

(1) 한의사가 온냉경락요법을 실시하고 요양급여비용 청구시에는 "04항 99목 기타"란에 기재한다.

※ 서면으로 청구하는 경우: "4.시술및처치료 ⑤기타"란의 진료행위(II)란에 기재

예시 ▶ 정보통신망 또는 전산매체로 청구하는 경우

항	목	코드 구분	코 드	단가	일투	총투	금액
04	99	A	40700(경피경근온열요법)	2,000	1	1	2,000

▶ 서면으로 청구하는 경우

구 분		(I)	(II)	분 류	단가	일투	총투	금액
4.시술 및 처치료	⑤기타		2,000	40700 경기경근온열요법	2,000	1	1	2,000

(2) 추나요법

① 추나요법은 건강보험심사평가원에 '추나요법 급여 사전 교육'(대한한의사협회 주관) 이수를 신고한 한의사가 한방 진료과목 개설 요양기관(요양병원 제외)에서 요양급여 대상인 추나요법을 시행한 경우에 산정한다.

② 요양급여 대상 추나요법의 본인부담률은 「국민건강보험법 시행령」에 따라 보건복지부장관이 정하여 고시하는 '추나요법 요양급여 대상 질환 및 본인부담률'을 적용한다.

③ 추나요법 요양급여비용은 명세서 진료내역의 "04항(시술 및 처치료) 99목(기타)"란에 기재하고, 실제 추나요법을 실시한 한의사의 "면허종류"와 "면허번호"를 기재하여 청구한다.

※ 서면으로 청구하는 경우: "4.시술및처치료 ⑤기타"란의 진료행위(Ⅱ)란에 기재

④ 한의사 1인당 1일 추나요법 실시 인원 적용기준에 따라, 1개월(또는 1주일) 동안 대한한의사협회 '추나요법 급여 사전 교육'을 이수한 각 한의사별 근무일수와 면허번호를 심사청구서별(접수번호별) 첫 번째 명세서에만 특정내역기재란(MT055)에 기재하여 청구한다.

※ 서면으로 청구하는 경우: 1번 명세서의 하단 "특정내역"란에 기재

※ 월평균(주평균) 추나요법 실시인원: 1개월(1주일)간 총 추나요법 청구건수(추나요법 실시 연인원)÷1개월(1주일)간 한의사 근무일수

※ 특정내역 MT055(추나요법 한의사 근무일수): 1개월 또는 1주일 동안 대한한의사협회 '추나요법 급여 사전 교육'을 이수한 각 한의사별 근무일수 합/한의사 면허번호/근무일수/한의사 면허번호/근무일수... 순으로 기재. 단, 주 3일 이상이면서 20시간 이상 근무하는 격일제, 시간제 근무자는 1개월(주단위 청구의 경우 1주일) 동안 재직한 일수의 1/2(소수점이하 4사5입)로 기재하되, 최대 15일(주단위 청구는 주3일)을 초과할 수 없음

아. 기타

- 그 외 기타사항은 의과와 동일한 방법으로 기재한다.

참고문헌

건강보험심사평가원. 요양급여비용 청구방법, 심사청구서·명세서서식 및 작성요령. 2023.7

제8장

요양급여비용 청구방법 및 청구서·명세서 작성 실제

학습목표

1. 요양급여비용명세서를 외래와 입원으로 구분하여 진료과별로 작성할 수 있다.
2. 진료기록지를 활용하여 요양급여비용명세서를 작성할 수 있다.
3. 요양기관 종별을 변경하여 청구실무 능력을 향상시킬 수 있다.

제1절 외래

1. 이비인후과 초진

환자정보	보험대상	건강보험대상자	의료기관	명 칭	●●●●●
	환자성명	◇◇◇		요양기관기호	12345678
	피보험자	◆◆◆		전 화 번 호	02-001-0001
내원일자		20○○-□□-△△		팩 스 번 호	02-001-0002
증번호		■■■■■■■■■■■■	초재진구분		초진
처방전발급번호		20○○□□△△-12345	진료과목		이비인후과

P.I

BT : 36.8　　Cough(-)

sore throat, mucoid rhinorrhea

Dx.

- J20.9　　Acute bronchitis, unspecified
- J30.4　　Allergic rhinitis, unspecified

Doctor Order (원외처방)

- 클라멘틴정 625㎎　　1Tab t.i.d × 4days
- 애니펜정 400㎎　　1Tab t.i.d × 4days
- 슈다페디정　　0.5Tab t.i.d × 4days
- 코데날정　　1Tab t.i.d × 4days
- 몬테포스정 10㎎　　1Tab sem.i.d n × 4days

〈명세서 작성 조건〉

1. 64세 미만 성인
2. 평일 9시~18시 내에 방문한 초진환자

〈명세서 작성 추가 연습〉

1. 의료기관 내원일자를 평일 야간진료, 공휴일 등에 따라 요양급여비용명세서를 작성해 본다.
2. 환자가 재진(야간, 공휴일)일 경우 요양급여비용명세서를 작성해 본다.
3. 환자를 65세 이상인 경우로 구분하여 요양급여비용명세서를 작성해 본다.

의과 외래 요양급여명세서 작성 (의원급, 교사용)
(별지 제11호서식)

의과 외래

요양급여비용명세서

서식번호	G	I	0	3	요양기관	
등록번호		증번호	■■■■■■■■■■■■		기호	12345678
가입자성명	◇◇◇	공상 등 구분			명칭	●●●●
수진자성명	◆◆◆	주민등록번호	-			

상병명	분류기호	수술	진료과목	상해외인	특정기호	면허종류	면허번호	내원일자	요양급여일수(원내투약일수포함)	진료결과
상세불명의 급성 기관지염	J20.9	0	13					ㅁㅁ-△△	1일	1
상세불명의 알레르기비염	J30.4	0							일	
									일	

구분		기본진료 약제,특정 재료(Ⅰ)	진료행위(Ⅱ)
1. 진찰료(외래관리료 포함)	①초 진 1 회	17,610원	야간,공휴 회
	②재 진 회	원	야간,공휴 회
	③의약품관리료 ④응급 및 회송료 ⑤가정간호기본방문료	원 원 원	
	⑥만성질환관리료 회	원	
3. 투약료 및 처방전	①내 복 일분	원	원
	②외 용 일분	원	원
	③처방전 1 회	0 원	
4. 주사료	①피하 또는 근육내 일 ②정맥내 일 ③수액제 회 ④기 타 회 ⑤특정재료 ⑥수 혈 회	원 원 원 원 원 원	원 원 원 원 원
5. 마취료	① 회	원	원
6. 이학요법료	① 종	원	원
7. 정신요법료	① 종	원	원
8. 처치 및 수술료	①처치 및 수술 종 ③캐스트 회	원 원	원 원
9. 검사료	①자체검사 종 ②위탁검사관리 ③위탁검사 종	원 원 원	원
10.영상진단 및 방사선 치료료	①진 단 종 ②치 료 종	원 원	원 원
S. 특수장비	①CT 회	원	원
	②MRI 회	원	원
	③PET 회	원	원
T. 특수재료 및 관련 행위료	①치료재료 ②진료행위	원 원	 원
A. 100분의50 본인부담	①의약품	원	원
	②치료재료	원	원
	③진료행위	원	원
B. 100분의80 본인부담	①의약품	원	원
	②치료재료	원	원
	③진료행위	원	원
D. 100분의30 본인부담	①의약품	원	원
	②치료재료	원	원
	③진료행위	원	원
E. 100분의90 본인부담	①의약품	원	원
	②치료재료	원	원
	③진료행위	원	원
U. 건강보험 100분의100 본인부담	①의약품 ②치료재료 ③진료행위	원 원 원	원 원 원
V. 보훈 등 100분의100 본인부담	①의약품 ②치료재료 ③진료행위	원 원 원	원 원 원
W. 비급여	①의약품 ②치료재료 ③진료행위	원 원 원	원 원 원
투약료총액			원
특수장비총액			원
특수재료 및 관련 행위료 총액			원
보훈 등 100분의100본인부담금총액			원
비급여총액			원
11. 소계		17,610 원	0 원
12. 가산율		0 %	0 원
15. 요양급여비용총액 1			17,610 원
16. 본인일부부담금 (30%)			5,200 원
일련번호		※심사조정	
수진자 일련번호	1-1		

처방전 발급번호	20○○○ㅁㅁ△△-12345	처방일수	4	본인부담금 발생횟수		직접조제횟수	
점검번호							

약품코드(일반명 또는 제품명 코드)	약품명(일반명 또는 제품명)		1회투약량	1일투여횟수	총투약일수	본인부담률 구분코드		
코드	분류(예외구분코드)	단가	1회투약량	1일투여량 또는 실시횟수	총투여일수 또는 실시횟수	금액	면허종류	면허번호
1. 진찰료								
AA154	**초진진찰료**	17,610	1	1	1	17,610		
※ 처방약								
696602030	클라멘틴정 625mg	483	1	3	4			
650204900	애니펜정 400mg	154	1	3	4			
643900710	슈다페디정	32	0.5	3	4			
645701150	코데날정	30	1	3	4			
696601380	몬테포스정 10mg	658	1	1	4			

특정내역

수술 코드

17. 지원금	원
18. 장애인의료비	원
19. 청구액	12,410 원
20. 본인부담상한액초과금	원
21. 요양급여비용총액 2, 진료비총액	17,610 원
22. 보훈청구액	원
23. 건강보험 100분의100본인부담금총액	원
24. 보훈본인일부부담금	원
25. 100분의100미만 총액	원
26. 100분의100미만 본인일부부담금	원
27. 100분의100미만 청구액	원
28. 100분의100미만 보훈청구액	원

※심사내역	구분	코드	조정	Ⅰ, Ⅱ
				감Ⅰ
				감Ⅱ
				증Ⅰ
				증Ⅱ
	계			

190mm×320mm(일반용지 60g/㎡(재활용품))

[일 자 별]

의과 외래 요양급여명세서 작성(병원급, 읍면지역, 교사용)
(별지 제11호서식)

의과 외래

서식번호	G	I	O	3	요양급여비용명세서		요양기관	
등록번호					증번호	■■■■■■■■■■■	기호	12345678
가입자성명	◇◇◇				공상 등 구분			
수진자성명	◆◆◆				주민등록번호	–	명칭	●●●●

상병명	분류기호	수술	진료과목	상해외인	특정기호	면허종류	면허번호	내원일자	요양급여일수(원내투약일수포함)	진료결과
상세불명의 급성 기관지염	J20.9	0	13					ㅁㅁ-△△	1일	
상세불명의 알레르기비염	J30.4	0							일	1
	.								일	

처방전 발급번호	20○○ㅁㅁ△△-12345	처방일수	4	본인부담금 발생횟수		직접조제횟수	
점검번호							

구분		기본진료 약제,특정재료(I)	진료행위(II)
1. 진찰료(외래관리료 포함)	①초진 1회	16,960원	야간,공휴 회
	②재진 회	원	야간,공휴 회
	③의약품관리료	원	
	④응급 및 회송료	원	
	⑤가정간호기본방문료	원	
	⑥만성질환관리료 회	원	
3. 투약료 및 처방전	①내복 일분	원	원
	②외용 일분	원	원
	③처방전 1회	0원	
4. 주사료	①피하 또는 근육내 일	원	원
	②정맥내 일	원	원
	③수액제 회	원	원
	④기타 회	원	원
	⑤특정재료	원	
	⑥수혈 회	원	원
5. 마취료	① 회	원	원
6. 이학요법료	① 종	원	원
7. 정신요법료	① 종	원	원
8. 처치 및 수술료	①처치 및 수술 종	원	원
	③캐스트 회	원	원
9. 검사료	①자체검사 종	원	원
	②위탁검사관리	원	
	③위탁검사 종	원	
10. 영상진단 및 방사선 치료료	①진단 종	원	원
	②치료 종	원	원
S. 특수장비	①CT 회	원	원
	②MRI 회	원	원
	③PET 회	원	원
T. 특수재료 및 관련 행위료	①치료재료	원	
	②진료행위	원	원
A. 100분의50 본인부담	①의약품	원	원
	②치료재료	원	원
	③진료행위	원	원
B. 100분의80 본인부담	①의약품	원	원
	②치료재료	원	원
	③진료행위	원	원
D. 100분의30 본인부담	①의약품	원	원
	②치료재료	원	원
	③진료행위	원	원
E. 100분의90 본인부담	①의약품	원	원
	②치료재료	원	원
	③진료행위	원	원
U. 건강보험 100분의100 본인부담	①의약품	원	원
	②치료재료	원	원
	③진료행위	원	원
V. 보훈 등 100분의100 본인부담	①의약품	원	원
	②치료재료	원	원
	③진료행위	원	원
W. 비급여	①의약품	원	원
	②치료재료	원	원
	③진료행위	원	원
투약료총액			원
특수장비총액			원
특수재료 및 관련 행위료 총액			원
보훈 등 100분의100본인부담금총액			원
비급여총액			원
11. 소계		16,960 원	0 원
12. 가산율		5 %	0 원
15. 요양급여비용총액 1			16,960 원
16. 본인일부부담금 **(동지역 35%)**			5,900 원
일련번호		※심사조정	
수진자 일련번호	1-1		

약품코드(일반명 또는 제품명 코드)	약품명(일반명 또는 제품명)		1회투약량	1일투여횟수	총투약일수	본인부담률 구분코드		
코드	분류(예외구분코드)	단가	1회투약량	1일투여량 또는 실시횟수	총투여일수 또는 실시횟수	금액	면허종류	면허번호
1. 진찰료								
AA155	**초진진찰료**	16,960	1	1	1	16,960		
※ 처방약								
696602030	클라멘틴정 625mg	483	1	3	4			
650204900	애니펜정 400mg	154	1	3	4			
643900710	슈다페디정	32	0.5	3	4			
645701150	코데날정	30	1	3	4			
696601380	몬테포스정 10mg	658	1	1	4			

특정내역	
수술 코드	

17. 지원금	원
18. 장애인의료비	원
19. 청구액	11,060 원
20. 본인부담상한액초과금	원
21. 요양급여비용총액 2, 진료비총액	16,960 원
22. 보훈청구액	원
23. 건강보험 100분의100본인부담금총액	원
24. 보훈본인일부부담금	원
25. 100분의100미만 총액	원
26. 100분의100미만 본인일부부담금	원
27. 100분의100미만 청구액	원
28. 100분의100미만 보훈청구액	원

※ 심사내역

구분	코드	조정	I, II
			감 I
			감 II
			증 I
			증 II
계			

190mm×320mm(일반용지 60g/㎡(재활용품))

[일 자 별]

의과 외래 요양급여명세서 작성(병원급, 동지역, 교사용)
(별지 제11호서식)

의과
외래

요양급여비용명세서

서식번호	G	I	O	3	요양기관	
등록번호		증번호	■■■■■■■■■■■		기 호	12345678
가입자성명	◇◇◇	공상 등 구분			명 칭	●●●●
수진자성명	◆◆◆	주민등록번호	–			

상 병 명	분류기호	수술	진료과목	상해외인	특정기호	면허종류	면허번호	내원일자	요양급여일수(원내투약일수포함)	진료결과
상세불명의 급성 기관지염	J20.9	0	13					□□-△△	1일	1
상세불명의 알레르기비염	J30.4	0							일	
	.								일	

구	분	기본진료 약제,특정 재료(I)	진료행위(II)
1. 진찰료(외래관리료 포함)	①초 진 1 회	16,960원	야간,공휴 회
	②재 진 회	원	야간,공휴 회
	③의약품관리료	원	
	④응급 및 회송료	원	
	⑤가정간호기본방문료	원	
	⑥만성질환관리료 회	원	
3. 투약료 및 처방전	①내 복 일분	원	원
	②외 용 일분	원	원
	③처방전 1 회	0원	
4. 주사료	①피하 또는 근육내 일	원	원
	②정맥내 일	원	원
	③수액제 회	원	원
	④기 타 회	원	원
	⑤특정재료	원	
	⑥수 혈 회	원	원
5. 마취료	① 회	원	원
6. 이학요법료	① 종	원	원
7. 정신요법료	① 종	원	원
8. 처치 및 수술료	①처치 및 수술 종	원	원
	③캐스트 회	원	원
9. 검사료	①자체검사 종	원	원
	②위탁검사관리	원	
	③위탁검사 종	원	
10. 영상진단 및 방사선 치료료	①진 단 종	원	원
	②치 료 종	원	원
S. 특수장비	①CT 회	원	원
	②MRI 회	원	원
	③PET 회	원	원
T. 특수재료 및 관련 행위료	①치료재료	원	
	②진료행위		원
A. 100분의50 본인부담	①의약품	원	원
	②치료재료	원	원
	③진료행위	원	원
B. 100분의80 본인부담	①의약품	원	원
	②치료재료	원	원
	③진료행위	원	원
D. 100분의30 본인부담	①의약품	원	원
	②치료재료	원	원
	③진료행위	원	원
E. 100분의90 본인부담	①의약품	원	원
	②치료재료	원	원
	③진료행위	원	원
U. 건강보험 100분의100 본인부담	①의약품	원	원
	②치료재료	원	원
	③진료행위	원	원
V. 보훈 등 100분의100 본인부담	①의약품	원	원
	②치료재료	원	원
	③진료행위	원	원
W. 비급여	①의약품	원	원
	②치료재료	원	원
	③진료행위	원	원

처방전 발급번호	20○○□□△△-12345	처방일수	4	본인부담금 발생횟수		직접조제 횟수	
점검번호							

약품코드(일반명 또는 제품명 코드)	약품명(일반명 또는 제품명)		1회투약량	1일투여횟수	총투약일수	본인부담률 구분코드		
코드	분류(예외구분코드)	단가	1회투약량	1일투여량 또는 실시횟수	총투여일수 또는 실시횟수	금액	면허종류	면허번호
1. 진찰료								
AA155	초진진찰료	16,960	1	1	1	16,960		
※ 처방약								
696602030	클라멘틴정 625㎎	483	1	3	4			
650204900	애니펜정 400㎎	154	1	3	4			
643900710	슈다페디정	32	0.5	3	4			
645701150	코데날정	30	1	3	4			
696601380	몬테포스정 10㎎	658	1	1	4			

특정내역

수술 코드

항목	(I)	(II)	항목	금액
투약료총액		원	17. 지원금	원
특수장비총액		원	18. 장애인의료비	원
특수재료 및 관련 행위료 총액		원	19. 청구액	10,260 원
보훈 등 100분의100본인부담금총액		원	20. 본인부담상한액초과금	원
비급여총액		원	21. 요양급여비용총액 2. 진료비총액	16,960 원
11. 소계	16,960 원	0 원	22. 보훈청구액	원
12. 가산율	5 %	0 원	23. 건강보험 100분의100본인부담금총액	원
15. 요양급여비용총액 1		16,960 원	24. 보훈본인일부부담금	원
16. 본인일부부담금 **(동지역 40%)**		6,700 원	25. 100분의100미만 총액	원
일련번호	※심사조정		26. 100분의100미만 본인일부부담금	원
수진자 일련번호 1–1			27. 100분의100미만 청구액	원
			28. 100분의100미만 보훈청구액	원

※ 심사내역

구 분	코 드	조 정	I, II
			감 I
			감 II
			증 I
			증 II
계			

190mm×320mm(일반용지 60g/㎡(재활용품))

[일 자 별]

의과 외래 요양급여명세서 작성(종합병원급, 읍면지역, 교사용)
(별지 제11호서식)

의과 외래

서식번호	G	I	O	3	요양급여비용명세서		요양기관	
등록번호					증번호	■■■■■■■■■■■■	기 호	12345678
가입자성명	◇◇◇				공상 등 구분			
수진자성명	◆◆◆				주민등록번호	–	명 칭	●●●●

상병명	분류기호	수술	진료과목	상해외인	특정기호	면허종류	면허번호	내원일자	요양급여일수(원내투약일수포함)	진료결과
상세불명의 급성 기관지염	J20.9	0	13					□□-△△	1 일	1
상세불명의 알레르기비염	J30.4	0							일	
	.								일	

구분		기본진료 약제,특정재료(I)	진료행위(II)
1. 진찰료(외래관리료 포함)	①초 진 1 회	18,870원	야간,공휴 회
	②재 진 회	원	야간,공휴 회
	③의약품관리료 ④응급 및 회송료 ⑤가정간호기본방문료	원 원 원	
	⑥만성질환관리료 회	원	
3. 투약료 및 처방전	①내 복 일분	원	원
	②외 용 일분	원	원
	③처방전 1 회	0 원	
4. 주사료	①피하 또는 근육내 일 ②정맥내 일 ③수액제 회 ④기 타 회 ⑤특정재료 ⑥수 혈 회	원 원 원 원 원 원	원 원 원 원 원
5. 마취료	① 회	원	원
6. 이학요법료	① 종	원	원
7. 정신요법료	① 종	원	원
8. 처치 및 수술료	①처치 및 수술 종 ③캐스트 회	원 원	원 원
9. 검사료	①자체검사 종 ②위탁검사관리 ③위탁검사 종	원 원 원	원
10. 영상진단 및 방사선 치료료	①진 단 종 ②치 료 종	원 원	원 원
S. 특수장비	①CT 회	원	원
	②MRI 회	원	원
	③PET 회	원	원
T. 특수재료 및 관련 행위료	①치료재료 ②진료행위	원 원	 원
A. 100분의50 본인부담	①의약품	원	원
	②치료재료	원	원
	③진료행위	원	원
B. 100분의80 본인부담	①의약품	원	원
	②치료재료	원	원
	③진료행위	원	원
D. 100분의30 본인부담	①의약품	원	원
	②치료재료	원	원
	③진료행위	원	원
E. 100분의90 본인부담	①의약품	원	원
	②치료재료	원	원
	③진료행위	원	원
U. 건강보험 100분의100 본인부담	①의약품 ②치료재료 ③진료행위	원 원 원	원 원 원
V. 보훈 등 100분의100 본인부담	①의약품 ②치료재료 ③진료행위	원 원 원	원 원 원
W. 비급여	①의약품 ②치료재료 ③진료행위	원 원 원	원 원 원

처방전 발급번호	20○○□□△△-12345	처방일수	4	본인부담금 발생횟수		직접조제횟수	
점검번호							

약품코드(일반명 또는 제품명 코드)	약품명(일반명 또는 제품명)		1회투약량	1일투여횟수	총투약일수	본인부담률 구분코드		
코드	분류(예외구분코드)	단가	1회투약량	1일투여량 또는 실시횟수	총투여일수 또는 실시횟수	금액	면허종류	면허번호
1. 진찰료								
AA156	초진진찰료	18,870	1	1	1	18,870		
※ 처방약								
696602030	클라멘틴정 625mg	483	1	3	4			
650204900	애니펜정 400mg	154	1	3	4			
643900710	슈다페디정	32	0.5	3	4			
645701150	코데날정	30	1	3	4			
696601380	몬테포스정 10mg	658	1	1	4			

특정내역

수술 코드			

투약료총액		원	17. 지원금	원
특수장비총액		원	18. 장애인의료비	원
특수재료 및 관련 행위료 총액		원	19. 청구액	10,470 원
보훈 등 100분의100본인부담금총액		원	20. 본인부담상한액초과금	원
비급여총액		원	21. 요양급여비용총액 2, 진료비총액	18,870 원
11. 소계	18,870 원	0 원	22. 보훈청구액	원
12. 가산율	10 %	0 원	23. 건강보험 100분의100본인부담금총액	원
15. 요양급여비용총액 1		18,870 원	24. 보훈본인일부부담금	원
16. 본인일부부담금 **(동지역 45%)**		8,400 원	25. 100분의100미만 총액	원
일련번호		※심사조정	26. 100분의100미만 본인일부부담금	원
수진자 일련번호	1-1		27. 100분의100미만 청구액	원
			28. 100분의100미만 보훈청구액	원

※ 심사내역

구 분	코 드	조 정	I, II
			감 I
			감 II
			증 I
			증 II
계			

190mm×320mm(일반용지 60g/㎡(재활용품))

[일 자 별]

의과 외래 요양급여명세서 작성(종합병원급, 동지역, 교사용)
(별지 제11호서식)

의과 외래

서식번호	G	I	O	3	요양급여비용명세서		요양기관	
등록번호					증번호	■■■■■■■■■■■	기호	12345678
가입자성명	◇◇◇				공상 등 구분		명칭	●●●●
수진자성명	◆◆◆				주민등록번호	-		

상병명	분류기호	수술	진료과목	상해외인	특정기호	면허종류	면허번호	내원일자	요양급여일수(원내투약일수포함)	진료결과
상세불명의 급성 기관지염	J20.9	0	13					□□-△△	1일	1
상세불명의 알레르기비염	J30.4	0							일	
									일	

구분		기본진료 약제,특정재료(Ⅰ)	진료행위(Ⅱ)
1. 진찰료(외래관리료 포함)	①초 진 1 회	18,870원	야간,공휴 회
	②재 진 회	원	야간,공휴 회
	③의약품관리료 ④응급 및 회송료 ⑤가정간호기본방문료	원 원 원	
	⑥만성질환관리료 회	원	
3. 투약료 및 처방전	①내 복 일분	원	원
	②외 용 일분	원	원
	③처방전 1 회	0 원	
4. 주사료	①피하 또는 근육내 일 ②정맥내 일 ③수액제 회 ④기 타 회 ⑤특정재료 ⑥수 혈 회	원 원 원 원 원 원	원 원 원 원 원
5. 마취료	① 회	원	원
6. 이학요법료	① 종	원	원
7. 정신요법료	① 종	원	원
8. 처치 및 수술료	①처치 및 수술 종 ③캐스트 회	원 원	원 원
9. 검사료	①자체검사 종 ②위탁검사관리 ③위탁검사 종	원 원 원	원
10. 영상진단 및 방사선 치료료	①진 단 종 ②치 료 종	원 원	원 원
S. 특수장비	①CT 회	원	원
	②MRI 회	원	원
	③PET 회	원	원
T. 특수재료 및 관련 행위료	①치료재료 ②진료행위	원 원	 원
A. 100분의50 본인부담	①의약품	원	원
	②치료재료	원	원
	③진료행위	원	원
B. 100분의80 본인부담	①의약품	원	원
	②치료재료	원	원
	③진료행위	원	원
D. 100분의30 본인부담	①의약품	원	원
	②치료재료	원	원
	③진료행위	원	원
E. 100분의90 본인부담	①의약품	원	원
	②치료재료	원	원
	③진료행위	원	원
U. 건강보험 100분의100 본인부담	①의약품 ②치료재료 ③진료행위	원 원 원	원 원 원
V. 보훈 등 100분의100 본인부담	①의약품 ②치료재료 ③진료행위	원 원 원	원 원 원
W. 비급여	①의약품 ②치료재료 ③진료행위	원 원 원	원 원 원

처방전 발급번호	20○○□□△△-12345	처방일수	4	본인부담금 발생횟수		직접조제횟수	
점검번호							

약품코드(일반명 또는 제품명 코드) / 코드	약품명(일반명 또는 제품명) / 분류(예외구분코드)	단가	1회투약량	1일투여횟수 / 1일투여량 또는 실시횟수	총투여일수 / 총투여일수 또는 실시횟수	본인부담률 구분코드 / 금액	면허종류	면허번호
1. 진찰료								
AA156	초진진찰료	18,870	1	1	1	18,870		
※ 처방약								
696602030	클라멘틴정 625mg	483	1	3	4			
650204900	애니펜정 400mg	154	1	3	4			
643900710	슈다페디정	32	0.5	3	4			
645701150	코데날정	30	1	3	4			
696601380	몬테포스정 10mg	658	1	1	4			

특정내역	
수술 코드	

투약료총액		원
특수장비총액		원
특수재료 및 관련 행위료 총액		원
보훈 등 100분의100본인부담금총액		원
비급여총액		원
11. 소계	18,870 원	0 원
12. 가산율	10 %	0 원
15. 요양급여비용총액 1		18,870 원
16. 본인일부부담금 (동지역 50%)		9,400 원
일련번호		※심사조정
수진자 일련번호	1-1	

17. 지원금	원
18. 장애인의료비	원
19. 청구액	9,470 원
20. 본인부담상한액초과금	원
21. 요양급여비용총액 2, 진료비총액	18,870 원
22. 보훈청구액	원
23. 건강보험 100분의100본인부담금총액	원
24. 보훈본인일부부담금	원
25. 100분의100미만 총액	원
26. 100분의100미만 본인일부부담금	원
27. 100분의100미만 청구액	원
28. 100분의100미만 보훈청구액	원

※ 심사내역

구 분	코 드	조 정	Ⅰ, Ⅱ
			감Ⅰ
			감Ⅱ
			증Ⅰ
			증Ⅱ
계			

190mm×320mm(일반용지 60g/㎡(재활용품))

[일 자 별]

의과 외래 요양급여명세서 작성(상급종합병원급, 교사용)
(별지 제11호서식)

의과 외래

서식번호	G	I	O	3	요양급여비용명세서		요양기관	
등록번호					증번호	■■■■■■■■■■■	기호	12345678
가입자성명	◇◇◇				공상 등 구분			
수진자성명	◆◆◆				주민등록번호	–	명칭	●●●●

상병명	분류기호	수술	진료과목	상해외인	특정기호	면허종류	면허번호	내원일자	요양급여일수 (원내투약일수포함)	진료결과
상세불명의 급성 기관지염	J20.9	0	13					ㅁㅁ-△△	1일	1
상세불명의 알레르기비염	J30.4	0							일	
	.								일	

구분		기본진료 약제,특정 재료(I)	진료행위(II)
1. 진찰료 (외래관리료 포함)	①초 진 1 회	20,770원	야간,공휴 회
	②재 진 회	원	야간,공휴 회
	③의약품관리료 ④응급 및 회송료 ⑤가정간호기본방문료	원 원 원	
	⑥만성질환관리료 회	원	
3. 투약료 및 처방전	①내 복 일분	원	원
	②외 용 일분	원	원
	③처방전 1 회	0 원	
4. 주사료	①피하 또는 근육내 일 ②정맥내 일 ③수액제 회 ④기 타 회 ⑤특정재료 ⑥수 혈 회	원 원 원 원 원 원	원 원 원 원 원
5. 마취료	① 회	원	원
6. 이학요법료	① 종	원	원
7. 정신요법료	① 종	원	원
8. 처치 및 수술료	①처치 및 수술 종 ③캐스트 회	원 원	원 원
9. 검사료	①자체검사 종 ②위탁검사관리 ③위탁검사 종	원 원 원	원
10. 영상진단 및 방사선 치료료	①진 단 종 ②치 료 종	원 원	원 원
S. 특수장비	①CT 회	원	원
	②MRI 회	원	원
	③PET 회	원	원
T. 특수재료 및 관련 행위료	①치료재료 ②진료행위	원 원	 원
A. 100분의50 본인부담	①의약품	원	원
	②치료재료	원	원
	③진료행위	원	원
B. 100분의80 본인부담	①의약품	원	원
	②치료재료	원	원
	③진료행위	원	원
D. 100분의30 본인부담	①의약품	원	원
	②치료재료	원	원
	③진료행위	원	원
E. 100분의90 본인부담	①의약품	원	원
	②치료재료	원	원
	③진료행위	원	원
U. 건강보험 100분의100 본인부담	①의약품 ②치료재료 ③진료행위	원 원 원	원 원 원
V. 보훈 등 100분의100 본인부담	①의약품 ②치료재료 ③진료행위	원 원 원	원 원 원
W. 비급여	①의약품 ②치료재료 ③진료행위	원 원 원	원 원 원

처방전 발급번호	20ㅇㅇㅇㅁㅁ△△-12345	처방일수	4	본인부담금 발생횟수		직접조제 횟수
점검번호						

약품코드 (일반명 또는 제품명 코드) / 코드	약품명 (일반명 또는 제품명) / 분류 (예외구분코드)	단가	1회투약량	1일투여횟수 / 1일투여량 또는 실시횟수	총투약일수 / 총투여일수 또는 실시횟수	본인부담률 구분코드 / 금액	면허종류	면허번호
1. 진찰료								
AA157	**초진진찰료**	20,770	1	1	1	20,770		
※ 처방약								
696602030	클라멘틴정 625mg	483	1	3	4			
650204900	애니펜정 400mg	154	1	3	4			
643900710	슈다페디정	32	0.5	3	4			
645701150	코데날정	30	1	3	4			
696601380	몬테포스정 10mg	658	1	1	4			

특정내역

수술 코드			

투약료총액		원	17. 지원금	원
특수장비총액		원	18. 장애인의료비	원
특수재료 및 관련 행위료 총액		원	19. 청구액	70 원
보훈 등 100분의100본인부담금총액		원	20. 본인부담상한액초과금	원
비급여총액		원	21. 요양급여비용총액 2. 진료비총액	20,770 원
11. 소계	20,770 원	0 원	22. 보훈청구액	원
12. 가산율	15 %	0 원	23. 건강보험 100분의100본인부담금총액	원
15. 요양급여비용총액 1		20,770 원	24. 보훈본인일부부담금	원
16. 본인일부부담금 (100%)		20,700 원	25. 100분의100미만 총액	원
일련번호			26. 100분의100미만 본인일부부담금	원
수진자 일련번호	1-1	※심사조정	27. 100분의100미만 청구액	원
			28. 100분의100미만 보훈청구액	원

※ 심사내역

구분	코드	조정	I, II
			감 I
			감 II
			증 I
			증 II
계			

190mm×320mm(일반용지 60g/㎡(재활용품))

[일 자 별]

(별지 제11호서식)...의과 외래 요양급여명세서 작성(연습용)

의과 외래

서식번호	G	I	O	3	요양급여비용명세서	요양기관	
등록번호					증번호	기호	
가입자성명					공상 등 구분	명칭	
수진자성명					주민등록번호		

상병명	분류기호	수술	진료과목	상해외인	특정기호	면허종류	면허번호	내원일자	요양급여일수(원내투약일수포함)	진료결과
	.								일	
	.								일	
	.								일	

구분			기본진료 약제,특정재료(I)	진료행위(II)
1. 진찰료(외래관리료 포함)	①초 진	회	원	야간,공휴 회
	②재 진	회	원	야간,공휴 회
	③의약품관리료		원	
	④응급 및 회송료		원	
	⑤가정간호기본방문료		원	
	⑥만성질환관리료	회	원	
3. 투약료 및 처방전	①내 복	일분	원	원
	②외 용	일분	원	원
	③처방전	회	원	
4. 주사료	①피하 또는 근육내	일	원	원
	②정맥내	일	원	원
	③수액제	회	원	원
	④기 타	회	원	원
	⑤특정재료		원	
	⑥수 혈	회	원	원
5. 마취료	①	회	원	원
6. 이학요법료	①	종	원	원
7. 정신요법료	①	종	원	원
8. 처치 및 수술료	①처치 및 수술	종	원	원
	③캐스트	회	원	원
9. 검사료	①자체검사	종	원	원
	②위탁검사관리		원	
	③위탁검사	종	원	
10. 영상진단 및 방사선 치료료	①진 단	종	원	원
	②치 료	종	원	원
S. 특수장비	①CT	회	원	원
	②MRI	회	원	원
	③PET	회	원	원
T. 특수재료 및 관련 행위료	①치료재료		원	
	②진료행위		원	원
A. 100분의50 본인부담	①의약품		원	원
	②치료재료		원	원
	③진료행위		원	원
B. 100분의80 본인부담	①의약품		원	원
	②치료재료		원	원
	③진료행위		원	원
D. 100분의30 본인부담	①의약품		원	원
	②치료재료		원	원
	③진료행위		원	원
E. 100분의90 본인부담	①의약품		원	원
	②치료재료		원	원
	③진료행위		원	원
U. 건강보험 100분의100 본인부담	①의약품		원	원
	②치료재료		원	원
	③진료행위		원	원
V. 보훈 등 100분의100 본인부담	①의약품		원	원
	②치료재료		원	원
	③진료행위		원	원
W. 비급여	①의약품		원	원
	②치료재료		원	원
	③진료행위		원	원
투약료총액				원
특수장비총액				원
특수재료 및 관련 행위료 총액				원
보훈 등 100분의100본인부담금총액				원
비급여총액				원
11. 소계			원	원
12. 가산율			%	원
15. 요양급여비용총액 1				원
16. 본인일부부담금				원
일련번호			※심사조정	
수진자 일련번호				

처방전 발급번호		처방일수		본인부담금 발생횟수		직접 조제 횟수	
점검번호							

약품코드(일반명 또는 제품명 코드)	약품명(일반명 또는 제품명)		1회투약량	1일투여횟수	총투약일수	본인부담률 구분코드		
코드	분류(예외구분코드)	단가	1회투약량	1일투여량 또는 실시횟수	총투여일수 또는 실시횟수	금액	면허종류	면허번호

특정내역	
수술 코드	

17. 지원금	원
18. 장애인의료비	원
19. 청구액	원
20. 본인부담상한액초과금	원
21. 요양급여비용총액 2, 진료비총액	원
22. 보훈청구액	원
23. 건강보험 100분의100본인부담금총액	원
24. 보훈본인일부부담금	원
25. 100분의100미만 총액	원
26. 100분의100미만 본인일부부담금	원
27. 100분의100미만 청구액	원
28. 100분의100미만 보훈청구액	원

※심사내역

구 분	코 드	조 정	I, II
			감 I
			감 II
			증 I
			증 II
계			

190mm×320mm(일반용지 60g/㎡(재활용품))

[일 자 별]

2. 심장내과 재진

<table>
<tr><td rowspan="3">환자정보</td><td>보험대상</td><td>건강보험대상자</td><td rowspan="4">의료기관</td><td>명 칭</td><td>●●●●●</td></tr>
<tr><td>환자성명</td><td>◇◇◇</td><td>요양기관기호</td><td>12345678</td></tr>
<tr><td>피보험자</td><td>◆◆◆</td><td>전 화 번 호</td><td>02-001-0001</td></tr>
<tr><td colspan="2">내원일자</td><td>20○○-□□-△△</td><td>팩 스 번 호</td><td>02-001-0002</td></tr>
<tr><td colspan="2">증번호</td><td>■■■■■■■■■■■</td><td colspan="2">초재진구분</td><td>재진</td></tr>
<tr><td colspan="2">처방전발급번호</td><td>20○○□□△△-12345</td><td colspan="2">진료과목</td><td>심장내과</td></tr>
</table>

P.I
- 본원에서 종합검진 후 고혈압이 의심되어 내원하여 지난주에 검진
- 검진결과 확인 차 내원

Vital sign
- BP : 130/80mmHg
- PR : 70/회
- BMI : 21.17mg/dℓ

Past Hx.(-) :
- 고혈압(-), 심장질환(-), 결핵(-), 당뇨병(-), 간질환(-), 알러지(-), 암질환(-),
- 입원력(-), 수술력(-), 약물복용력(-)

PE
- Total cholesterol :179
- HDL-C : ▲75
- LDL-C : 104
- TG : 85
- Bilirubin, Total : ▲1.8
- Bilirubin, Direct : ▲0.6
- no smoking
- EKG : LVH, normal EF

Dx.
- I11.9 HHD
- I63.9 Old CVA

Doctor Order 원외처방
- 카나브정 30mg 1Tab #1 × 90days
- 리피토정 20mg 1Tab #1 × 90days

〈QR코드 명세서 작성 조건〉
1. 의료기관 종별을 병원급으로 작성
2. 평일 9시~18시 내에 방문한 재진환자

〈명세서 작성 추가 연습〉
1. 의료기관 종별을 달리하여 요양급여비용명세서를 작성해 본다.

3. 내분비내과 초진 및 재진

<table>
<tr><td rowspan="3">환자정보</td><td>보험대상</td><td>건강보험대상자</td><td rowspan="4">의료기관</td><td>명 칭</td><td>●●●●●</td></tr>
<tr><td>환자성명</td><td>◇◇◇</td><td>요양기관기호</td><td>12345678</td></tr>
<tr><td>피보험자</td><td>◆◆◆</td><td>전 화 번 호</td><td>02-001-0001</td></tr>
<tr><td colspan="2">내원일자</td><td>20○○-□□-△△</td><td>팩 스 번 호</td><td>02-001-0002</td></tr>
<tr><td colspan="2">증번호</td><td>■■■■■■■■■■■</td><td colspan="2">초재진구분</td><td>초진</td></tr>
<tr><td colspan="2">처방전발급번호</td><td></td><td colspan="2">진료과목</td><td>내분비내과</td></tr>
</table>

P.I
- 본원 내원 환자이나 1년 만에 내원
- 심장수술 및 stent 삽입 등 시술 history : 없음
- HTS으로 아스피린 복용 시작 : 당시에도 먼저 상담 후 복용 시작
- 검사 후 1주일 후 내원

Past Hx.(+) : 암질환(+, renal pelvic ureteral cancer)
- 고혈압(+), 심장질환(−), 결핵(−), 당뇨병(−), 간질환(−), 알러지(−)

Dx.
- E11.9 DM without complication
- K70.0 Alcoholic fatty liver

Doctor Order
- Check V/S
- AST(SGOT), ALT(SGPT)
- 당검사(반정량), HbA1c

내원일자	20○○-□□-△△		
증번호	■■■■■■■■■■■	초재진구분	재진
처방전발급번호	20○○□□△△-12345	진료과목	내분비내과

P.I
- 최근 발치하면서 일주일간 아스피린 중단

PE
- AST(SGOT) : ▲45IU/L
- ALT(SGPT) : 35IU/L
- FBS ▲125-130-145㎎/dℓ
- HbA1c 6.4%
- metformin 증량, 고덱스 증량

Dx.

- E11.9 DM without complication
- K70.0 Alcoholic fatty liver

Doctor Order 원외처방

• 아달라트 오로스정 30(바이엘)	1Tab #1 × 60days
• 아프리린장용정 100mg	1Tab #1 × 60days
• 고덱스캡슐	4Cap #2 × 60days
• 리피토정 10mg	1Tab #1 × 60days
• 네비레트정	1Tab #1 × 60days
• 프리토 플로스정 80/12.5mg	1Tab #1 × 60days
• 글루코파지엑스알서방정 100mg	1Tab #1 × 60days

〈QR코드 명세서 작성 조건〉

1. 의료기관 종별을 병원급으로 작성
2. 평일 9시~18시 내에 방문한 환자
3. 검사는 자체검사로 화학반응 장비측정으로 수가를 산정
4. 검사에 의한 질가산은 없음으로 산정

〈명세서 작성 추가 연습〉

1. 의료기관 종별에 따라 요양급여비용명세서를 작성해 본다.
2. 환자를 65세 이상인 경우로 구분하여 요양급여비용명세서를 작성해 본다.
3. 의료기관 내원일자를 평일 야간진료, 공휴일 등에 따라 요양급여비용명세서를 작성해 본다.
4. 검사를 자체검사와 위탁검사로 구분하여 요양급여비용명세서를 작성해 본다.

4. 피부과 초진 및 재진

<table>
<tr><td rowspan="3">환자정보</td><td>보험대상</td><td>건강보험대상자</td><td rowspan="4">의료기관</td><td>명 칭</td><td>●●●●●</td></tr>
<tr><td>환자성명</td><td>◇◇◇</td><td>요양기관기호</td><td>12345678</td></tr>
<tr><td>피보험자</td><td>◆◆◆</td><td>전 화 번 호</td><td>02-001-0001</td></tr>
<tr><td colspan="2">내원일자</td><td>20○○-□□-△△</td><td>팩 스 번 호</td><td>02-001-0002</td></tr>
<tr><td colspan="2">증번호</td><td>■■■■■■■■■■■■</td><td colspan="2">초재진구분</td><td>초진</td></tr>
<tr><td colspan="2">처방전발급번호</td><td></td><td colspan="2">진료과목</td><td>피부과</td></tr>
</table>

P.I
- 다리쪽에 혹처럼 피부가 부으며, 주변이 뜨거워 피부검사 차원에서 내원
- R/O Erythema nodosum
- Onset : 5 Year
- 임신가능성으로 medication ×

Past Hx.(-) :
- 고혈압(-), 심장질환(-), 결핵(-), 당뇨병(-), 간질환(-), 암질환(-)
- 입원력(-), 수술력(-)

알레르기 및 약물 부작용(-) : 알러지(-), 약물복용력(-)

Doctor Order
- Excision & Biopsy
- Lab(채혈)
  - CBC(5종) : RBC, WBC, PLT, Hct., Hb
  - CRP, RPR Test, HBsAg/Ab
  - LFT : ALT(GPT), AST(GOT), ALP, Total Bilirubin, Albumin, Total protein
  - Total cholesterol, HDL cholesterol, Triglyceride
  - BUN/Cr, Ca, P

Pathologic Dx.
- Skin, lower leg, punch biopsy
  - Perivascular infiltration of lymphocytes in the dermis.
  - Prominant septal panniculitis of lympocytes, histocytes, neurophils, esosinophils and multinucleated giant cells.
  - Findings are suggestive of erythema nodosum.

Dx.
- L52 Erythema nodosum

<table>
<tr><td>내원일자</td><td>20○○-□□-△△</td><td></td><td></td></tr>
<tr><td>증번호</td><td>■■■■■■■■■■■■</td><td>초재진구분</td><td>재진</td></tr>
<tr><td>처방전발급번호</td><td>20○○□□△△-12345</td><td>진료과목</td><td>피부과</td></tr>
<tr><td colspan="4">Dx.
• L52 Erythema nodosum

Doctor Order
• Dressing</td></tr>
<tr><td colspan="4">〈QR코드 명세서 작성 조건〉
1. 의료기관 종별을 병원급으로 작성
2. 평일 9시~18시 내에 방문한 환자
3. 검사에 의한 질가산은 없음으로 산정</td></tr>
<tr><td colspan="4">〈명세서 작성 추가 연습〉
1. 의료기관 종별에 따라 요양급여비용명세서를 작성해 본다.
2. 검사를 자체검사와 위탁검사로 구분하여 요양급여비용명세서를 작성해 본다.
3. 진단검사 질가산 혹은 병리검사 질가산을 적용하여 요양급여비용명세서를 작성해 본다.</td></tr>
</table>

5. 이비인후과 초진 및 재진

환자정보	보험대상	의료급여대상자	의료기관	명 칭	●●●●●
	환자성명	◇◇◇		요양기관기호	12345678
	피보험자	◆◆◆		전 화 번 호	02-001-0001
내원일자		20○○-□□-△△		팩 스 번 호	02-001-0002
증번호		■■■■■■■■■■■■	초재진구분		초진
처방전발급번호		20○○□□△△-12345	진료과목		이비인후과

P.I
- 내원 2주전부터 발생한 아침에 일어날 때, 자세를 바꿀 때 심해지는 1분 정도 whirling type dizziness 있어 내원

Past Hx.(+)
- 두통(알프람, 인데놀, 리보트릴정) 및 BPPV

PE
- Dizziness
  - first onset time 2주전, recent onset time 내원 당일, 1분 정도
  - associated sx. (어지러움과 함께 악화된 증상) – HL (–) EF(+) tinnitus (–) anxitety (–) depression (–)
- HA (+)
  - severity (mild) 위치 (Occipital area)
  - 발생빈도 - 지속적, nature – 조이듯이
  - photophobia (–) phonophobia (–) agg. by physical activity (+)
  - aura (–), dizziness와 동반여부 (–)

Doctor Order (Lab)
- 신경학적 검사
- Frenzel Post Head Shaking Nystagmus Test
- Frenzel [Spontaneous and Gaze Nystagmus Test]
- Frenzel Positional Nystagmus Test
- Canalith Reposition Therapy (EPLY)

NE
- mental(alert/) or orientation (+/+/+)
- light reflex(++/++) EOM(intact)
- facial sense (symmetry) facial palsy (–)
- DTR (Normoactive) RAM (intact/intact) FTN (intact/intact)
- romberg (–) tandem gait (intact)

Dx.
- R42 Dizziness and giddiness

Docotr Order 원외처방
- 알레버트정 3Tab #3 × 3days

내원일자	20ㅇㅇ-ㅁㅁ-△△		
증번호	■■■■■■■■■■■■	초재진구분	재진
처방전발급번호		진료과목	이비인후과

P.I
- 20ㅇㅇ-ㅁㅁ-△△ VNG D-H(-/CCW)
- Sx. → improved
- PC BPPV : almost resolved
- f/u 2w later c VNG/CRT

Dx.
- R42 Dizziness and giddiness

Doctor Order (Lab)
- Frenzel Post Head Shaking Nystagmus Test
- Frenzel [Spontaneous and Gaze Nystagmus Test]
- Frenzel Positional Nystagmus Test
- Canalith Reposition Therapy (EPLY)

〈QR코드 명세서 작성 조건〉
1. 의료기관 종별을 종합병원급으로 작성
2. 평일 9시~18시 내에 방문한 환자
3. 검사에 의한 질가산은 없음으로 산정
4. 신경학적 검사는 일반검사로 수가를 산정
5. 의료급여수급권자는 2종 일반 환자임

〈명세서 작성 추가 연습〉
1. 건강보험대상자로 변경하여 요양급여비용명세서를 작성해 본다.
2. 의료기관 종별에 따라 요양급여비용명세서를 작성해 본다.

6. 정형외과 초진

환자정보	보험대상	건강보험대상자	의료기관	명　　칭	●●●●●
	환자성명	◇◇◇		요양기관기호	12345678
	피보험자	◆◆◆		전화번호	02-001-0001
내원일자		20○○-□□-△△		팩스번호	02-001-0002
증번호		■■■■■■■■■■■■	초재진구분		초진
처방전발급번호		20○○□□△△-12345	진료과목		정형외과

P.I
- Onset :3wk 전
- 부딪힘
- 좌 수부 무지 동통으로 내원

Past Hx.
- DM(−), HBP(−), hepatitis(−), Tbc(−), Allergy Hx(−)
- Op. history : −
- 사회력 : 흡연(+), 음주(+)
- 가족력 : 비특이적

PE
- fever(−), dyspnea(−), N/V(−/−), edema(−), headache/dizziness(−/−)
- general weakness/fatigue(−/−), weight change(−)

Doctor Order
- x-ray 5매
- L/T(재활저출력레이저치료)
- P/B-파라핀욕
- Short Arm Sprint
- 4주 안정 / 1주 후 물리치료

Dx.
- S63.60　　Sprain and strain of finger(s)

Pathologic Dx.
- 좌 수부 무지 중수지관절 척측측부인대 파열
- Radiologic finding : 불안정성

Doctro Order (원외처방)
- 록소펜정60㎎　　3Tab #3 × 5days
- 글로게이트정(알마케이트)_0.5g/정　　3Tab #3 × 5days

〈QR코드 명세서 작성 조건〉
1. 의료기관 종별을 의원급으로 작성
2. 토요일 9시~13시 내에 방문한 환자
3. 영상진단은 영상의학과 전문의 판독아 아닌 것으로 작성

〈명세서 작성 추가 연습〉
1. 의료기관 종별에 따라 요양급여비용명세서를 작성해 본다.
2. 방문요일 및 시간에 따라 요양급여비용명세서를 작성해 본다.

7. 정형외과 초진

<table>
<tr><td rowspan="3">환
자
정
보</td><td>보험대상</td><td>건강보험대상자</td><td rowspan="4">의
료
기
관</td><td>명 칭</td><td>●●●●●</td></tr>
<tr><td>환자성명</td><td>◇◇◇</td><td>요양기관기호</td><td>12345678</td></tr>
<tr><td>피보험자</td><td>◆◆◆</td><td>전 화 번 호</td><td>02-001-0001</td></tr>
<tr><td colspan="2">내원일자</td><td>20○○-□□-△△</td><td>팩 스 번 호</td><td>02-001-0002</td></tr>
<tr><td colspan="2">증번호</td><td>■■■■■■■■■■■■</td><td colspan="2">초재진구분</td><td>초진</td></tr>
<tr><td colspan="2">처방전발급번호</td><td>20○○□□△△-12345</td><td colspan="2">진료과목</td><td>정형외과</td></tr>
</table>

P.I
- Onset : 하루 전
- 계단에서 내려오다가 넘어짐
- 우 수부 무지 중수지 관절 동통으로 내원

Past Hx.
- Allergy Hx(−)
- Op. history(+) : 2개월 전 수술
- 가족력 : 비특이적

PE
- fever(−), dyspnea(−), N/V(−/−), edema(−)
- 두통/어지럼증(−/−)
- 성장판 손상 ⇒ 변형, 길이 차이 우려

Doctor Order
- x−ray 12매(4매*3)
- 사지골절도수정복술

Dx.
- S62.52　　Fracture of proximal phalanx of thumb

Pathologic Dx.
- 우 수부 무지 근위지골 기저부 골절
- Radiologic finding : 만족

Doctor Order (원외처방)
- 4~6주 안정 / 1주 후 일반방사선
- 크리페낙정　　1Tab bid × 7days
- 시너젯세미정　　1Tab bid × 7days
- 바메딘정　　1Tab bid × 7days
- 세카론정　　1Tab bid × 7days

〈QR코드 명세서 작성 조건〉
1. 의료기관 종별을 병원급으로 작성
2. 만8~18세 미만인 환자
3. 평일 9시~18시 내에 방문한 환자
4. 영상진단은 영상의학과 전문의 판독이 아닌 것으로 작성

〈명세서 작성 추가 연습〉
1. 의료기관 종별에 따라 요양급여비용명세서를 작성해 본다.

8. 정신건강의학과 재진

환자정보	보험대상	건강보험대상자	의료기관	명　　칭	●●●●●
	환자성명	◇◇◇		요양기관기호	12345678
	피보험자	◆◆◆		전 화 번 호	02-001-0001
내원일자		20○○-□□-△△		팩 스 번 호	02-001-0002
증번호		■■■■■■■■■■■■	초재진구분		재진
처방전발급번호			진료과목		정신건강의학과

P.I
- 증상 : 악화없음. 인지저하
- 화장실 실수 : 대소변 실수
- 바깥 출입이 어려움
- Global impression : no change
- Severity of illness : moderately ill

Past Hx.(+)
- DM(−), HBP(+), Hepatitis(−), Tbc(−), Allergy Hx(−)
- Op. history(−)

Dx.
- F00.9　Dementia in Alzheimer's disease, unspecified
- I63.9　Cerebral infarction, unspecified
- I10.9　Unspecified primary hypertension

PE
- Height 167(㎝), Weight 56.8(㎏), BMI 20.3(㎏/㎡)
- Pain(−)
- CDR=1
- 우울증 자가진단 척도 : 0점
- K-MMSE : Score 10
- Global Deterioration Scale : G-중증의 인지장애

Doctor Order
- Individual Family Therapy
- Aricept Tab 10㎎　1Tab × 1회× 180 days　'원내약'
- Lexapro Tab 10㎎　1Tab × 1회× 180 days　'원내약'
- EbiXATab 20㎎　1Tab × 1회× 180 days　'원내약'

〈QR코드 명세서 작성 조건〉

1. 의료기관 종별을 상급종합병원급으로 작성
2. 평일 9시~18시 내에 방문한 환자
3. 약가는 상한금액으로 산정

〈명세서 작성 추가 연습〉

1. 의료기관 종별에 따라 요양급여비용명세서를 작성해 본다.

제2절 입원

1. 외과계(정형외과)

환자정보	보험대상	건강보험대상자	의료기관	명 칭	●●●●●
	환자성명	◇◇◇		요양기관기호	12345678
	피보험자	◆◆◆		전 화 번 호	02-001-0001
내원일자		20○○-□□-△△		팩 스 번 호	02-001-0002
증번호		■■■■■■■■■■■■■	초재진구분		초진/입원
처방전발급번호			진료과목		정형외과

P.I
- both chest pain Facial abrasion RT yet ecchymosis
- 금일 오전 11시경 부딪혀서 본원 내원
- R/O sternum Fx
- R/O Rt 4~7th rib Fx, Lt 4~7th rib Fx
- R/O concussion, Rt. orbital contusion
- 상기병명 의심하여 adm Tx원하여 내원
- GS notify & adm

PE
- fever(−), dyspnea(−), N/V(−/−), edema(−)
- Rt. orbital area swelling ⇒ 시력 및 시야 intact
- delayed hemorrhage, hemopneumothorax 등 complications 발생가능성

Dx.
- S22.490 Multiple fracture of unspecified ribs, closed

Order
1) V/S q 8hrs
2) CBC(8종) : RBC, WBC, PLT, Hct., Hb, ESR, aPTT, PT
3) LFT(9종) : AST(GOT), ALT(GPT), ALP, γ-GTP, T-Protein, Albumin
   T-Cholesterol, Glucose, T-Bilirubin
4) BUN/Cr, Na, K, Cl
5) CRP, VDRL(RPR Test), HBsAg/Ab
6) Chest PA
7) EKG
8) Dressing
9) 정맥내유치침
10) 5% DS 500mℓ sig IV Once Injec / 암브록솔주사 INJ 2mℓ 1AMP Mixfluid
11) 프랙타주 IM, 토라렌주 IM
12) 경구약
    - 아세클낙정 2Tab #2
    - 트라펜세미정 3Tab #3

내원일자	20○○-□□-△△ ~ 20○○-□□-△△ (3일간)		
증번호	■■■■■■■■■■■■	초재진구분	입원
처방전발급번호		진료과목	정형외과

Doctor Order
1) V/S q 8hrs
2) 5% DS 1000mℓ sig IV Once Injec / 암브록솔주사 INJ 2mℓ 1AMP Mixfluid q 8hrs
3) 프랙타주 IM, 토라렌주 IM
4) Dressing
5) 경구약
   - 아세클낙정 2Tab #2
   - 트라펜세미정 3Tab #3

내원일자	20○○-□□-△△(1일간)		
증번호	■■■■■■■■■■■■	초재진구분	입원
처방전발급번호		진료과목	정형외과

Doctor Order
- Repeat 1) ~ 5)
- 정맥내유치침
- Chest PA

내원일자	20○○-□□-△△ ~ 20○○-□□-△△ (3일간)		
증번호	■■■■■■■■■■■■	초재진구분	입원
처방전발급번호		진료과목	정형외과

Doctor Order
- Repeat 1) ~ 5)

내원일자	20○○-□□-△△(1일간)		
증번호	■■■■■■■■■■■■	초재진구분	입원
처방전발급번호		진료과목	정형외과

Doctor Order
- Repeat 1) ~ 5)
- 정맥내유치침
- Chest PA

내원일자	20○○-□□-△△ ~ 20○○-□□-△△ (2일간)		
증번호	■■■■■■■■■■■■	초재진구분	입원
처방전발급번호		진료과목	정형외과

Order
- Repeat 1) ~ 5)

내원일자	20○○-□□-△△(1일간)		
증번호	■■■■■■■■■■■■	초재진구분	퇴원
처방전발급번호		진료과목	정형외과

Order
- Repeat 1) ~ 5)
- Chest PA, 흉골, 늑골 (3매)
- 경구약(퇴원약)
  - 아세클낙정 2Tab #2 × 60days
  - 트라펜세미정 3Tab #3 × 60days

〈명세서 작성 조건〉
1. 병실 : 4인실 사용
2. 식대의 영양사 가산, 조리사 가산, 입원환자 식대-직영가산 없음으로 적용
3. 영상진단 및 방사선 치료료 : 영상의학과전문의판독 없음
4. 검사는 자체검사로 진행, 질 가산은 없음

〈명세서 작성 추가 연습〉
1. 의료기관 종별에 따라 요양급여비용명세서를 작성해 본다.
2. 입원실을 구분하여 요양급여비용명세서를 작성해 본다.
3. 영양사 가산, 조리사 가산, 식대-직영 가산 등 가산을 적용하여 요양급여비용명세서를 작성해 볼 수 있다.

의과 입원 요양급여명세서 작성 (병원급, 건강보험대상자, 교사용)

요양급여비용명세서

서식번호	G	I	O	2	요양기관	
등록번호		증번호	▪▪▪▪▪▪▪▪▪▪▪		기 호	12345678
가입자성명	◇◇◇	공상 등 구분			명 칭	●●●●
수진자성명	◆◆◆	주민등록번호	–			

상병명	분류기호	수술	진료과목	상해외인	특정기호	면허종류	면허번호	당월요양개시일 / 최초입원개시일	당월요양급여일수 (투약일수포함)	진료결과
상세불명 늑골의 다발골절, 폐쇄성	S22.490	0	05	W				20○○-□□-△△	72 일	9
	.								일	
	.								일	

입원일수	12 일	처방전 발급번호		처방일수	
		점검번호			

구분	항목	수량	기본진료 약제,특정재료(I)	진료행위(II)
1. 진찰료 (외래관리료 포함)	①초 진	1 회	16,960 원	야간,공휴 회
	②재 진	회	원	야간,공휴 회
	③의약품관리료		6,920 원	
	④응급 및 회송료		원	
2. 입원료	①일 반	11 일	367,510 원	
	②내과질환자, 정신질환자 만8세미만의 소아	일	원	
	③중환자실	일	원	
	④격리병실	일	원	
	⑤신생아	일	원	
	⑥기 타	일	원	
	⑦기본식대		155,520 원	
	⑧가산식대		원	
3. 투약료 및 처방전	①내 복	72 일분	53,266 원	22,800 원
	②외 용	일분	원	원
	③처방전	회	원	
4. 주사료	①피하 또는 근육내	12 일	17,964 원	35,040 원
	②정맥내	일	원	원
	③수액제	12 회	17,130 원	45,750 원
	④기 타	22 회	8,768 원	31,240 원
	⑤특정 재료		1,320 원	
	⑥수 혈	회	원	원
5. 마취료	①	회	원	원
6. 이학요법료	①	종	원	원
7. 정신요법료	①	종	원	원
8. 처치 및 수술료	①처치 및 수술	1 종	원	73,560 원
	③캐스트	회	원	원
9. 검사료	①자체검사	27 종	78,020 원	원
	②위탁검사관리		원	
	③위탁검사	종	원	
10. 영상진단 및 방사선 치료료	①진 단	1 종	7,870 원	원
	②치 료	3 종	41,550 원	원
S. 특수장비	①CT	회	원	원
	②MRI	회	원	원
	③PET	회	원	원
A. 100분의50 본인부담	①의약품		원	원
	②치료재료		원	원
	③진료행위		원	원
B. 100분의80 본인부담	①의약품		원	원
	②치료재료		원	원
	③진료행위		원	원
D. 100분의30 본인부담	①의약품		원	원
	②치료재료		원	원
	③진료행위		원	원
E. 100분의90 본인부담	①의약품		원	원
	②치료재료		원	원
	③진료행위		원	원
U. 건강보험 100분의100 본인부담	①의약품		원	원
	②치료재료		원	원
	③진료행위		원	원
V. 보훈 등 100분의100 본인부담	①의약품		원	원
	②치료재료		원	원
	③진료행위		원	원
W. 비급여	①의약품		원	원
	②치료재료		원	원
	③진료행위		원	원

약품코드 (일반명 또는 제품명 코드) / 코드	약품명 (일반명 또는 제품명) / 분류 (예외구분코드)	단가	1회투약량	1일투여횟수 / 1일투여량 또는 실시횟수	총투약일수 / 총투여일수 또는 실시횟수	본인부담률 구분코드 / 금액	면허종류	면허번호
1. 진찰료								
AA155	초진진찰료	16,960	1	1	1	16,650		
AL300	외래의약품관리료	70	1	1	1	70		
AL762	입원환자 의약품관리료	6,850	1	1	1	6,850		
2. 입원료								
AB3J9	4인실입원료	33,410	1	1	11	367,510		
Y2300	식대	4,860	1	1	2	9,720		
Y2300	식대	4,860	1	3	10	145,800		
3. 투약 및 처방전								
J1151	퇴원환자조제료	2,400	1	1	1	2,400		
J2000	조제 · 복약지도료	1,700	1	1	12	20,400		
647300800	아세클낙정	187	1	1	2	374		
647300800	아세클낙정	187	1	2	70	26,180		
649804140	트라펜세미정	126	1	1	2	252		
649804140	트라펜세미정	126	1	3	70	26,460		
4. 주사료								
KK010	피하또는근육주사	1,460	1	2	12	35,040		
KK052	정맥내 점적주사	3,180	1	1	1	3,180		
KK053	정맥내 점적주사	3,870	1	1	11	42,570		
KK054	수액제주입로주사	1,420	1	1	2	2,840		
KK054	수액제주입로주사	1,420	1	2	10	28,400		
KK059	정맥내유치침	440	1	1	3	1,320		
649803111	토라렌주	565	1	1	12	6,780		
658601841	프랙타주	932	1	1	12	11,184		

특정내역

수술 코드

항목	(I)	(II)	항목	금액
특수장비총액		원	19. 청구액	746,630 원
보훈 등 100분의100본인부담금총액		원	20. 본인부담상한액초과금	원
비급여총액		원	21. 요양급여비용총액 2. 진료비총액	991,600 원
11. 소계	772,798 원	208,390 원	22. 보훈청구액	원
12. 가산율	5 %	10,420 원	23. 건강보험 100분의100본인부담금총액	원
15. 요양급여비용총액 1		991,600 원	24. 보훈본인일부부담금	원
16. 본인일부부담금 (20%)		244,970 원	25. 100분의100미만 총액	원
17. 지원금		원	26. 100분의100미만 본인일부부담금	원
18. 장애인의료비		원	27. 100분의100미만 청구액	원
일련번호	※심사조정		28. 100분의100미만 보훈청구액	원

※심사내역	구 분	코 드	조 정	I , II
				감 I
				감 II
				증 I
				증 II
	계			

190mm×320mm(일반용지 60g/㎡(재활용품))

의과 입원 요양급여명세서 작성 (병원급, 건강보험대상자, 교사용)

요양급여비용명세서

서식번호	G	I	O	2	요양기관	
등록번호		증번호			기호	
가입자성명		공상 등 구분			명칭	
수진자성명		주민등록번호	-			

상병명	분류기호	수술	진료과목	상해외인	특정기호	면허종류	면허번호	당월요양개시일 / 최초입원개시일	당월요양급여일수 (투약일수포함)	진료결과
								2000-ㅁㅁ-△△	일	
	.								일	
	.								일	

입원일수	12 일	기본진료 약제,특정재료(I)	진료행위(II)	처방전 발급번호		처방일수
구분				점검번호		

구분			기본진료 약제,특정재료(I)	진료행위(II)
1. 진찰료 (외래관리료 포함)	①초 진	회	원	야간,공휴 회
	②재 진	회	원	야간,공휴 회
	③의약품관리료		원	
	④응급 및 회송료		원	
2. 입원료	①일 반	일	원	
	②내과질환자, 정신질환자 만8세미만의 소아	일	원	
	③중환자실	일	원	
	④격리병실	일	원	
	⑤신생아	일	원	
	⑥기 타	일	원	
	⑦기본식대		원	
	⑧가산식대		원	
3. 투약료 및 처방전	①내 복	일분	원	원
	②외 용	일분	원	원
	③처방전	회	원	
4. 주사료	①피하 또는 근육내	일	원	원
	②정맥내	일	원	원
	③수액제	회	원	원
	④기 타	회	원	원
	⑤특정 재료		원	
	⑥수 혈	회	원	원
5. 마취료	①	회	원	원
6. 이학요법료	①	종	원	원
7. 정신요법료	①	종	원	원
8. 처치 및 수술료	①처치 및 수술	종	원	원
	③캐스트	회	원	원
9. 검사료	①자체검사	종	원	원
	②위탁검사관리		원	
	③위탁검사	종	원	
10. 영상진단 및 방사선 치료료	①진 단	종	원	원
	②치 료	종	원	원
S. 특수장비	①CT	회	원	원
	②MRI	회	원	원
	③PET	회	원	원
A. 100분의50 본인부담	①의약품		원	원
	②치료재료		원	원
	③진료행위		원	원
B. 100분의80 본인부담	①의약품		원	원
	②치료재료		원	원
	③진료행위		원	원
D. 100분의30 본인부담	①의약품		원	원
	②치료재료		원	원
	③진료행위		원	원
E. 100분의90 본인부담	①의약품		원	원
	②치료재료		원	원
	③진료행위		원	원
U. 건강보험 100분의100 본인부담	①의약품		원	원
	②치료재료		원	원
	③진료행위		원	원
V. 보훈 등 100분의100 본인부담	①의약품		원	원
	②치료재료		원	원
	③진료행위		원	원
W. 비급여	①의약품		원	원
	②치료재료		원	원
	③진료행위		원	원

약품코드 (일반명 또는 제품명 코드)	약품명 (일반명 또는 제품명)		1회투약량	1일투여횟수	총투약일수	본인부담률 구분코드		
코드	분류 (예외구분코드)	단가	1회투약량	1일투여량 또는 실시횟수	총투여일수 또는 실시횟수	금액	면허종류	면허번호
667400250	DS 500mℓ	1,004	1	1	1	1,004		
644902220	DS 1,000mℓ	1,466	1	1	11	16,126		
649801361	암브록솔주사	274	1	1	2	548		
649801361	암브록솔주사	274	1	3	10	8,220		
8. 처치 및 수술료								
M0111	단순처치(1일당)	6,130	1	1	12	73,560		
9. 검사료								
D0002030	RBC	1,040	1	1	1	1,040		
D0002010	WBC	1,040	1	1	1	1,040		
D0002070	PLT	1,040	1	1	1	1,040		
D0002050	Hct.	1,040	1	1	1	1,040		
D0002040	Hb.	1,040	1	1	1	1,040		
D0100010	ESR	1,020	1	1	1	1,020		
D1003	PT	2,000	1	1	1	2,000		
D1004	aPTT	3,230	1	1	1	3,230		
D1860	AST(GOT)	1,890	1	1	1	1,890		
D1850	ALT(GPT)	1,850	1	1	1	1,850		
D1870	ALP	1,490	1	1	1	1,490		
D1890	γ-GTP	3,430	1	1	1	3,430		
D1840	T-Protein	1,340	1	1	1	1,340		
D1880	Albumin	1,580	1	1	1	1,580		
D2611	T-Cholesterol	1,560	1	1	1	1,560		
D3022	Glucose	1,320	1	1	1	1,320		
D1830	T-Bilirubin	1,270	1	1	1	1,270		

특정내역	
수술 코드	

특수장비총액		원	19. 청구액	원
보훈 등 100분의100본인부담금총액		원	20. 본인부담상한액초과금	원
비급여총액		원	21. 요양급여비용총액 2. 진료비총액	원
11. 소계	원	원	22. 보훈청구액	원
12. 가산율	%	원	23. 건강보험 100분의100본인부담금총액	원
15. 요양급여비용총액 1		원	24. 보훈본인일부부담금	원
16. 본인일부부담금		원	25. 100분의100미만 총액	원
17. 지원금		원	26. 100분의100미만 본인일부부담금	원
18. 장애인의료비		원	27. 100분의100미만 청구액	원
일련번호		※심사조정	28. 100분의100미만 보훈청구액	원

※심사내역	구분	코드	조정	I, II
				감 I
				감 II
				증 I
				증 II
	계			

190mm×320mm(일반용지 60g/㎡(재활용품))

의과 입원 요양급여명세서 작성 (병원급, 건강보험대상자, 교사용)

요양급여비용명세서

서식번호	G	I	O	2	요양기관	
등록번호		증번호			기호	
가입자성명		공상 등 구분			명칭	
수진자성명		주민등록번호	–			

상병명	분류기호	수술	진료과목	상해외인	특정기호	면허종류	면허번호	당월요양개시일 / 최초입원개시일	당월요양급여일수(투약일수포함)	진료결과
								200○-□□-△△	일	
									일	
									일	

입원일수	12 일	기본진료 약제, 특정재료(Ⅰ)	진료행위(Ⅱ)	처방전 발급번호		처방일수
구분				점검번호		

구분	항목	단위	기본진료 약제, 특정재료(Ⅰ)	진료행위(Ⅱ)
1. 진찰료 (외래관리료 포함)	①초 진	회	원	야간,공휴 회
	②재 진	회	원	야간,공휴 회
	③의약품관리료		원	
	④응급 및 회송료		원	
2. 입원료	①일 반	일	원	
	②내과질환자, 정신질환자 만8세미만의 소아	일	원	
	③중환자실	일	원	
	④격리병실	일	원	
	⑤신생아	일	원	
	⑥기 타	일	원	
	⑦기본식대		원	
	⑧가산식대		원	
3. 투약료 및 처방전	①내 복	일분	원	원
	②외 용	일분	원	원
	③처방전	회	원	
4. 주사료	①피하 또는 근육내	일	원	원
	②정맥내	일	원	원
	③수액제	회	원	원
	④기 타	회	원	원
	⑤특정 재료		원	
	⑥수 혈	회	원	원
5. 마취료	①	회	원	원
6. 이학요법료	①	종	원	원
7. 정신요법료	①	종	원	원
8. 처치 및 수술료	①처치 및 수술	종	원	원
	③캐스트	회	원	원
9. 검사료	①자체검사	종	원	원
	②위탁검사관리		원	
	③위탁검사	종	원	
10.영상진단 및 방사선 치료료	①진 단	종	원	원
	②치 료	종	원	원
S. 특수장비	①CT	회	원	원
	②MRI	회	원	원
	③PET	회	원	원
A. 100분의50 본인부담	①의약품		원	원
	②치료재료		원	원
	③진료행위		원	원
B. 100분의80 본인부담	①의약품		원	원
	②치료재료		원	원
	③진료행위		원	원
D. 100분의30 본인부담	①의약품		원	원
	②치료재료		원	원
	③진료행위		원	원
E. 100분의90 본인부담	①의약품		원	원
	②치료재료		원	원
	③진료행위		원	원
U. 건강보험 100분의100 본인부담	①의약품		원	원
	②치료재료		원	원
	③진료행위		원	원
V. 보훈 등 100분의100 본인부담	①의약품		원	원
	②치료재료		원	원
	③진료행위		원	원
W. 비급여	①의약품		원	원
	②치료재료		원	원
	③진료행위		원	원

약품코드 (일반명 또는 제품명 코드) / 코드	약품명 (일반명 또는 제품명) / 분류 (예외구분코드)	단가	1회투약량	1일투여횟수 / 1일투여량 또는 실시횟수	총투약일수 / 총투여일수 또는 실시횟수	본인부담률 구분코드 / 금액	면허종류	면허번호
D2300	BUN	1,520	1	1	1	1,520		
D2280	Cr	1,670	1	1	1	1,670		
D2800020	Na	1,640	1	1	1	1,640		
D2800060	K	1,640	1	1	1	1,640		
D2800030	Cl	1,640	1	1	1	1,640		
D0113	CRP Test	7,030	1	1	1	7,030		
D6913	RPR Test	1,900	1	1	1	1,900		
D7015	HBsAg	12,270	1	1	1	12,270		
D7018	HBsAb	13,070	1	1	1	13,070		
E6541	EKG	8,460	1	1	1	8,460		
10. 영상진단 및 방사선 치료료								
G2101	흉부1매	7,050	1	1	1	7,050		
G2101	흉부1매	7,050	1	1	3	21,150		
G3401	흉골1매	5,800	1	1	1	5,800		
G3503	늑골3매	9,670	1	1	1	9,670		
GB031	Full PACS 1매	820	1	1	1	820		
GB031	Full PACS 1매	820	1	1	3	2,460		
GB031	Full PACS 1매	820	1	1	1	820		
GB033	Full PACS 3매	1,650	1	1	1	1,650		

특정내역	
수술 코드	

항목	금액	항목	금액
특수장비총액	원	19. 청구액	원
보훈 등 100분의100본인부담금총액	원	20. 본인부담상한액초과금	원
비급여총액	원	21. 요양급여비용총액 2. 진료비총액	원
11. 소계	원 원	22. 보훈청구액	원
12. 가산율	% 원	23. 건강보험 100분의100본인부담금총액	원
15. 요양급여비용총액 1	원	24. 보훈본인일부부담금	원
16. 본인일부부담금	원	25. 100분의100미만 총액	원
17. 지원금	원	26. 100분의100미만 본인일부부담금	원
18. 장애인의료비	원	27. 100분의100미만 청구액	원
일련번호	※심사조정	28. 100분의100미만 보훈청구액	원

※심사내역	구 분	코 드	조 정	Ⅰ.Ⅱ
				감Ⅰ
				감Ⅱ
				증Ⅰ
				증Ⅱ
	계			

190mm×320mm(일반용지 60g/㎡(재활용품))

의과 입원 요양급여명세서 작성 (종합병원급, 건강보험대상자, 교사용)

서식번호	G	I	O	2	요양급여비용명세서		요양기관	
등록번호					증번호	■■■■■■■■■■■■	기호	12345678
가입자성명	◇◇◇				공상 등 구분		명칭	●●●●
수진자성명	◆◆◆				주민등록번호	–		

상병명	분류기호	수술	진료과목	상해외인	특정기호	면허종류	면허번호	당월요양개시일 / 최초입원개시일	당월요양급여일수(투약일수포함)	진료결과
상세불명 늑골의 다발골절, 폐쇄성	S22.490	0	05	W				20○○-□□-△△	72 일	9
	.								일	
	.								일	

입원일수	12 일	처방전 발급번호		처방일수
구분		점검번호		

구분	항목	기본진료 약제,특정재료(I)	진료행위(II)
1. 진찰료(외래관리료 포함)	①초 진 1 회	18,870 원	야간,공휴 회
	②재 진 회	원	야간,공휴 회
	③의약품관리료	12,440 원	
	④응급 및 회송료	원	
2. 입원료	①일 반 11 일	439,010 원	
	②내과질환자, 정신질환자 만8세미만의 소아 일	원	
	③중환자실 일	원	
	④격리병실 일	원	
	⑤신생아 일	원	
	⑥기 타 일	원	
	⑦기본식대	163,520 원	
	⑧가산식대	원	
3. 투약료 및 처방전	①내 복 72 일분	53,266 원	22,800 원
	②외 용 일분	원	원
	③처방전 회	원	
4. 주사료	①피하 또는 근육내 12 일	17,964 원	35,040 원
	②정맥내 일	원	원
	③수액제 12 회	17,130 원	45,750 원
	④기 타 22 회	8,768 원	31,240 원
	⑤특정 재료	1,320 원	
	⑥수 혈 회	원	원
5. 마취료	① 회	원	원
6. 이학요법료	① 종	원	원
7. 정신요법료	① 종	원	원
8. 처치 및 수술료	①처치 및 수술 1 종	원	73,560 원
	③캐스트 회	원	원
9. 검사료	①자체검사 27 종	78,020 원	원
	②위탁검사관리	원	
	③위탁검사 종	원	
10. 영상진단 및 방사선 치료료	①진 단 1 종	8,220 원	원
	②치 료 3 종	43,630 원	원
S. 특수장비	①CT 회	원	원
	②MRI 회	원	원
	③PET 회	원	원
A. 100분의50 본인부담	①의약품	원	원
	②치료재료	원	원
	③진료행위	원	원
B. 100분의80 본인부담	①의약품	원	원
	②치료재료	원	원
	③진료행위	원	원
D. 100분의30 본인부담	①의약품	원	원
	②치료재료	원	원
	③진료행위	원	원
E. 100분의90 본인부담	①의약품	원	원
	②치료재료	원	원
	③진료행위	원	원
U. 건강보험 100분의100 본인부담	①의약품	원	원
	②치료재료	원	원
	③진료행위	원	원
V. 보훈 등 100분의100 본인부담	①의약품	원	원
	②치료재료	원	원
	③진료행위	원	원
W. 비급여	①의약품	원	원
	②치료재료	원	원
	③진료행위	원	원

약품코드(일반명 또는 제품명 코드) / 코드	약품명(일반명 또는 제품명) / 분류(예외구분코드)	단가	1회투약량	1일투여횟수 / 1일투여량 또는 실시횟수	총투약일수 / 총투여일수 또는 실시횟수	본인부담률 구분코드 / 금액	면허종류	면허번호
1. 진찰료								
AA156	초진진찰료	18,870	1	1	1	18,870		
AL200	외래의약품관리료	60	1	1	1	60		
AL662	입원환자 의약품관리료	12,380	1	1	1	12,380		
2. 입원료								
AB2J9	4인실입원료	39,910	1	1	11	439,010		
Y2200	기본식대	5,110	1	1	2	10,220		
Y2200	기본식대	5,110	1	3	10	153,300		
3. 투약 및 처방전								
J1151	퇴원환자조제료	2,400	1	1	1	2,400		
J2000	조제 · 복약지도료	1,700	1	1	12	20,400		
647300800	아세클낙정	187	1	1	2	374		
647300800	아세클낙정	187	1	2	70	26,180		
649804140	트라펜세미정	126	1	1	2	252		
649804140	트라펜세미정	126	1	3	70	26,460		
4. 주사료								
KK010	피하또는근육주사	1,460	1	2	12	35,040		
KK052	정맥내 점적주사	3,180	1	1	1	3,180		
KK053	정맥내 점적주사	3,870	1	1	11	42,570		
KK054	수액제주입로주사	1,420	1	1	2	2,840		
KK054	수액제주입로주사	1,420	1	2	10	28,400		
KK059	정맥내유치침	440	1	1	3	1,320		
649803111	토라렌주	565	1	1	12	6,780		
658601841	프랙타주	932	1	1	12	11,184		

특정내역	
수술 코드	

항목	(I)	(II)	항목	금액
특수장비총액		원	19. 청구액	824,050 원
보훈 등 100분의100본인부담금총액		원	20. 본인부담상한액초과금	원
비급여총액		원	21. 요양급여비용총액 2, 진료비총액	1,091,380 원
11. 소계	862,158 원	208,390 원	22. 보훈청구액	원
12. 가산율	10 %	20,839 원	23. 건강보험 100분의100본인부담금총액	원
15. 요양급여비용총액 1		1,091,380 원	24. 보훈본인일부부담금	원
16. 본인일부부담금		267,330 원	25. 100분의100미만 총액	원
17. 지원금		원	26. 100분의100미만 본인일부부담금	원
18. 장애인의료비		원	27. 100분의100미만 청구액	원
일련번호		※심사조정	28. 100분의100미만 보훈청구액	원

※심사내역	구 분	코 드	조 정	I, II
				감 I
				감 II
				증 I
				증 II
	계			

190mm×320mm(일반용지 60g/㎡(재활용품))

의과 입원 요양급여명세서 작성 (종합병원급(읍면지역), 건강보험대상자, 교사용)

서식번호	G	I	O	2	요양급여비용명세서	요양기관	
등록번호					증번호	기호	
가입자성명					공상 등 구분	명칭	
수진자성명					주민등록번호 –		

상병명	분류기호	수술	진료과목	상해외인	특정기호	면허종류	면허번호	당월요양개시일 / 최초입원개시일	당월요양급여일수(투약일수포함)	진료결과
									일	
									일	
									일	

입원일수	일	기본진료 약제,특정재료(I)	진료행위(II)	처방전 발급번호		처방일수
구분				점검번호		

구분	항목	단위	기본진료 약제,특정재료(I)	진료행위(II)
1. 진찰료 (외래관리료 포함)	①초진	회	원	야간,공휴 회
	②재진	회	원	야간,공휴 회
	③의약품관리료		원	
	④응급 및 회송료		원	
2. 입원료	①일반	일	원	
	②내과질환자, 정신질환자 만8세미만의 소아	일	원	
	③중환자실	일	원	
	④격리병실	일	원	
	⑤신생아	일	원	
	⑥기타	일	원	
	⑦기본식대		원	
	⑧가산식대		원	
3. 투약료 및 처방전	①내복	일분	원	원
	②외용	일분	원	원
	③처방전	회	원	
4. 주사료	①피하 또는 근육내	일	원	원
	②정맥내	일	원	원
	③수액제	회	원	원
	④기타	회	원	원
	⑤특정 재료		원	
	⑥수혈	회	원	원
5. 마취료	①	회	원	원
6. 이학요법료	①	종	원	원
7. 정신요법료	①	종	원	원
8. 처치 및 수술료	①처치 및 수술	종	원	원
	③캐스트	회	원	원
9. 검사료	①자체검사	종	원	원
	②위탁검사관리		원	
	③위탁검사	종	원	
10. 영상진단 및 방사선 치료료	①진단	종	원	원
	②치료	종	원	원
S. 특수장비	①CT	회	원	원
	②MRI	회	원	원
	③PET	회	원	원
A. 100분의50 본인부담	①의약품		원	원
	②치료재료		원	원
	③진료행위		원	원
B. 100분의80 본인부담	①의약품		원	원
	②치료재료		원	원
	③진료행위		원	원
D. 100분의30 본인부담	①의약품		원	원
	②치료재료		원	원
	③진료행위		원	원
E. 100분의90 본인부담	①의약품		원	원
	②치료재료		원	원
	③진료행위		원	원
U. 건강보험 100분의100 본인부담	①의약품		원	원
	②치료재료		원	원
	③진료행위		원	원
V. 보훈 등 100분의100 본인부담	①의약품		원	원
	②치료재료		원	원
	③진료행위		원	원
W. 비급여	①의약품		원	원
	②치료재료		원	원
	③진료행위		원	원

약품코드 (일반명 또는 제품명 코드) / 코드	약품명 (일반명 또는 제품명) / 분류 (예외구분코드)	단가	1회투약량	1일투여횟수 / 1일투여량 또는 실시횟수	총투약일수 / 총투여일수 또는 실시횟수	본인부담률 구분코드 / 금액	면허종류	면허번호
667400250	DS 500mℓ	1,004	1	1	1	1,004		
644902220	DS 1,000mℓ	1,466	1	1	11	16,126		
649801361	암브록솔주사	274	1	1	2	548		
649801361	암브록솔주사	274	1	3	10	8,220		
8. 처치 및 수술료								
M0111	단순처치(1일당)	6,130	1	1	12	73,560		
9. 검사료								
D0002030	RBC	1,040	1	1	1	1,040		
D0002010	WBC	1,040	1	1	1	1,040		
D0002070	PLT	1,040	1	1	1	1,040		
D0002050	Hct.	1,040	1	1	1	1,040		
D0002040	Hb.	1,040	1	1	1	1,040		
D0100010	ESR	1,020	1	1	1	1,020		
D1003	PT	2,000	1	1	1	2,000		
D1004	aPTT	3,230	1	1	1	3,230		
D1860	AST(GOT)	1,890	1	1	1	1,890		
D1850	ALT(GPT)	1,850	1	1	1	1,850		
D1870	ALP	1,490	1	1	1	1,490		
D1890	γ-GTP	3,430	1	1	1	3,430		
D1840	T-Protein	1,340	1	1	1	1,340		
D1880	Albumin	1,580	1	1	1	1,580		
D2611	T-Cholesterol	1,560	1	1	1	1,560		
D3022	Glucose	1,320	1	1	1	1,320		
D1830	T-Bilirubin	1,270	1	1	1	1,270		

특정내역	
수술 코드	

항목			항목		※심사내역	구분	코드	조정	I, II
특수장비총액		원	19. 청구액	원					
보훈 등 100분의100본인부담금총액		원	20. 본인부담상한액초과금	원					
비급여총액		원	21. 요양급여비용총액 2, 진료비총액	원					
11. 소계	원	원	22. 보훈청구액	원					
12. 가산율	%	원	23. 건강보험 100분의100본인부담금총액	원					
15. 요양급여비용총액 1		원	24. 보훈본인일부부담금	원					
16. 본인일부부담금		원	25. 100분의100미만 총액	원					감 I
17. 지원금		원	26. 100분의100미만 본인일부부담금	원					감 II
18. 장애인의료비		원	27. 100분의100미만 청구액	원					증 I
일련번호	※심사조정		28. 100분의100미만 보훈청구액	원		계			증 II

190mm×320mm(일반용지 60g/㎡(재활용품))

의과 입원 요양급여명세서 작성 (종합병원급(읍면지역), 건강보험대상자, 교사용)

서식번호	G	I	O	2	**요양급여비용명세서**	요양기관	
등록번호					증번호	기호	
가입자성명					공상 등 구분	명칭	
수진자성명					주민등록번호 –		

상병명	분류기호	수술	진료과목	상해외인	특정기호	면허종류	면허번호	당월요양개시일 / 최초입원개시일	당월요양급여일수 (투약일수포함)	진료결과
									일	
	.								일	
	.								일	

입원일수	일	처방전 발급번호		처방일수
		점검번호		

구분		기본진료 약제,특정 재료(I)	진료행위(II)
1. 진찰료 (외래관리료 포함)	①초 진 회	원	야간,공휴 회
	②재 진 회	원	야간,공휴 회
	③의약품관리료	원	
	④응급 및 회송료	원	
2. 입원료	①일 반 일	원	
	②내과질환자, 정신질환자 만8세미만의 소아 일	원	
	③중환자실 일	원	
	④격리병실 일	원	
	⑤신생아 일	원	
	⑥기 타 일	원	
	⑦기본식대	원	
	⑧가산식대	원	
3. 투약료 및 처방전	①내 복 일분	원	원
	②외 용 일분	원	원
	③처방전 회	원	
4. 주사료	①피하 또는 근육내 일	원	원
	②정맥내 일	원	원
	③수액제 회	원	원
	④기 타 회	원	원
	⑤특정 재료	원	
	⑥수 혈 회	원	원
5. 마취료	① 회	원	원
6. 이학요법료	① 종	원	원
7. 정신요법료	① 종	원	원
8. 처치 및 수술료	①처치 및 수술 종	원	원
	③캐스트 회	원	원
9. 검사료	①자체검사 종	원	원
	②위탁검사관리	원	
	③위탁검사 종	원	
10. 영상진단 및 방사선 치료료	①진 단 종	원	원
	②치 료 종	원	원
S. 특수장비	①CT 회	원	원
	②MRI 회	원	원
	③PET 회	원	원
A. 100분의50 본인부담	①의약품	원	원
	②치료재료	원	원
	③진료행위	원	원
B. 100분의80 본인부담	①의약품	원	원
	②치료재료	원	원
	③진료행위	원	원
D. 100분의30 본인부담	①의약품	원	원
	②치료재료	원	원
	③진료행위	원	원
E. 100분의90 본인부담	①의약품	원	원
	②치료재료	원	원
	③진료행위	원	원
U. 건강보험 100분의100 본인부담	①의약품	원	원
	②치료재료	원	원
	③진료행위	원	원
V. 보훈 등 100분의100 본인부담	①의약품	원	원
	②치료재료	원	원
	③진료행위	원	원
W. 비급여	①의약품	원	원
	②치료재료	원	원
	③진료행위	원	원

약품코드 (일반명 또는 제품명 코드) / 코드	약품명 (일반명 또는 제품명) / 분류 (예외구분코드)	단가	1회투약량	1일투여횟수 / 1일투여량 또는 실시횟수	총투약일수 / 총투여일수 또는 실시횟수	본인부담률 구분코드 / 금액	면허종류	면허번호
D2300	BUN	1,520	1	1	1	1,520		
D2280	Cr	1,670	1	1	1	1,670		
D2800020	Na	1,640	1	1	1	1,640		
D2800060	K	1,640	1	1	1	1,640		
D2800030	Cl	1,640	1	1	1	1,640		
D0113	CRP Test	7,030	1	1	1	7,030		
D6913	RPR Test	1,900	1	1	1	1,900		
D7015	HBsAg	12,270	1	1	1	12,270		
D7018	HBsAb	13,070	1	1	1	13,070		
E6541	EKG	8,460	1	1	1	8,460		
10. 영상진단 및 방사선 치료료								
G2101	흉부1매	7,050	1	1	1	7,050		
G2101	흉부1매	7,050	1	1	3	21,150		
G3401	흉골1매	5,800	1	1	1	5,800		
G3503	늑골3매	9,670	1	1	1	9,670		
GB021	Full PACS 1매	1,170	1	1	1	1,170		
GB021	Full PACS 1매	1,170	1	1	3	3,510		
GB021	Full PACS 1매	1,170	1	1	1	1,170		
GB023	Full PACS 3매	2,330	1	1	1	2,330		

특정내역

수술 코드

특수장비총액	원	19. 청구액	원
보훈 등 100분의100본인부담금총액	원	20. 본인부담상한액초과금	원
비급여총액	원	21. 요양급여비용총액 2, 진료비총액	원
11. 소계 원	원	22. 보훈청구액	원
12. 가산율 %	원	23. 건강보험 100분의100본인부담금총액	원
15. 요양급여비용총액 1	원	24. 보훈본인일부부담금	원
16. 본인일부부담금	원	25. 100분의100미만 총액	원
17. 지원금	원	26. 100분의100미만 본인일부부담금	원
18. 장애인의료비	원	27. 100분의100미만 청구액	원
일련번호 / ※심사조정		28. 100분의100미만 보훈청구액	원

※심사내역	구분	코드	조정	I, II
				감 I
				감 II
				증 I
				증 II
	계			

190mm×320mm(일반용지 60g/㎡(재활용품))

의과 입원 요양급여명세서 작성 (상급종합병원급, 건강보험대상자, 교사용)

요양급여비용명세서

서식번호	G	I	O	2	요양기관	
등록번호		증번호	■■■■■■■■■■■■		기호	12345678
가입자성명	◇◇◇	공상 등 구분			명칭	●●●●
수진자성명	◆◆◆	주민등록번호	-			

상병명	분류기호	수술	진료과목	상해외인	특정기호	면허종류	면허번호	당월요양개시일 / 최초입원개시일	당월요양급여일수(투약일수포함)	진료결과
상세불명 늑골의 다발골절, 폐쇄성	S22.490	0	05	W				20○○-□□-△△	72 일	9
									일	
									일	

입원일수	12 일	처방전 발급번호		처방일수	
		점검번호			

구분		기본진료 약제,특정재료(I)	진료행위(II)
1. 진찰료(외래관리료 포함)	①초진 1 회	20,770 원	야간,공휴 회
	②재진 회	원	야간,공휴 회
	③의약품관리료	17,810 원	
	④응급 및 회송료	원	
2. 입원료	①일반 11 일	585,420 원	
	②내과질환자, 정신질환자 만8세미만의 소아 일	원	
	③중환자실 일	원	
	④격리병실 일	원	
	⑤신생아 일	원	
	⑥기타 일	원	
	⑦기본식대	170,880 원	
	⑧가산식대	원	
3. 투약료 및 처방전	①내복 72 일분	83,266 원	22,800 원
	②외용 일분	원	원
	③처방전 회	원	
4. 주사료	①피하 또는 근육내 12 일	17,964 원	35,040 원
	②정맥내 일	원	원
	③수액제 12 회	17,130 원	45,750 원
	④기타 22 회	8,768 원	31,240 원
	⑤특정 재료	1,320 원	
	⑥수혈 회	원	원
5. 마취료	① 회	원	원
6. 이학요법료	① 종	원	원
7. 정신요법료	① 종	원	원
8. 처치 및 수술료	①처치 및 수술 1 종	원	73,560 원
	③캐스트 회	원	원
9. 검사료	①자체검사 26 종	78,020 원	원
	②위탁검사관리	원	
	③위탁검사 종	원	
10. 영상진단 및 방사선 치료료	①진단 2 종	8,600 원	원
	②치료 7 종	45,920 원	원
S. 특수장비	①CT 회	원	원
	②MRI 회	원	원
	③PET 회	원	원
A. 100분의50 본인부담	①의약품	원	원
	②치료재료	원	원
	③진료행위	원	원
B. 100분의80 본인부담	①의약품	원	원
	②치료재료	원	원
	③진료행위	원	원
D. 100분의30 본인부담	①의약품	원	원
	②치료재료	원	원
	③진료행위	원	원
E. 100분의90 본인부담	①의약품	원	원
	②치료재료	원	원
	③진료행위	원	원
U. 건강보험 100분의100 본인부담	①의약품	원	원
	②치료재료	원	원
	③진료행위	원	원
V. 보훈 등 100분의100 본인부담	①의약품	원	원
	②치료재료	원	원
	③진료행위	원	원
W. 비급여	①의약품	원	원
	②치료재료	원	원
	③진료행위	원	원

약품코드(일반명 또는 제품명 코드) / 코드	약품명(일반명 또는 제품명) / 분류(예외구분코드)	단가	1회투약량	1일투여횟수 / 1일투여량 또는 실시횟수	총투약일수 / 총투여일수 또는 실시횟수	본인부담률 구분코드 / 금액	면허종류	면허번호
1. 진찰료								
AA157	초진진찰료	20,770	1	1	1	20,770		
AL100	외래의약품관리료	40	1	1	1	40		
AL562	입원환자 의약품관리료	17,770	1	1	1	17,770		
2. 입원료								
AB1J9	4인실입원료	53,220	1	1	11	585,420		
Y2100	기본식대	5,340	1	1	2	10,680		
Y2100	기본식대	5,340	1	3	10	160,200		
3. 투약 및 처방전								
J1151	퇴원환자조제료	2,400	1	1	1	2,400		
J2000	조제 · 복약지도료	1,700	1	1	12	20,400		
647300800	아세클낙정	187	1	1	2	374		
647300800	아세클낙정	187	1	2	70	26,180		
649804140	트라펜세미정	126	1	1	2	252		
649804140	트라펜세미정	126	1	3	70	26,460		
4. 주사료								
KK010	피하또는근육주사	1,460	1	2	12	35,040		
KK052	정맥내 점적주사	3,180	1	1	1	3,180		
KK053	정맥내 점적주사	3,870	1	1	11	42,570		
KK054	수액제주입로주사	1,420	1	1	2	2,840		
KK054	수액제주입로주사	1,420	1	2	10	28,400		
KK059	정맥내유치침	440	1	1	3	1,320		
649803111	토라렌주	565	1	1	12	6,780		
658601841	프랙타주	932	1	1	12	11,184		

특정내역	
수술 코드	

구분					
특수장비총액	원		19. 청구액	902,610 원
보훈 등 100분의100본인부담금총액	원		20. 본인부담상한액초과금	원
비급여총액	원		21. 요양급여비용총액 2. 진료비총액	1,265,510 원
11. 소계	1,025,868 원	208,390 원	22. 보훈청구액	원
12. 가산율	15 %	31,259 원	23. 건강보험 100분의100본인부담금총액	원
15. 요양급여비용총액 1	1,265,510 원		24. 보훈본인일부부담금	원
16. 본인일부부담금	362,900 원		25. 100분의100미만 총액	원
17. 지원금	원		26. 100분의100미만 본인일부부담금	원
18. 장애인의료비	원		27. 100분의100미만 청구액	원
일련번호		※심사조정	28. 100분의100미만 보훈청구액	원

※심사내역 구분	코드	조정	I, II
			감 I
			감 II
			증 I
			증 II
계			

190mm×320mm(일반용지 60g/㎡(재활용품))

의과 입원 요양급여명세서 작성 (상급종합병원급, 건강보험대상자, 교사용)

서식번호	G	I	O	2	요양급여비용명세서	요양기관	
등록번호					증번호	기호	
가입자성명					공상 등 구분	명칭	
수진자성명					주민등록번호 –		

상병명	분류기호	수술	진료과목	상해외인	특정기호	면허종류	면허번호	당월요양개시일 / 최초입원개시일	당월요양급여일수 (투약일수포함)	진료결과
	.								일	
	.								일	
	.								일	

입원일수	일	기본진료 약제,특정 재료(I)	진료행위 (II)	처방전 발급번호		처방일수
구분				점검번호		

구분		기본진료 약제,특정 재료(I)	진료행위 (II)
1. 진찰료 (외래관리료 포함)	①초 진 회	원	야간,공휴 회
	②재 진 회	원	야간,공휴 회
	③의약품관리료	원	
	④응급 및 회송료	원	
2. 입원료	①일 반 일	원	
	②내과질환자, 정신질환자 만8세미만의 소아 일	원	
	③중환자실 일	원	
	④격리병실 일	원	
	⑤신생아 일	원	
	⑥기 타 일	원	
	⑦기본식대	원	
	⑧가산식대	원	
3. 투약료 및 처방전	①내 복 일분	원	원
	②외 용 일분	원	원
	③처방전 회	원	
4. 주사료	①피하 또는 근육내 일	원	원
	②정맥내 일	원	원
	③수액제 회	원	원
	④기 타 회	원	원
	⑤특정 재료	원	
	⑥수 혈 회	원	원
5. 마취료	① 회	원	원
6. 이학요법료	① 종	원	원
7. 정신요법료	① 종	원	원
8. 처치 및 수술료	①처치 및 수술 종	원	원
	③캐스트 회	원	원
9. 검사료	①자체검사 종	원	원
	②위탁검사관리	원	
	③위탁검사 종	원	
10. 영상진단 및 방사선 치료료	①진 단 종	원	원
	②치 료 종	원	원
S. 특수장비	①CT 회	원	원
	②MRI 회	원	원
	③PET 회	원	원
A. 100분의50 본인부담	①의약품	원	원
	②치료재료	원	원
	③진료행위	원	원
B. 100분의80 본인부담	①의약품	원	원
	②치료재료	원	원
	③진료행위	원	원
D. 100분의30 본인부담	①의약품	원	원
	②치료재료	원	원
	③진료행위	원	원
E. 100분의90 본인부담	①의약품	원	원
	②치료재료	원	원
	③진료행위	원	원
U. 건강보험 100분의100 본인부담	①의약품	원	원
	②치료재료	원	원
	③진료행위	원	원
V. 보훈 등 100분의100 본인부담	①의약품	원	원
	②치료재료	원	원
	③진료행위	원	원
W. 비급여	①의약품	원	원
	②치료재료	원	원
	③진료행위	원	원

약품코드 (일반명 또는 제품명 코드) / 코드	약품명 (일반명 또는 제품명) / 분류 (예외구분코드)	단가	1회투약량	1일투여횟수 / 1일투여량 또는 실시횟수	총투약일수 / 총투여일수 또는 실시횟수	본인부담률 구분코드 / 금액	면허종류	면허번호
667400250	DS 500㎖	1,004	1	1	1	1,004		
644902220	DS 1,000㎖	1,466	1	1	11	16,126		
649801361	암브록솔주사	274	1	1	2	548		
649801361	암브록솔주사	274	1	3	10	8,220		
8. 처치 및 수술료								
M0111	단순처치(1일당)	6,130	1	1	12	73,560		
9. 검사료								
D0002030	RBC	1,040	1	1	1	1,040		
D0002010	WBC	1,040	1	1	1	1,040		
D0002070	PLT	1,040	1	1	1	1,040		
D0002050	Hct.	1,040	1	1	1	1,040		
D0002040	Hb.	1,040	1	1	1	1,040		
D0100010	ESR	1,020	1	1	1	1,020		
D1003	PT	2,000	1	1	1	2,000		
D1004	aPTT	3,230	1	1	1	3,230		
D1860	AST(GOT)	1,890	1	1	1	1,890		
D1850	ALT(GPT)	1,850	1	1	1	1,850		
D1870	ALP	1,490	1	1	1	1,490		
D1890	γ-GTP	3,430	1	1	1	3,430		
D1840	T-Protein	1,340	1	1	1	1,340		
D1880	Albumin	1,580	1	1	1	1,580		
D2611	T-Cholesterol	1,560	1	1	1	1,560		
D3022	Glucose	1,320	1	1	1	1,320		
D1830	T-Bilirubin	1,270	1	1	1	1,270		

특정내역

수술 코드			

특수장비총액		원	19. 청구액	원
보훈 등 100분의100본인부담금총액		원	20. 본인부담상한액초과금	원
비급여총액		원	21. 요양급여비용총액 2. 진료비총액	원
11. 소계	원	원	22. 보훈청구액	원
12. 가산율	%	원	23. 건강보험 100분의100본인부담금총액	원
15. 요양급여비용총액 1		원	24. 보훈본인일부부담금	원
16. 본인일부부담금		원	25. 100분의100미만 총액	원
17. 지원금		원	26. 100분의100미만 본인일부부담금	원
18. 장애인의료비		원	27. 100분의100미만 청구액	원
일련번호		※심사조정	28. 100분의100미만 보훈청구액	원

※심사내역	구분	코드	조정	I, II
				감 I
				감 II
				증 I
				증 II
	계			

190mm×320mm(일반용지 60g/㎡(재활용품))

의과 입원 요양급여명세서 작성 (상급종합병원급, 건강보험대상자, 교사용)

서식번호	G	I	O	2	요양급여비용명세서	요 양 기 관	
등록번호					증번호	기 호	
가 입 자 성 명					공상 등 구분	명 칭	
수 진 자 성 명					주민등록번호 –		

상 병 명	분류기호	수술	진료과목	상해외인	특정기호	면허종류	면허번호	당월요양개시일 / 최초입원개시일	당월요양급여일수 (투약일수포함)	진료결과
	.								일	
	.								일	
	.								일	

입 원 일 수	일	기본진료 약제,특정 재료(I)	진료행위 (II)	처방전 발급번호		처방일수	
구 분				점검번호			

구분	세부	기본진료 약제,특정 재료(I)	진료행위 (II)
1. 진찰료 (외래관리료 포함)	①초 진 회	원	야간,공휴 회
	②재 진 회	원	야간,공휴 회
	③의약품관리료	원	
	④응급 및 회송료	원	
2. 입원료	①일 반 일	원	
	②내과질환자, 정신질환자 만8세미만의 소아 일	원	
	③중환자실 일	원	
	④격리병실 일	원	
	⑤신생아 일	원	
	⑥기 타 일	원	
	⑦기본식대	원	
	⑧가산식대	원	
3. 투약료 및 처방전	①내 복 일분	원	원
	②외 용 일분	원	원
	③처방전 회	원	
4. 주사료	①피하 또는 근육내 일	원	원
	②정맥내 일	원	원
	③수액제 회	원	원
	④기 타 회	원	원
	⑤특정 재료	원	
	⑥수 혈 회	원	원
5. 마취료	① 회	원	원
6. 이학요법료	① 종	원	원
7. 정신요법료	① 종	원	원
8. 처치 및 수술료	①처치 및 수술 종	원	원
	②캐스트 회	원	원
9. 검사료	①자체검사 종	원	원
	②위탁검사관리	원	
	③위탁검사 종	원	
10.영상진단 및 방사선 치료료	①진 단 종	원	원
	②치 료 종	원	원
S. 특수장비	①CT 회	원	원
	②MRI 회	원	원
	③PET 회	원	원
A. 100분의50 본인부담	①의약품	원	원
	②치료재료	원	원
	③진료행위	원	원
B. 100분의80 본인부담	①의약품	원	원
	②치료재료	원	원
	③진료행위	원	원
D. 100분의30 본인부담	①의약품	원	원
	②치료재료	원	원
	③진료행위	원	원
E. 100분의90 본인부담	①의약품	원	원
	②치료재료	원	원
	③진료행위	원	원
U. 건강보험 100분의100 본인부담	①의약품	원	원
	②치료재료	원	원
	③진료행위	원	원
V. 보훈 등 100분의100 본인부담	①의약품	원	원
	②치료재료	원	원
	③진료행위	원	원
W. 비급여	①의약품	원	원
	②치료재료	원	원
	③진료행위	원	원

약품코드 (일반명 또는 제품명 코드) / 코 드	약품명 (일반명 또는 제품명) / 분류 (예외구분코드)	단가	1회투약량	1일투여횟수 / 1일투여량 또는 실시횟수	총투약일수 / 총투여일수 또는 실시횟수	본인부담률 구분코드 / 금액	면허종류	면허번호
D2300	BUN	1,520	1	1	1	1,520		
D2280	Cr	1,670	1	1	1	1,670		
D2800020	Na	1,640	1	1	1	1,640		
D2800060	K	1,640	1	1	1	1,640		
D2800030	Cl	1,640	1	1	1	1,640		
D0113	CRP Test	7,030	1	1	1	7,030		
D6913	RPR Test	1,900	1	1	1	1,900		
D7015	HBsAg	12,270	1	1	1	12,270		
D7018	HBsAb	13,070	1	1	1	13,070		
E6541	EKG	8,460	1	1	1	8,460		
10. 영상진단 및 방사선 치료료								
G2101	흉부1매	7,050	1	1	1	7,050		
G2101	흉부1매	7,050	1	1	3	21,150		
G3401	흉골1매	5,800	1	1	1	5,800		
G3503	늑골3매	9,670	1	1	1	9,670		
GB011	Full PACS 1매	1,550	1	1	1	1,550		
GB011	Full PACS 1매	1,550	1	1	3	4,650		
GB011	Full PACS 1매	1,550	1	1	1	1,550		
GB013	Full PACS 3매	3,100	1	1	1	3,100		

특정내역	
수술 코드	

항목			항목		※심사내역	구 분	코 드	조 정	I, II
특수장비총액		원	19. 청구액	원					
보훈 등 100분의100본인부담금총액		원	20. 본인부담상한액초과금	원					
비급여총액		원	21. 요양급여비용총액 2. 진료비총액	원					
11. 소계	원	원	22. 보훈청구액	원					
12. 가산율	%	원	23. 건강보험 100분의100본인부담금총액	원					
15. 요양급여비용총액 1		원	24. 보훈본인일부부담금	원					
16. 본인일부부담금		원	25. 100분의100미만 총액	원					감I
17. 지원금		원	26. 100분의100미만 본인일부부담금	원					감II
18. 장애인의료비		원	27. 100분의100미만 청구액	원					증I
일련번호	※심사조정		28. 100분의100미만 보훈청구액	원		계			증II

190mm×320mm(일반용지 60g/㎡(재활용품))

2. 내과계(신경내과)

환자정보	보험대상	건강보험대상자	의료기관	명칭	●●●●●
	환자성명	◇◇◇		요양기관기호	12345678
	피보험자	◆◆◆		전화번호	02-001-0001
내원일자		20○○-□□-△△		팩스번호	02-001-0002
증번호		■■■■■■■■■■■■	초재진구분		초진/입원
처방전발급번호			진료과목		신경과

P.I
- 과거 BPPV tx hx 수차례 경험
- 금일 오후 1시경 일어나는데 acute onset dizziness develop(spinning nature) 하여 내원
- 눈을 뜨기도 힘들 정도로 어지러움
- 입원해서 며칠 지켜보기로 함

Past Hx.(−)
- DM(−), HBP(−), hepatitis(−), Tbc(−), Allergy Hx(−)
- Op. history(−)

PE
- fever(−), dyspnea(−), N/V(−/−), edema(−)

Dx.
- 주상병 H81.1 Benign paroxysmal vertigo

Doctor Order
1) V/S q 8hrs
2) Bed rest
3) RD (일반식)
4) CBC(5종) : RBC, WBC, PLT, Hct., Hb
5) LFT(9종) : ALT, AST, ALP, Total Bilirubin, Albumin, Total protein, Total cholesterol, Direct Bilirubin, Glucose
6) BUN/Cr, Ca, P
7) Chest PA
8) Brain CT(pre+bone)
9) EKG
10) 신경학적 검사(일반)
11) 정맥내유치침
12) N/S 0.9% 500㎖ sig IV Once Injec
13) N/S 50㎖ sig IV Once Injec + Meckool INJ 2㎖ 1AMP Mixfluid q 8hr

내원일자	20○○-□□-△△(1일간)		
증번호	■■■■■■■■■■■■■	초재진구분	입원
처방전발급번호		진료과목	신경과

Doctor Order

1) V/S q 8hrs
2) N/S 1,000㎖ sig IV Once Injec
3) N/S 50㎖ sig IV Once Injec + Meckool INJ 2㎖ 1AMP Mixfluid q 8hr
4) 경구약
   - 보나링에이정 50mg 0.5Tab #3
   - 진맥톤정 1Tab #3
   - 모사피아정 1Tab #3

내원일자	20○○-□□-△△ ~ 20○○-□□-△△ (2일간)		
증번호	■■■■■■■■■■■■■	초재진구분	입원
처방전발급번호		진료과목	신경과

Doctor Order

- Repeat 1) ~ 4)

내원일자	20○○-□□-△△(1일간)		
증번호	■■■■■■■■■■■■■	초재진구분	퇴원
처방전발급번호		진료과목	신경과

Doctor Order

- Repeat 1) ~ 4)
- 경구약(퇴원약)
  - 보나링에이정 50mg 0.5Tab #3 × 7days
  - 진맥톤정 1Tab #3 × 7days
  - 모사피아정 1Tab #3 × 7days

〈QR코드 명세서 작성 조건〉

1. 의료기관 종별은 병원급으로, 병실은 4인실 사용
2. 식대의 영양사 가산, 조리사 가산, 입원환자 식대-직영가산 없음으로 적용
3. 영상진단 및 방사선 치료료 : 영상의학과전문의판독 없음
4. 검사는 자체검사로 진행, 질 가산은 없음

〈명세서 작성 추가 연습〉

1. 의료기관 종별에 따라 요양급여비용명세서를 작성해 본다.
2. 입원실을 구분하여 요양급여비용명세서를 작성해 본다.
3. 영양사 가산, 조리사 가산, 식대-직영 가산 등 가산을 적용하여 요양급여비용명세서를 작성해 볼 수 있다.

3. 산부인과

<table>
<tr><td rowspan="3">환
자
정
보</td><td>보험대상</td><td>건강보험대상자</td><td rowspan="4">의
료
기
관</td><td>명 칭</td><td>●●●●●</td></tr>
<tr><td>환자성명</td><td>◇◇◇</td><td>요양기관기호</td><td>12345678</td></tr>
<tr><td>피보험자</td><td>◆◆◆</td><td>전 화 번 호</td><td>02-001-0001</td></tr>
<tr><td colspan="2">내원일자</td><td>20○○-ㅁㅁ-△△</td><td>팩 스 번 호</td><td>02-001-0002</td></tr>
<tr><td colspan="2">증번호</td><td>■■■■■■■■■■■■</td><td colspan="2">초재진구분</td><td>초진</td></tr>
<tr><td colspan="2">처방전발급번호</td><td>20○○ㅁㅁ△△-12345</td><td colspan="2">진료과목</td><td>산부인과</td></tr>
</table>

P.I
- 기혼
- 빈혈이 심해고, 생리량이 많음
- 다른 병원 초음파 검진상에 myoma 9.5㎝, 수술을 위해 내원
- 임신 준비 중에 있음

Family Hx.
- 유전병력(−), DM(−), HBP(−), 암병력(−), Tbc(−)
- 기타 : 뇌졸중(+)

Past Hx.
- DM(−), HBP(−), hepatitis(−), Tbc(−), Allergy Hx(−)
- 입원력(−), 약물복용력(+) : 철분제
- Marital Status : Married
- Op. history(−)
  - Cesarean Section : 0회
  - Appendectomy(−)
- Menopause : 폐경전
- Thyroid Disease : hyperthyroidism(−), hypothyroidism(−)

PE
- General V/S : Stable
- BP : 110/62mmHg, BMI : 22.2kg/㎡
- fever(−), dyspnea(−), N/V(−/−), edema(−)
- Pelvic Examination
  - Uterus : Not enlarged
- 기타 특이사항 : Uterus 임신 4개월 크기임

Dx.
- D52.2 Myoma uteri, Huge
- D50.9 Iron deficiency anemia, unspecified
- R/O Cervicitis

Plan
- USG : Myoma uteri 92 × 86.5 × 74㎜
- Hb ▼6.6 병원에서 재검사
- ○○-ㅁㅁ-△△에 Myomectomy (Explo-lapa) 예정

Doctor Order (원내처방)

- Venoferrom inj 100㎎/5㎖/amp 2Amp #1 × 1days
- 더모픽스질정 500㎎ 1Tab #1

Doctor Order (원외처방)

- Feroba-You SR tab 256㎎ 3Tab #3 × 4days

Pre Op

1) V/S q 8hrs
2) Bed rest
3) ABO 혈액형(자동화법)
4) CBC(8종) : RBC, WBC, PLT, Hct., Hb, ESR, aPTT, PT
5) LFT(7종) : ALT, AST, ALP, γ-GTP, Total protein, Total Bilirubin, Albumin
6) Total cholesterol, Glucose
7) BUN/Cr, Uric Acid, Na, K, Cl, Ca, P
8) CRP, VDRL(RPR Test), HBsAg/Ab, HCV Ab, HIV 검사
9) Chest PA(2매)
10) EKG
11) 여성생식기 초음파(일반)

내원일자	20○○-□□-△△ (1일간)		
증번호	■■■■■■■■■■■■■	초재진구분	입원
처방전발급번호		진료과목	산부인과

Dx.

- D25.2 Myoma uteri, Huge
- D50.9 Iron deficiency anemia, unspecified

입원사유 및 병력

- 기혼여성으로, hypermenorrhea로 외래 내원하여 시행한 초음파 상 Urine myoma 소견 있어 수술적 치료 위해 오후에 입원하였음

Name of Operation

- Uterine myomectomy

Pro OP

1) V/S q 8hrs
2) NPO
3) 정맥내유치침
4) D5W 1,000㎖ sig IV Once Injec q 12hrs
5) 관장

내원일자	20○○-□□-△△ (1일간)		
증번호	■■■■■■■■■■■■	초재진구분	입원
처방전발급번호		진료과목	산부인과

OP

1) 한림펜타닐주사10mL
2) 수술 시간 : 오전 9시 ~ 10시 45분
3) 전신마취, 휴온스리도카인주 20% 20mℓ, 프레조폴엠시티1%주 150㎎/15mℓ, 세보프레인흡입액 250mℓ, 로크니움주 50㎎/5mℓ
4) Hartman-Dex inj 1000mℓ
5) Uterine myomectomy 시행(유치카테터 설치, URINE BAG)
6) 조직검사

OP Finding

- 자궁은 근종으로 인해 비대해져 있음. 직경 9㎝의 벽내 근종이 자궁 후벽에 관찰되었고 자궁내막에 인접하여 있었음
- 양쪽 자궁 부속기에는 특이 소견 보이지 않음
- 근종 절제술이 끝난 후에 자궁내막층은 잘 보존되어 있음
- 근종무게 : 268g

수술 중 특이소견

- 수술 중 특이소견 : 무
- 조직표본검체(specimen) : 유 (myoma uteri)
- 출혈량(blood loss) : 유 (200cc)

Post OP

1) V/S q 8hrs
2) Bed rest
3) Post OP care
4) Diet : NPO SOW LD SD 진행

P.I

- abdominal pain (+)
- OP site pain 호소함

Doctor Order

1) V/S q 8hrs
2) Bed rest
3) Diet : NPO SOW LD SD 진행
4) D5W 1,000mℓ sig IV Once Injec q 12hrs
5) 알록시주 84μg/1.5mL q 12hrs
6) 보트로파제주사2ml q 12hrs
7) 볼루라이트주6%

내원일자	20○○-ㅁㅁ-△△ ~ 20○○-ㅁㅁ-△△ (2일간)		
증번호	■■■■■■■■■■■■■	초재진구분	입원
처방전발급번호		진료과목	산부인과

P.I

- General condition good
- gas out -
- BP : 105/60mmHg, PR : 73/회, RR :20/회, BT : 36.3℃

Doctor Order

- Repeat 1), 2), 6)
- Diet : SD 진행
- D/S 0.9% 1,000㎖ sig IV Once Injec
- 경구약
  - 닥스펜정 300㎎ 3Tab #3
  - Lacidofil cap 2Cap #2
  - Magnesium oxide 250㎎ 3Tab #3
  - Alaxyl granule 8g/pack 2pack #2
  - Bolgre soln 10㎖/pack 1pack #1

내원일자	20○○-ㅁㅁ-△△ (1일간)		
증번호	■■■■■■■■■■■■■	초재진구분	퇴원
처방전발급번호		진료과목	산부인과

P.I

- ㅁㅁ-△△ Uterine myomectomy 수술 시행
- General condition good
- 이후 환자 전신상태 및 혈액 검사 결과 양호하여 퇴원함
- BP : 100/60mmHg, PR : 75/회, RR :20/회, BT : 36.4℃

Doctor Order

- Repeat 1), 2), 6)
- Diet : SD 진행
- D/S 0.9% 500㎖ sig IV Once Injec
- 퇴원약
  - D-carol tab 300㎎ 3Tab #3 × 5days
  - Lacidofil cap 2Cap #2 × 5days
  - Magnesium oxide 250㎎ 3Tab #3 × 5days
  - Alaxyl granule 8g/pack 2pack #2 × 5days
  - Bolgre soln 10㎖/pack 1pack #1 × 5days

Plan • Discharge • OPD f/u
〈QR코드 명세서 작성 조건〉 1. 의료기관 종별은 종합병원급으로, 병실은 4인실 사용 2. 식대의 영양사 가산, 조리사 가산, 입원환자 식대-직영가산 없음으로 적용 3. 영상진단 및 방사선 치료료 : 영상의학과전문의판독 없음 4. 검사는 자체검사로 진행, 질 가산은 없음
〈명세서 작성 추가 연습〉 1. 의료기관 종별에 따라 요양급여비용명세서를 작성해 본다. 2. 입원실을 구분하여 요양급여비용명세서를 작성해 본다. 3. 영양사 가산, 조리사 가산, 식대-직영 가산 등 가산을 적용하여 요양급여비용명세서를 작성해 볼 수 있다.

제3절 질병군별(DRG) 포괄수가제도

1. 안과 : 백내장 수술

<table>
<tr><td rowspan="3">환자정보</td><td>보험대상</td><td>건강보험대상자</td><td rowspan="4">의료기관</td><td>명 칭</td><td>●●●●●</td></tr>
<tr><td>환자성명</td><td>◇◇◇</td><td>요양기관기호</td><td>12345678</td></tr>
<tr><td>피보험자</td><td>◆◆◆</td><td>전 화 번 호</td><td>02-001-0001</td></tr>
<tr><td colspan="2">내원일자</td><td>20○○-□□-△△</td><td>팩 스 번 호</td><td>02-001-0002</td></tr>
<tr><td colspan="2">증번호</td><td>■■■■■■■■■■■■■</td><td colspan="2">초재진구분</td><td>초진</td></tr>
<tr><td colspan="2">처방전발급번호</td><td>20○○□□△△-12345</td><td colspan="2">진료과목</td><td>안과</td></tr>
</table>

P.I
- 2017.12 마지막 진료 ERM cataract
- 뭐가 낀 듯 자꾸 비비게 된다. 가끔

Past Hx.(-)
- History : DM (-), HTN (-)
- Medication : Asap (-) OS 약

PE
- VA: (1.0/0.8) IOP : 16/15
- K clear
- AC no cell
- cataract ou OS 〉 OD
- Fd flat : ERM
- OCT ERM ou : no contour change
- 좌안 백내장 수술 고려
- 망막앞막은 향후 진행 시 수술
- ONEYHYALE

Doctor Order
- Adx.Data : 7월 28일 / op.Data : 7월 28일
- Exam. OP lab, CXR, EKG, IOL measure
  - Check V/S
  - CBC(5종) : RBC, WBC, PLT, Hct., Hb
  - LFT (ALT, AST, Total Bilirubin, Albumin, Total protein)
  - Total cholesterol, HDL cholesterol, Triglyceride
  - Pt, aPTT, ABO검사, Rh(D)혈액형검사, 당검사, HbsAg/Ab
  - BUN/Cr, 요산, 효소, Na, CL, P, Ca, K
  - FE(Fundus Examination, 정밀 안저 검사[편측])
  - 광각안저촬영
  - 굴절 및 조절검사
  - Tonometry (안압측정)
  - slit-lamp biomicroscopy(세극등현미경검사)
  - keratometry(각막곡률반경 측정)
  - 각막내피세포검사
  - OS(전산화각막형태검사)
  - OCT(안구광학단층촬영)
  - Chest PA 3매
- 협진 (-)

Dx.

- H26.9 Cataract, unspecified, left (OS) Cataract)
- M81.90 Osteoporosis, unspecified

Doctor Order (원내처방)

- 트로페린점안액 #1 × 1days

Doctor Order (원외처방)

- 뉴히알유니점안액 0.15% 0.45㎖ #2 × 1days
- 비가목스점안액 0.5% 5㎖ #1 × 1days

내원일자	20○○-□□-△△ (1일간)		
증번호	■■■■■■■■■■■■■	초재진구분	낮병원 입원
처방전발급번호	20○○□□△△-12345	진료과목	안과

P.I

- cc) 좌안 시력저하 onset) 수개월 전
- PI) 상기 환자 좌안 백내장 진단 하 ○○년 □□월 △△일 입원하여 동년동월동일 좌안 초음파 수정체 유화흡입술 및 후방 인공수정체 삽입술 시행 후 경과 호전 시 퇴원 예정

Name of Operation

- Phacoemulsification with posterior chamber lens implant [OS] PE c PCLI (near)]

Pre OP Order

- NPO
- Va (1.0/0.8)
- IOP 15/15mmHg c PA
- Conj OU) clear
- Cornea OU) clear
- A/C OU) Deep & cell (−)
- Pupil OU) lat. dilated
- Lens OD) N2, OS) C1N2

OP Finding

- OS) Tecnis 1 piece 118.8 +20.0D Td : −2.22(M.T) −2.159(A.T)

수술 중 특이사항

- 수술적 특이소견 : 무
- 조직표본검체(specimen) : 무
- 출혈량(blood loss) : 무

Post OP Order

Exam.

- 광각안저촬영
- 굴절 및 조절검사
- Tonometry (안압측정)
- slit-lamp biomicroscopy(세극등현미경검사)
- keratometry(각막곡률반경 측정)
- 전안부촬영[편측]
- FE(Fundus Examination, 정밀 안저 검사[편측])
- SpO2 (경피적혈액산소포화도 측정)

- K　　OS) sl. edematous, D's memb folding
- A/C　　OS) Deep and cell(+)
- Lens　　OS) IOL in situ
- OD) Cataract, OS) Pseudophakia, OU) ERM
- Keep the medi
  - OS) OVIGAM/OLOTEM qid, Acuvail bid, OFORUSET hs
  - 안대사용법 교육, 안대
  - 눈에 물 들어가지 않게, 눈 비비지 말 것 교육함
  - 망막앞막은 향후 진행 시 수술
  - 1wk f/u

〈명세서 작성 연습〉

1. 전산매체를 활용하여 요양급여비용명세서를 작성해 본다.

2. 외과 : 충수절제술

<table>
<tr><td rowspan="3">환
자
정
보</td><td>보험대상</td><td>건강보험대상자</td><td rowspan="4">의
료
기
관</td><td>명 칭</td><td>●●●●●</td></tr>
<tr><td>환자성명</td><td>◇◇◇</td><td>요양기관기호</td><td>12345678</td></tr>
<tr><td>피보험자</td><td>◆◆◆</td><td>전 화 번 호</td><td>02-001-0001</td></tr>
<tr><td colspan="2">내원일자</td><td>20○○-□□-△△</td><td>팩 스 번 호</td><td>02-001-0002</td></tr>
<tr><td colspan="2">증번호</td><td>■■■■■■■■■■■■</td><td colspan="2">초재진구분</td><td>초진</td></tr>
<tr><td colspan="2">처방전발급번호</td><td>20○○□□△△-12345</td><td colspan="2">진료과목</td><td>외과</td></tr>
</table>

P.I

- 내과적 특이 과거력 없음
- 내원 하루전 오후 5시부터 시작된 RLQ pain 주소로 타병원에서 전원
- 타병원에서 시행한 APCT상에서 acute appendicitis 소견이 보여 수술 위해 전원

Doctor Order

- CBC(9종) : RBC, WBC, PLT, Hct., Hb, ESR, Pt, aPTT, TT
- LFT : ALT(SGPT), AST(SGOT), ALP, γ-GT, Total Bilirubin, Albumin
- Total protein, Total cholesterol, LDL-cholesterol, HDL-cholesterol, Triglyceride
- FBS, globulin
- CRP (정량), RPR (정량), HBsAg/Ab
- HIV Ag/Ab combo
- Anti-HBs, Anti-HCV
- EKG
- X-RAY 복부, 흉부

Dx.

- 주진단 : Actue appendecitis

Name of Operation

- Laparoscopic appendectomy

Pre OP Order

- NPO

수술 중 특이사항

- V/S stable 하며 수술 후 특이사항 없음
- 출혈, 상처감염, 혈종 발생가능하며 수술전 설명함
- 현재 합병증 없는 상태임

Post OP Order

1) V/S q 8hrs
2) Bed rest
3) Post OP care
4) Diet - NPO SOW LD SD 진행 tolerable
5) 경구약
   - Tylenol ER tab 650mg 3tab #3
   - Bearse tab 3tab #3
   - Mesexin cap 500mg 3cap #3

내원일자	20ㅇㅇ-ㅁㅁ-△△ (1일간)		
증번호	■■■■■■■■■■■■	초재진구분	입원
처방전발급번호		진료과목	외과

P.I

- wound pain(−), abdominal pain(−)
- wound redness(−), wound discharge(−)
- op wound clear
- V/S stable

Doctor Order

1) V/S q 8hrs
2) Diet - NPO SOW LD SD 진행 tolerable
3) CBC(9종) : RBC, WBC, PLT, Hct., Hb
4) CRP (정량)

Plan

- Cons Tx.

내원일자	20ㅇㅇ-ㅁㅁ-△△ (1일간)		
증번호	■■■■■■■■■■■■	초재진구분	퇴원
처방전발급번호		진료과목	외과

P.I

- wound pain(−), abdominal pain(−)
- wound redness(−), wound discharge(−)
- op wound clear
- V/S stable
- 환자 상태 : 경쾌
- 2일전 Laparoscopic appendectomy 수술 시행 후 특이 합병증 없이 퇴원함

Doctor Order

1) V/S q 8hrs
2) Diet - SD 진행 tolerable
3) CBC(9종) : RBC, WBC, PLT, Hct., Hb
4) CRP (정량)

Plan

- Cons Tx.
- 퇴원
- 1wk 후 외래

Doctor Order (원내처방)

• Tylenol ER tab 650㎎	3tab #3 × 7days
• Bearse tab	3tab #3 × 7days
• Mesexin cap 500㎎	3cap #3 × 7days

〈명세서 작성 연습〉

1. 전산매체를 활용하여 요양급여비용명세서를 작성해 본다.

제4절 본인일부부담금 산정특례

1. 조산아 및 저체중

환자정보	보험대상	건강보험대상자	의료기관	명 칭	●●●●●
	환자성명	◇◇◇		요양기관기호	12345678
	피보험자	◆◆◆		전 화 번 호	02-001-0001
내원일자		20○○-□□-△△		팩 스 번 호	02-001-0002
증번호		■■■■■■■■■■■■	초재진구분		초진
처방전발급번호		20○○□□△△-12345	진료과목		재활의학과

C.C〉
- Torticollis

P.I〉
- 사경이 의심되서 내원함
- 머리 비대칭은 없음
- 32주 0일, 2.34kg 출생

O〉
- Chin to Rt. Occiput to Lt
- Lt SCM thickening 의심됨
- turning limitation -/-
- Rt righting 약간 약함

A〉
- mild laterocollis

Doctor Order〉
- education : Lt SCM stretching ex
- 경추 x-ray
- 경부 갑상선초음파 검사

Dx.
- M43.63 Torticollis, cervicothoracic region

Plan〉
- 자세성 사경이 의심됨
- education : Lt SCM stretching ex
- RTC after study
- x-ray, 초음파 검사 진행함. 검사결과를 토대로 치료 계획 세움

〈명세서 작성 조건〉

1. 1세 미만 아동으로 가정하고 요양급여비용명세서를 작성

〈명세서 작성 추가 연습〉

1. 의료기관 종별에 따라 요양급여비용명세서를 작성해 본다.
2. 연령을 변경하여 요양급여비용명세서를 작성해 본다.

의과 외래 요양급여명세서 작성 (종합병원급, 건강보험대상자, 교사용)

요양급여비용명세서

서식번호	G	I	O	3	요양기관	
등록번호		증번호	■■■■■■■■■■■■		기호	12345678
가입자성명	◇◇◇	공상 등 구분				
수진자성명	◆◆◆	주민등록번호	–		명칭	●●●●

상병명	분류기호	수술	진료과목	상해외인	특정기호	면허종류	면허번호	내원일자	요양급여일수(원내투약일수포함)	진료결과
기운목, 경흉추부	M43.63	0	21		F016			ㅁㅁ–△△	1일	1
	.								일	
	.								일	

구분		기본진료 약제,특정재료(I)	진료행위(II)
1. 진찰료(외래관리료 포함)	①초 진 1회	21,010 원	야간,공휴 회
	②재 진 회	원	야간,공휴 회
	③의약품관리료 ④응급 및 회송료 ⑤가정간호기본방문료	원 원 원	
	⑥만성질환관리료 회	원	
3. 투약료 및 처방전	①내 복 일분	원	원
	②외 용 일분	원	원
	③처방전 회	원	
4. 주사료	①피하 또는 근육내 일 ②정맥내 일 ③수액제 회 ④기 타 회 ⑤특정재료 ⑥수 혈 회	원 원 원 원 원 원	원 원 원 원 원
5. 마취료	① 회	원	원
6. 이학요법료	①단순재활치료 1종	원	8,540 원
7. 정신요법료	① 종	원	원
8. 처치 및 수술료	①처치 및 수술 종 ③캐스트 회	원 원	원 원
9. 검사료	①자체검사 1종 ②위탁검사관리 ③위탁검사 종	107,830 원 원 원	원
10. 영상진단 및 방사선 치료료	①진 단 1종 ②치 료 종	12,050 원 원	원 원
S. 특수장비	①CT 회	원	원
	②MRI 회	원	원
	③PET 회	원	원
T. 특수재료 및 관련 행위료	①치료재료 ②진료행위	원 원	 원
A. 100분의50 본인부담	①의약품	원	원
	②치료재료	원	원
	③진료행위	원	원
B. 100분의80 본인부담	①의약품	원	원
	②치료재료	원	원
	③진료행위	원	원
D. 100분의30 본인부담	①의약품	원	원
	②치료재료	원	원
	③진료행위	원	원
E. 100분의90 본인부담	①의약품	원	원
	②치료재료	원	원
	③진료행위	원	원
U. 건강보험 100분의100 본인부담	①의약품 ②치료재료 ③진료행위	원 원 원	원 원 원
V. 보훈 등 100분의100 본인부담	①의약품 ②치료재료 ③진료행위	원 원 원	원 원 원
W. 비급여	①의약품 ②치료재료 ③진료행위	원 원 원	원 원 원

처방전 발급번호		처방일수		본인부담금 발생횟수		직접조제횟수	
점검번호							

약품코드(일반명 또는 제품명 코드)	약품명(일반명 또는 제품명)		1회투약량	1일투여횟수	총투약일수	본인부담률 구분코드		
코드	분류(예외구분코드)	단가	1회투약량	1일투여량 또는 실시횟수	총투여일수 또는 실시횟수	금액	면허종류	면허번호
1. 진찰료								
AA156100	초진진찰료	21,010	1	1	1	21,010		
6. 이학요법료								
MM102	복합운동치료	8,540	1	1	1	8,540		
9. 검사료								
EB414A00	경부 갑상선 초음파	107,830	1	1	1	107,830		
10. 영상진단 및 방사선치료료								
G4102606	경추2매	10,300	1	1	1	10,300		
GB022	FULL PACS	1,750	1	1	1	1,750		

특정내역	

수술 코드			

투약료총액		원
특수장비총액		원
특수재료 및 관련 행위료 총액		원
보훈 등 100분의100본인부담금총액		원
비급여총액		원
11. 소계	140,890 원	8,540 원
12. 가산율	10 %	854 원
15. 요양급여비용총액 1		150,280 원
16. 본인일부부담금(5%)		7,500 원
일련번호		※심사조정
수진자 일련번호	1 – 1	

17. 지원금	원
18. 장애인의료비	원
19. 청구액	142,780 원
20. 본인부담상한액초과금	원
21. 요양급여비용총액 2. 진료비총액	150,280 원
22. 보훈청구액	원
23. 건강보험 100분의100본인부담금총액	원
24. 보훈본인일부부담금	원
25. 100분의100미만 총액	원
26. 100분의100미만 본인일부부담금	원
27. 100분의100미만 청구액	원
28. 100분의100미만 보훈청구액	원

※ 심사내역

구분	코드	조정	I, II
			감 I
			감 II
			증 I
			증 II
계			

190mm×320mm(일반용지 60g/㎡(재활용품))

[일 자 별]

의과 외래 요양급여명세서 작성 (상급종합병원급, 건강보험대상자, 교사용)

요양급여비용명세서

서식번호	G	I	O	3	요양기관	
등록번호		증번호	■■■■■■■■■■■■■		기호	12345678
가입자성명	◇◇◇	공상 등 구분			명칭	●●●●
수진자성명	◆◆◆	주민등록번호	−			

상병명	분류기호	수술	진료과목	상해외인	특정기호	면허종류	면허번호	내원일자	요양급여일수(원내투약일수포함)	진료결과
기운목, 경홍추부	M43.63	0	21		F016			ㅁㅁ−△△	1일	1
	.								일	
	.								일	

처방전 발급번호		처방일수		본인부담금 발생횟수		직접조제 횟수	
점검번호							

구분		기본진료 약제,특정재료(I)	진료행위(II)
1. 진찰료(외래관리료 포함)	①초 진 1 회	22,920 원	야간,공휴 회
	②재 진 회	원	야간,공휴 회
	③의약품관리료 ④응급 및 회송료 ⑤가정간호기본방문료	원 원 원	
	⑥만성질환관리료 회	원	
3. 투약료 및 처방전	①내 복 일분	원	원
	②외 용 일분	원	원
	③처방전 회	원	
4. 주사료	①피하 또는 근육내 일 ②정맥내 일 ③수액제 회 ④기 타 회 ⑤특정재료 ⑥수 혈 회	원 원 원 원 원 원	원 원 원 원 원
5. 마취료	① 회	원	원
6. 이학요법료	①단순재활치료 1 종	원	8,540 원
7. 정신요법료	① 종	원	원
8. 처치 및 수술료	①처치 및 수술 종 ③캐스트 회	원 원	원 원
9. 검사료	①자체검사 종 ②위탁검사관리 ③위탁검사 종	107,830 원 원 원	원
10. 영상진단 및 방사선 치료료	①진 단 종 ②치 료 종	12,620 원 원	원 원
S. 특수장비	①CT 회	원	원
	②MRI 회	원	원
	③PET 회	원	원
T. 특수재료 및 관련 행위료	①치료재료 ②진료행위	원 원	원
A. 100분의50 본인부담	①의약품	원	원
	②치료재료	원	원
	③진료행위	원	원
B. 100분의80 본인부담	①의약품	원	원
	②치료재료	원	원
	③진료행위	원	원
D. 100분의30 본인부담	①의약품	원	원
	②치료재료	원	원
	③진료행위	원	원
E. 100분의90 본인부담	①의약품	원	원
	②치료재료	원	원
	③진료행위	원	원
U. 건강보험 100분의100 본인부담	①의약품 ②치료재료 ③진료행위	원 원 원	원 원 원
V. 보훈 등 100분의100 본인부담	①의약품 ②치료재료 ③진료행위	원 원 원	원 원 원
W. 비급여	①의약품 ②치료재료 ③진료행위	원 원 원	원 원 원

약품코드(일반명 또는 제품명 코드)	약품명(일반명 또는 제품명)		1회 투약량	1일투여횟수	총투약일수	본인부담률 구분코드		
코드	분류(예외구분코드)	단가	1회 투약량	1일투여량 또는 실시횟수	총투여일수 또는 실시횟수	금액	면허종류	면허번호
1. 진찰료								
AA157100	초진진찰료	22,920	1	1	1	22,920		
6. 이학요법료								
MM102	복합운동치료	8,540	1	1	1	8,540		
9. 검사료								
EB414A00	경부 갑상선 초음파	107,830	1	1	1	107,830		
10. 영상진단 및 방사선치료료								
G4102606	경추2매	10,300	1	1	1	10,300		
GB012	FULL PACS	2,320	1	1	1	2,320		

특정내역	

수술 코드			

항목	(I)	(II)
투약료총액		원
특수장비총액		원
특수재료 및 관련 행위료 총액		원
보훈 등 100분의100본인부담금총액		원
비급여총액		원
11. 소계	143,370 원	8,540 원
12. 가산율	15 %	1,281 원
15. 요양급여비용총액 1		153,190 원
16. 본인일부부담금(5%)		7,600 원
일련번호	※심사조정	
수진자 일련번호 1 − 1		

17.지원금	원
18. 장애인의료비	원
19. 청구액	145,590 원
20. 본인부담상한액초과금	원
21. 요양급여비용총액 2. 진료비총액	153,190 원
22. 보훈청구액	원
23. 건강보험 100분의100본인부담금총액	원
24. 보훈본인일부부담금	원
25. 100분의100미만 총액	원
26. 100분의100미만 본인일부부담금	원
27. 100분의100미만 청구액	원
28. 100분의100미만 보훈청구액	원

※심사내역

구분	코드	조정	I, II
			감 I
			감 II
			증 I
			증 II
계			

190mm×320mm(일반용지 60g/㎡(재활용품))

[일 자 별]

2. 중증암환자

환자정보	보험대상	건강보험대상자	의료기관	명 칭	●●●●●
	환자성명	◇◇◇		요양기관기호	12345678
	피보험자	◆◆◆		전 화 번 호	02-001-0001
내원일자		20○○-□□-△△		팩 스 번 호	02-001-0002
증번호		■■■■■■■■■■■■	초재진구분		재진
처방전발급번호		20○○□□△△-12345	진료과목		비뇨의학과

P.I
- ○○-□□-△△ Rt. Nephroureterectomy
- 수술 후 2년 경과.
- 1주일 전 내원하여 검사 진행
- 검사결과 확인 차 내원

Past medical history(+)
- DM(-), HTN(+) : med with Aspirin
- Cardiac problem(+) : Angina
- Other : ○○년에 Cervical dis Op

Dx.
- C65.0 Renal pelvis, cancer, T.C.C
- I10.9 Unspecified primary hypertension
- I20.9 Angina pectoris

PE
- 혈압 113/73mmHg, 맥박 : 67회/min, 호흡 : 18회/min, 체온 : 36.5℃
- Cystoscopy finding : no evidence of tumor recurrence

Bone Scan
- 판독 : 뼈, 관절 : ○○-□□-△△ bone scan과 비교 판독함
  - 큰 차이가 없음. bone metastasis를 시사하는 new abnormal bone uptake는 관찰되지 않음
- 결론
  - No evidence of bone metastasis
  - No change of degenerative changes in T-L spines, right AC and both elbow joint

Chest PA
- 판독 : No active lung lesion. Normal heart size.
- 결론 : Normal chest

Plan
- 신장내과 의뢰
- 1년 후
- Cysto, U-study
- Oncology lab
- PET

〈QR코드 명세서 작성 조건〉

1. 요양기관 종별은 상급종합병원으로 산정

〈명세서 작성 추가 연습〉

1. 의료기관 종별에 따라 요양급여비용명세서를 작성해 본다.

공저자 소개

- **황성완** 백석예술대학교 보건복지학부 보건행정/AI보건의료 전공
- **김선희** 김포대학교 보건행정과
- **김희경** 청암대학교 보건의료행정과
- **백종환** 대전대학교 바이오헬스 디지털혁신공유대학 사업단
- **이수진** 백석예술대학교 보건복지학부 AI보건의료 전공
- **이여울** 서영대학교 보건의료행정과
- **현숙정** 백석예술대학교 보건복지학부 보건행정 전공

국민건강보험실무 값 27,000원

2024년 2월 21일 제1판 인쇄
2024년 2월 28일 제1판 발행

저 자 : 황성완 · 김선희 · 김희경 · 백종환
이수진 · 이여울 · 현숙정
발 행 인 : 주 영 일
발 행 처 : 계 축 문 화 사

서울특별시 종로구 통일로12길 16-17
우편번호 03029
TEL : 735-2257 · 738-9746
FAX : 723-9025
E-mail : gyechuk@hanmail.net
홈페이지 : http://gyechuk.co.kr
1973. 10. 31 등록번호 제300-1973-8호
ISBN 978-89-5629-755-2 93510